KB002424

장석종 박사의 자연치유를 위한

오감 멀티테라피

『이 도서의 국립중앙도서관 출판예정도서목록(CIP)은
서지정보유통지원시스템 홈페이지(http://seoji.nl.go.kr)와
국가자료공동목록시스템(http://www.nl.go.kr/kolisnet)에서 이용하실 수 있습니다.
(CIP제어번호 : CIP2018007933)』

장석종 박사의 자연치유를 위한

오감멀티테라피

제1판 1쇄 인쇄 | 2019년 8월 26일
제1판 1쇄 발행 | 2019년 9월 10일
지은이 | 장석종 **펴낸이** | 김정동 **펴낸곳** | 서교출판사
주소 | 서울시 마포구 성지길 25-20 덕준빌딩 2F
전화 | 02-3142-1471 **팩스** | 02-6499-1471
이메일 | seokyodong1@daum.net
출판등록일 | 1991년 9월 25일 제10-1534
ISBN 979-11-89729-20-5 03510
값 27,000원

사진제공 | 아이클릭아트
* 잘못된 책은 바꾸어 드립니다.

서교출판사는 독자 여러분의 투고를 기다리고 있습니다. 특히 건강 도서 등 관련 원고나 출판 아이디어가
있으신 분은 seokyobooks@naver.com 으로 간략한 개요와 취지 등을 보내주세요. 출판의 길이 열립니다.

장석종 박사의 자연치유를 위한

오감 멀티테라피

장석종 지음

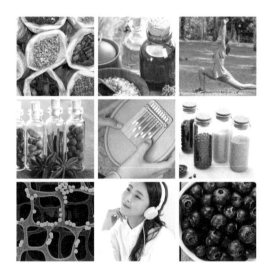

서교출판사

새롭게 정립한 오감 멀티테라피,
풍부한 임상실험을 기반한 자연치유건강법

세상은 에너지체이다. 모든 에너지는 전능자에 의해 말씀파동으로 창조
되었다. 우리는 그 에너지를 오감으로 자신의 의지와 별반 상관없이 받아
들인다. 눈으로 색채에너지를, 코로 향기에너지를, 귀로 소리에너지를, 입
으로 맛에너지를, 피부로 촉감에너지를…. 이 에너지는 '나'를 위해 자연과
전능자께서 준비해주신 놀랍고 소중한 선물이다. 이 책의 제목인 '오감 멀
티테라피'는 오감을 통해 치유와 회복이 이뤄지도록 돕는 일련의 과정이
다. 필자가 창안하고 오랜 기간 연구해온 결과물이기도 하다.

태양계는 태양이 존재하기에 가능하다. 태양이 있으므로 태음인 달도 의
미가 부여된다. 태양의 빛에너지가 만물이 가능하도록 존재하고, 그 빛이 반
사되어 우리에게 달빛을 불러들인다. 비류취상(比類取像) 이론에 따른 체질
로서 우주와 소우주인 인체가 연결되어 어떻게 영향을 더 받고, 덜 받았는지
에 따라 양인(陽人), 음인(陰人)으로 분류한다. 크게는 행성 중 목, 화, 토, 금,
수성의 기운 중 어느 영향을 받았는지에 따라 형상체질이 분류된다.

이처럼 체질을 분류하는 것은 체질 그 자체가 목적이 아니다. 건강한 생

명력으로 세상에 이로움을 주는 멋진 삶을 살기 위해서다. 오감 멀티테라피도 온전한 생명력으로 세상을 더 멋지고 의미 있게 살기 위한 방편인 것이지, 오감 멀리테라피가가 주된 목적이 아니다.

창조된 에너지는 다양한 요인으로 에너지 전달체계 과정에서 혼선이 생긴다. 에너지 소통과정에서 생기는 문제가 바로 그것이다. 그러므로 하늘과 땅 사이에 사는 우리는 하늘과 땅의 기운을 받을 수 있도록 노력해야 된다. 이것이 가장 자연적인 현상이다.

지구의 고유 주파수(7.83Hz)와 우리 인체가 공명할 때 가장 평온하고 건강하다. 그렇다면 건강한 삶을 살기 위해 우리가 찾아야할 해답도 명료해졌다.

나는 출생부터 자연치유교육자로서의 여건을 골고루 갖추고 태어났다. 아버지는 가난한 집안의 종손이었다. 아버지는 종손의 위치에서 많던 동생들을 보살피며 사셨다. 그리고 어머니의 전통적 삶은 필자에게 우리 선조들의 지혜를 이해하는데 도움을 주었다. 농촌에서의 성장 과정 속에서 자연의 섭리를 자연스럽게 체득하게 되었고, 이때의 경험들이 자연의 소중함을 깨닫는데 도움을 주었다.

필자는 어린 시절에 배앓이나 체기가 생기면 달걀꾸러미를 들고 마을침쟁이 태준네 아저씨를 찾아갔다. 태준네 아저씨는 아프거나 불편한 부위를 침 하나로 간단히 잠재워 주셨다. 지금도 사관 맞고 꾸르륵, 하면서 평뚫리던 그 느낌이 생생하다. 그뿐만 아니다. 태준네 아저씨는 황소가 체해되새김질을 못할 때도 장침으로 황소 혓바닥을 사혈하고, 굵은 소금으로쓱쓱 문질렀다. 그러면 어느새 황소는 되새김질을 되풀이하며 말짱해졌다. 온 마을을 감탄시킨 수의사였다.

초등학교 때였다. 늦가을 밭에 콩을 수확할 무렵이었다. 필자는 일을 도우려 밭에 갔다가 아버지의 심부름으로 다시 집으로 돌아가던 길이었다. 그때 인적이 드문 논바닥 멍석 위에 아버지가 말리고 계셨던 약재가 널려 있었다. 필자는 무심코 그 약재 하나를 집어 입에 넣었다. 그러자 혀가 마비되는 증상이 왔다. 아버지께 야단을 맞을까봐 얘기를 하지 않았지만 당시 그 얼얼했던 증상을 잊을 수 없다.

학교에서 양봉을 치시는 고존세 선생님이 계셨다. 어느 날 나는 벌통 앞에서 풀을 뽑다 벌에 쏘여 두드러기가 나고, 입에서 묽은 침이 줄줄 흐르는 심한 알레르기를 일으킨 적이 있었다. 그때 작은어머니가 주신 꿀물을 먹고 알레르기가 잠잠해진 것을 보았다. 벌에 쏘였을 때 약이 바로 꿀인 것, 즉 동종요법을 그 시절에 경험했다.

작은 누나가 옻이 심하게 올라 고생한 적이 있었다. 그 일을 통해 알게 된 것은 옻은 심장이 약해서 허열이 있는 사람에게 발현된다는 것이었다. 가을 김장철, 서리가 내릴 때 무를 썰어 만드는 무말랭이는 정말 맛이 있었다. 이유는 발효에 있었다. 멍석에 널어 저녁 때 걷어 들여 아침에 다시 말리는데 이때 얼었다 녹았다 반복하면서 발효가 되어 섬유질이 연화되어 부드럽고, 감칠맛이 나기 때문이었다. 마치 덕장의 황태와 같은 원리다.

황태가 나오니 덧붙이고 싶은 얘기가 있다. 집에서 키우는 개가 새끼를 낳으면 새끼들의 식탐이 너무 과해서 문제가 생길 때가 더러 있었다. 너무 먹다 보니 배가 엄청나게 나오고, 다리가 비틀어져 걷지를 못했다. 이때 북어 대가리를 양푼에 넣고 숯불 화로에 푹 끓여 새끼들에게 먹이면 즉시 비틀린 다리가 돌아오고 건강한 모습으로 뛰어다녔다.

이런 한국 전통의 시골문화와 어머니가 경험하신 많은 전통적인 자연요법들이 자연치유교육자로 살아가는데 큰 재산이 되었다.

그동안 공부한 것들을 종합해보면 가장 강조되는 것이 본질과 현상을 잘 분별할 수 있는 지혜라고 생각한다. 물론 현상에만 급급하다보면 본질을 놓치게 되므로 가장 근원적인 치유가 반드시 요구된다. 이를 위해 자연치유를 이해하고, 체질분석을 통해 건강의 개연성을 고려할 수 있어야 한다. 식생활 환경, 수면 환경, 직업 환경, 직장 환경, 가족 환경, 교육 환경, 신앙 환경 등을 종합한 건강 분석과 장상학을 바탕으로 5장6부의 부조화 원인을 찾아 온전한 치유가 이뤄져야 하는 것이다.

온전한 치유란 본질이 회복되는 치유다. 여러 치유방법 중 오감 멀티테라피가 핵심이다.

오감 멀티테라피는 눈, 코, 귀, 입, 촉을 통한 컬러치유(색채테라피), 아로마테라피, 소리치유(사운드테라피), 푸드테라피, 경락치유, 근육테라피 등이다. 이와 같은 생각은 서울장신대학교 자연치유선교대학원 커리큘럼에 고스란히 반영되고 있다.

건강이나 믿음, 경제력, 모두가 적용되는 명제는 무엇일까?

열심히 하는 것이 기본이다. 하지만 반드시 '잘해야 된다'는데 초점이 있다. 여기서 '잘해야 된다'는 것은 정확성, 방향성, 목적성, 효율성이 일치해야 된다는 뜻이다. 열심히 일하지만 모든 사람이 부자가 되는 아닌 것처럼 핵심을 정확히 짚지 못할 때가 있다. 또 효율적이지 못할 때도 있다. 열심히 일하지만 잘하지 못할 때가 생기는 것이다.

상담할 때 필자가 자주 인용하는 말은 '경유차는 경유를, 휘발유차는 휘발유'를 주유해야 한다고 강조한다.

모두가 자신의 체질이나 건강의 정도를 이해하고 가장 적절한 자연치유 방법을 적용하여 보다 건강하게 각자의 위치에서 행복하기를 바라기 때문이다.

세상의 모든 물질은 고유 파장에너지를 지니고 있다. 고유에너지를 활용하는 다양한 자연치유 방법들을 꾸준히 연구하고 싶다.

양자의학적인 채널링과 원격치유, 한 영혼의 온전한 치유를 위한 관계치유, 다양한 에너지치유 정립, 상처와 쓴 뿌리로 인한 감정치유, 보이지 않는 기능적 이상을 조절하는 기능 치유학, 그리고 체질과 푸드테라피를 누구나 쉽게 이해하고 적용할 수 있도록 노력하고자 한다.

궁극적으로 이를 펼치기 위해서는 교육, 연구, 체험 센터를 개소하는 일이다. 시간이 언제가 될지 고민이다.

나를 있게 하신 하나님께 감사드리며, 자연원리를 터득케 하신 한영환 원장님, 박사 과정에서 사랑과 지혜를 주신 존경하는 도은수 교수님, 기도와 사랑으로 힘을 주시는 김용호 목사님께 감사드린다. 또 먼저 경험한 이론들을 배우기 위해 국내 최초 · 최고를 지향하는 서울장신대학교 자연치유대학원에서 석 · 박사를 공부하는 후배들에게 더 큰 나무가 되어 함께할 수 있기를 소망한다.

책이 나오기까지 애쓰신 서교출판사 직원들과 김정동 대표님께도 감사드린다.

나보다 스물 살이나 위인 엄마 같은 큰누나, 요즘 가장 행복하다는 큰형, 잔정이 많은 작은형, 말로 다 못한 동생의 사랑을 여기에 담아 전한다.

3끼 식사를 꼭꼭 챙기는 사랑하는 아들 대겸아! 요즘은 모델이 되고 싶다고 말하지만 어렸을 때는 자연치유사가 되어 아빠의 후계자가 되겠다고 다짐했지? 하지만 무엇이든 가장 기뻐할 수 있고, 세상을 이롭게 하는 귀한 전문가가 되기 바란다. 그리고 지혜로운 채현아! 선생님이 꿈이라고 하는데 주신 달란트를 통해 선한 영향을 끼치는 딸이 되길 소망한다. 애교와 사랑, 정이 많아 집안 분위기 메이커인 막내 채봄아. 지금처럼 동물들을 사랑하자. 네가 동물들에게 주는 사랑이 훗날 어떤 사랑이 되어 세상을 비추게 될지 그 누가 알겠느냐. 아빠는 다만 깊이 헤아려 볼 뿐이다.

1997년 결혼해 사랑으로 함께 한 아내의 수고에 감사를 전한다. 우리의 삶이 하나님의 크신 사랑으로 하나가 되며, 행복하고 늘 기쁨이 충만한 부부되길 기도한다.

2019년 8월
자연치유교육자 장석종
서울장신대학교 연구실에서

장석종 박사의 자연치유를 위한

오감 멀티테라피

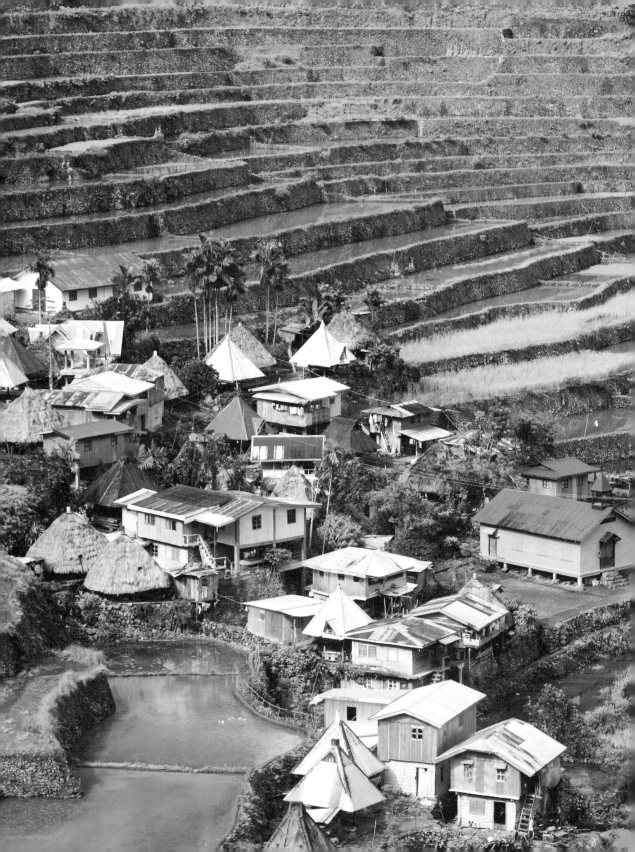

01

자연치유

자연은 우리를 스스로 치유하게 한다

우리 몸은 이상 현상을 정상대로 유지·회복하려는
향상성을 가지고 있다. 이 향상성이 자연치유력이다.
질병을 호전시키고 건강하게 하는 현상이다.

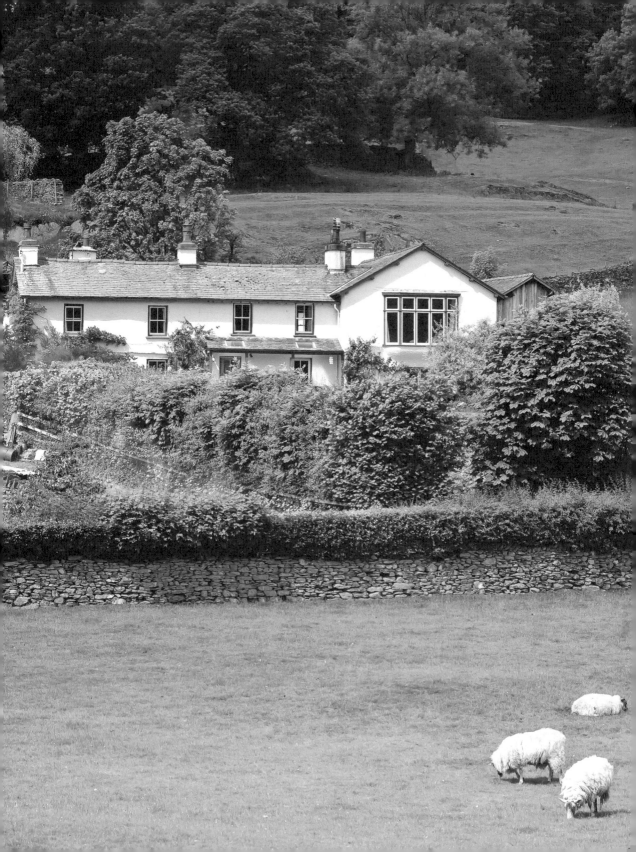

자연은 스스로 건강하다

자연치유는 우리 안에 존재하는 본질적 생명치유체계이다. 이를 잘 활용하면 건강하고, 행복한 삶을 누릴 수 있다. 자연치유는 창조주께서 인간에게 허락하신 귀한 선물이다. 이를 십분 활용할 때 그 치유력이 향상되어 질병을 예방하고, 또 고칠 수도 있다.

자연치유는 출생 → 저항 → 불편함 → 스트레스 → 피곤 → 통증 → 질병이라는 단계로 작동된다. 누구에게나 적용되는 과정이다.

자연치유의 작동은 아기가 '응애!'하고 엄마의 자궁 문을 나오면서 터뜨리는 울음에서 시작된다. 그리고 생을 마칠 때 끝난다. 갓난아이가 배고픔을 표현할 때 울음을 터뜨리고, 대소변 후 자리가 불편하거나 자신을 해칠것 같은 불길한 에너지가 느껴질 때도 울음을 터뜨린다. 이때 엄마와 아빠가 그 불길한 원인을 해결해 주거나 포근히 안아줄 때 아기는 울음을 멈추고 행복한 표정을 지으며 안심하듯 생글생글 웃는다. 이처럼 아이는 울음이라는 표현 수단을 통해 자신을 보호하고, 최적의 환경을 만들어가며 성장한다.

몸살이 생기는 과정을 생각해보자(언어적 의미는 몸을 살리는 과정이어서 몸살이라고 칭한다).

몸살이 나면 식욕이 줄고 온몸은 발열발한(發汗發熱)으로 열이 나면서 뜨겁다. 비 오듯 땀이 쏟아지거나 오한으로 온몸이 오돌오돌 떨리는가 하면 구토와 설사로 고생하기도 한다.

이 과정들은 체내에 축척된 독소들을 제거하는 일련의 작용이다. 즉, 체내의 독소가 될 수 있는 음식물의 공급을 중단하고자 식욕이 줄어드는 것이고, 그동안 축적된 독소를 배출하기 위해 설사와 땀이 작동되며, 사기(邪氣)인 냉기(冷氣)가 체내 깊숙이 자리한 경우 그 냉기를 제거하고자 오한과 더불어 몸이 떨리는 것이다.

이런 증상 외에도 우리가 경험하는 모든 인체 반응은 100% 최적의 상태를 유지하고 회복하고자 하는 생명치유 현상이다. 나아가 자연치유적 관점에서 보면 우리에게 발생되는 다양한 통증들, 이를테면 오십견, 요통, 두통, 안검순동, 손발저림, 식욕부진, 혈당관계, 혈압관계, 피부반응들이 모두 그러하다.

먼저 세계보건기구(WHO)에서 말하는 건강의 정의를 살펴보자.

'Health is a dynamic state of complete physical, mental, social and spiritual well-being and not merely the absence of disease or infirmity.'[건강은 질병이 없거나 허약하지 않을 뿐만 아니라 육체적, 정신적, 사회적으로 완전한 안녕(安寧) 상태이다.] 즉, '건강(健康·Haelth)은 단지 질병이 없고, 허약하지 않을 뿐만 아니라 신체적(身體的·Physical), 정신적(精神的·Mental), 사회적(社會的·Social)으로 완전무결한 상태'를 말한다.

생명체는 자연치유력인 항상성(恒常性·Homeostasis)이 작용해 스스로 안정화(安定化)되고, 정상화로 회복될 수 있다. 더불어 안정화와 정상화를 방해하는 물질에 대해 저항력(抵抗力)과 면역력(免疫力)을 작동시켜 스스로가 자연치유력(自然治癒力)을 발휘한다.

'대자연은 건강하다'는 명언(名言)이 있다. 이 말은 자연계에 서식(棲息)하는 모든 동물은 병(病)이 없다는 뜻이다. 그들 세계에는 의학이나 의사도 없고, 영양학과 영양식, 과학과 문화, 병원과 약도 없다. 그러므로 건강하다는 의미는 어머니의 품과 같은 대자연(大自然) 속에서 자생력을 갖고 활발한 활동을 하게 된다는 뜻이다. 이 이치를 통해 우리는 자연과 격리될 때 건강이 나빠진다는 결론을 유추

할 수 있다. 질병도 자연으로부터 멀어질 때 발생한다.

1. 자연치유학이란?[1]

_ 개개인의 행복을 극대화하는 학문

우리 몸은 이상 현상을 정상상태로 유지·회복하려는 항상성을 가지고 있다. 질병을 호전시키고 건강하게 하는 현상이다. 자연치유력이 강하느냐, 약하느냐에 따라 병의 상태나 회복 속도가 다르게 나타난다.

자연치유는 우리에게 준 놀라운 재생력, 치유력을 최대한으로 개발하고 이용하여 스스로 건강을 유지하는 것이다. 나아가 신체의 이상을 조절하고 미래의 질병을 예방하여 영·육·혼의 건강함을 회복하는 것이다.

자연치유력을 증진시키는 5가지 방법
올바른 생활습관을 갖는다.
적절한 영양을 섭취한다.
알맞은 운동을 한다.
정신적 평안을 지속적으로 유지한다.
최선의 생활환경을 선택하는 능력을 함양 한다.

자연치유의 궁극적 목적은 무엇일까? 개개인 삶의 질을 향상시켜 육체적, 정신적, 영적, 심리적, 환경적 건강을 유지하고 향상시키므로 개인의 행복을 극대화하는데 있다.

1) 논문 – 푸드테라피를 활용한 자연치유 증대방안에 관한 연구(2006년 장석종, 서울장신대)

2. 자연치유학의 분류[2]

자연치유는 1895년 독일의 동종 요법사 존 H. 쉘(John H. Scheel) 박사가 창안했다. 필자는 자연치유를 세부적으로 그 의미를 3가지로 나뉘어 볼 수 있다고 주장한다.

1)자연적인 치유(Spontaneous Healing)
2)자연을 이용한 치유(Natural Healing)
3)자연적인+자연을 이용한 치유(Naturopathy)로 구분할 수 있다.

자연적인 치유는 질병이나 인체의 부조화와 불균형이 어떠한 약이나 방법을 사용하지 않았는데도 스스로 조화와 균형의 상태로 회복하는 것을 의미한다.
자연을 이용한 치유는 자연물질을 통해서 치유되는 것을 의미한다.
자연적인+자연을 이용한 치유는 자연을 통해 내 몸이 스스로 인체의 조화와 균형이 이뤄져 육체적, 정신적, 사회적, 환경적으로 건강한 상태가 되는 종합적인 자연치유를 의미한다.

1) 자연적인 치유(Spontaneous Healing)

우리 몸은 치유체계를 갖고 있으므로 치유체계의 활동에 의해 스스로 치유한다. 우리 몸 속의 DNA부터 생물학적인 조직의 모든 단계까지 자가진단, 자기회복, 재생의 메커니즘이 존재한다. 이 메커니즘은 필요한 경우 언제나 활동할 준비가 되어 있다.[3] 이러한 치유의 내적 메커니즘의 이점을 이용하는 자연치유는 증상을 억제하는 그 이상의 효과를 갖고 있다. 그 좋은 예가 회복 가능성이 없거나 현대 의학적 기술을 사용해야만 증상이 개선될 수 있다고 진단한 환자들이 스스로 질병을 극복한 경우다.

이렇게 스스로 질병이 회복되는 것이 자연적인 치유(Spontaneous Healing)이다. 미국의 생리학자 월터 캐넌은 '항상성'의 개념으로 이 자연치유력을 설명하고

2) 논문 – 푸드테라피를 활용한 자연치유 증대방안에 관한 연구 (2006년 장석종, 서울장신대)

3) 앤드류 와일 저, 김옥분 번역「자연치유」(서울:정신세계사) 24–25쪽

있다. 우리 몸은(심지어 세포 단위에서도) 신체 내의 균형 상태를 유지하기 위해 외부의 환경 변화나 내부 스트레스의 영향에도 불구하고 정상 범위를 지키려고 스스로 조절한다. 이때 모든 질병은 자연치유의 한 과정이다. 신체가 스스로 정상화하려고 내부에서 기능의 장애를 일으키는 요인을 제거하고 외부에서 들어온 장애물들을 축출하려고 한다. 이렇게 서로 싸우는 과정이 곧 질병이다.[4] 넓은 의미에서 질병도 자연치유의 일부이므로 질병을 긍정의 시야로 볼 필요가 있다.

　자연치유력에 대한 믿음을 가진 사람 중에는 인도의 위대한 철학자이며 독립운동가였던 간디가 있다. 그는 "병이란 불결한 것이 몸의 특정 부위에 축척되었다는 자연의 경고일 뿐"이므로 "약을 먹어 병의 더러움을 덮어 둘 것이 아니라 자연으로 하여금 제거하도록 하는 것이 지혜로운 일"이라고 말했다. 간디는 무작정 약을 먹는 사람들은 자연치유 기능을 더욱 어렵게 만들 뿐이라며 몸 안의 활력을 소중히 여기고 이를 치유에 활용하라고 권고했다.
　〈황제내경〉에서는 '태고(太古)적 사람들 가운데 양생의 이치를 터득한 사람은 천문역수(天文曆數)를 알아서 춘하추동(春夏秋冬) 자연의 기운에 조화를 맞추고 음식에 절도가 있었으며 기와(起臥)에도 규칙을 세워서 함부로 심신을 과로하게 하는 일이 없었으므로 육체도 정신도 다함께 조화가 이루어졌다. 때문에 백년의 수명을 다할 수 있었다.[5]'라고 'SH'를 언급하고 있다.

2)자연을 통한 치유(Natural Healing)
　'NH'는 자연의 모든 물질들을 통해 인체의 흐름을 자극하여 건강해질 수 있도록 도움을 받아 건강을 증진시키는 모든 치유법을 의미한다.
　'NH'는 푸드테라피, 컬러테라피, 아로마테라피, 사운드(소리)테라피, 경락마사지, 에너지 테라피 등이 이에 해당된다.

　'자연을 통한 치유'는 자연환경과 여건에 따라 다양하게 발전하고 성장했다. 같은 나라 안에서도 지역의 형세와 사방의 토지, 기후, 강수량, 일조량 등이 각각 다

4) 이성재 박사『질병과 고통에서 해방되는 자연의학의 비밀 자연치유력』(랜덤하우스중앙) – 몸의 자연치유력 시스템은 틀림없이 작동한다. 28–29쪽

5) 홍원식역『황제내경영추해석』(서울:고문사) – 상고천진론편 제1 13쪽

르므로 '자연을 통한 치유' 방법도 다를 수밖에 없었다.

〈황제내경〉을 보면 중국도 지역에 따라 질병의 종류가 달라서 '자연을 통한 치유'의 변화, 성장, 방법도 제각각 달랐다.

동방은 바닷가여서 어류와 염분을 많이 섭취하기에 혈액이 걸쭉해 흐름이 나빠지고, 안색이 검고 피부 살결도 거칠었다. 또 옹양(癰瘍)[6]이 많이 생겨 폄석(砭石)이라는 메스로 절개하는 치법이 발달했다.

서방은 금속이나 옥이 출산되는 사막지대였기에 수분이 적고 모피(毛皮) 옷을 입으며 수육(獸肉 : 동물고기, 육식)을 상식(常食)하므로 대체로 살이 쪘다. 그런데 질병은 주로 체내의 장부에서 발생되므로 약물을 달인 탕액으로 치료하는 치법이 발달했다.

북방은 구름이 많고 일광이 적고 바람이 한냉(寒冷)한 고원지대여서 오장육부가 냉하므로 뜸이나 온열요법 같은 치법이 발달했다.[7]

남방은 일광이 많고 토질이 부드럽고 습하여 과일이 잘 자라는 곳이었다. 그래서 그곳 사람들은 과일을 많이 먹고 햇볕에 그을려 살갗이 붉었다. 남방 사람들에게 경련성마비(痙攣性痲痺) 질병이 많아 침술이 발달한 것도 그 때문이었다.

중앙은 평야지대로서 물산들이 풍부하여 육체노동이 많지 않았다. 그래서 수족(手足)이 시들해지고 냉해질 뿐만 아니라 머리가 상기되는 병이나 만성 발열성 오한병(發熱性 惡寒病)이 많아 도인술이나 안마요법이 발달했다.

6) 옹양(癰瘍) − 옹(癰) 악창 옹. 헌디옹. 양(瘍) 헌디. 종기

7) 홍원식 역『황제내경영추해석』(서울:고문사) 이법방의론 (異法方宜論) 제12 71쪽

8) 자연: 본 논문에서 사용되는 자연은 Natural(自然)과 Self(自身)의 의미가 있으며 본 도서에서는 혼용한다.

각 나라별로 자연치유법도 제각기 달랐다. 한국의 침술과 한의학, 인도의 아유르베다, 고대 그리스로마의학, 티벳의학, 몽골의학, 마야문명의학 등이 그 나라별 자연환경과 자원의 영향을 받아 발전했다.

3) 자연적인+자연을 이용한 치유(Naturopathy)

'NA'는 자연[8]을 통한 자연치유력을 증강시켜 내 몸이 스스로 질병을 이겨낼 수 있는 항상성을 보강시키는 SH인 자연치유이다. 즉 NA는 NH와 SH를 통한 자연치유 극대화를 가져오는 종합 자연치유학이다.

NA는 우리 인체의 치유력이 스스로 질병을 이겨낼 수 있는 시스템을 의미한다. 자연치유력이 강하냐, 약하냐에 따라 병의 상태나 회복속도의 차이가 발생된다. 자연치유는 직접적인 치유뿐 아니라 고통 받는 사람에게 관심을 갖고 자연환경과 심리적인 부분까지도 치유하는 것이 중요하다. 때문에 주변 환경, 기질, 성격, 취미, 생활습관, 인간관계, 무의식적 세계에 관심을 갖는 것이다.

2. 영양, 운동, 휴식, 생활습관

자연치유력을 증진시키는 방안은 학자에 따라 다양하다. 건강 관련 분야의 학자들은 대체로 건강 3요소를 영양, 운동, 휴식을 말한다. 이에 필자도 동의한다. 하지만 여기에 덧붙여 반드시 포함되어야 하는 것이 하나 있다. 그것은 생활습관이다. 그리고 '적당함'이 핵심이다.

영양에 대해 살펴보자. 영양은 Kcal로 표시한다. 과거에 우리 민족은 먹을거리가 부족하여 영양실조의 노출 빈도가 매우 높았다. 지금도 노인들 중 어렸을 때 지겹도록 먹은 보리밥, 호박 풀떼기(죽의 일종), 개떡 등을 쳐다보기도 싫어한다. 그런데 나라살림과 가정살림이 풍족해지면서 하얀 쌀밥에 고깃국을 먹기 시작했고, 이로 인해 건강에 빨간불이 켜졌다.

영양이 부족하면 실조현상이, 영양이 과도하면 비만, 혈당, 혈압 조절에서 어려움을 겪는다. 그리고 시대가 변하면서 탄수화물, 지방, 단백질, 비타민, 미네랄 등 거대영양소 중심에서 미량 영양소에 관심을 갖게 되었다.

자연치유적 영양학의 접근은 누구나 통합적 관점이 아니라 체질과 건강 정도를 고려한 개별적 관점이 중요하다. 여기에 잡곡밥을 선택할 때에도 검정콩을 무조건 선호하는 것보다는 내게 필요한 곡식을 찾는 것이 더 나은 방법이다.

운동도 마찬가지다. 전문운동선수들의 평균 수명이 일반인들에 비해 짧다. 지나친 운동은 산화작용으로 인해 세포의 빠른 노화를 촉진하여 겉늙게 보이게 하고 생명을 단축시킨다. 운동 역시 '적당함'을 유지하는 것이 필요하다. 여기서 나의 건강 정도와 좋지 않은 건강의 원인이 무엇인지 분석하여 가장 합당한 운동을 선택하는 것이 자연치유력을 증진하는 지혜다.

예를 들어보자. 한쪽 근육만 사용하는 운동보다는 상하(上下), 좌우(左右), 전후(前後)의 모든 근육과 신경을 사용하는 운동이 더 효율적이다. 걷기와 스트레칭, 응용근육운동, 14경락 운동 등이 이에 해당된다. 응용근육과 14경락은 뒤에서 별도로 다루고자 한다.

휴식에서 가장 핵심이 되는 것은 스트레스이다. 14세기 처음 'Stress'라는 용어를 사용할 당시 의미는 고뇌, 억압, 곤란, 역경들을 나타내는 라틴어 'Strictus'였다. '팽팽하게 죄다'라는 뜻으로 사용되었다. 고대 프랑스어 'Estrece'로는 '중압감'을 의미하기도 했다. 휴식의 관점에서 볼 때 장기간 인체에 스트레스가 작용하면 인체의 적응 한도를 넘어 몸의 균형이 깨져 큰 부담으로 작용하게 된다. 스트레스를 유발하는 원인으로는 친구와의 의견 차이, 끼니를 건너뛰는 것, 소음이 많은 방에서 생활하는 것, 시험을 보거나 공부하는 것, 누군가를 처음 대하는 것, 부모나 친척과의 관계, 친구와의 이별, 갖고 싶은 것을 소유하지 못하는 것, 마감 시간에 완성 해야 하는 것 등 수없이 많다.

이와 같은 관계 속에서 장기간 과도한 스트레스에 노출되면 T임파구와 B임파구의 기능이 모두 억제되고 염색체에서 이상이 초래된다. 종양 발생이나 감염의 기회가 증가되므로 유연하게 대처해야 한다. 개인적으로 스트레스는 자극 → 반응 → 기억이라는 3요소 모두 충족되어야 형성된다. 예를 들어, 우유를 먹었는데 먹고 나서 설사를 했고, 그 기억이 몸에 저장되어 우유를 먹을 때마다 설사를 한다면 그 사람에게 우유는 스트레스 그 자체가 된다.

피터 한슨(Peter Hanson)은 『스트레스의 기쁨(The joy of stress)』이라는 저서에서 적당한 스트레스를 받으면 최상의 업무 수행이 가능하다고 주장했다. 하지만 스트레스를 잘 다스리지 못하면 질병을 초래하고, 정신적 건강에 균형을 깨뜨려 행복감과 안정감에 악영향을 끼친다.

생활습관은 항상성 유지와 자연치유력 증진에 큰 영향을 미친다. 대표적인 것이 수면과 아침식사이다. 밤 11시~01시가 자시(子時)인데 이는 교감신경이 부교감신경으로 전환되는 시간이다. 이 시간에 수면을 취하면 하루의 피로가 풀리고 몸은 내일을 위해 에너지를 조율한다. 그러나 이 시간에 수면을 취하지 못하면 교감신경과 부교감신경은 혼란에 빠져 자율신경 실조에 처해 뇌의 신호들과 몸의 신호들이 혼선을 일으킨다. 이로 인해 다한증(손에 나는 땀)과 매핵기(목 부위에 매화씨 같은 이물질이 끼인 듯한 증상), 갑상선 등이 수반한다.

아침식사는 하루를 시작하는데 기력을 더해 주는 에너지 충전과정이다. 그러므로 아침식사를 거르게 되면 기(氣)와 혈(血)의 생성 부족으로 기운이 없고 혈액부족에 의해 빈혈과 생리 이상을 초래하게 된다. 때문에 아침 식사를 잘하는 것이 바른 생활습관이다. 제트래그증후군[9]이 생활습관을 대변하는 좋은 예이다.

3. 구조, 화학, 정신, 에너지

자연치유력이 증진되기 위한 또 다른 관점은 건강의 4요소이다. 인체의 구조, 화학, 정신, 에너지적 요소들이 활기차야 하고, 상호 간의 조화와 균형이 형성되어야 한다. 건강 4요소인 구조, 화학, 정신, 에너지 중 그 어느 것 하나라도 약하거나

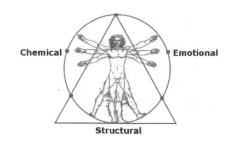

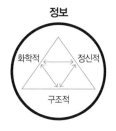

9) 제3의 피로라고도 불리며, 항공기 탑승시 시차로 인해 일시적으로 피로해지거나 멍해지는 증상.
피로가 풀릴 때까지 휴식과 수면을 취하는 것을 권장.

조화와 균형이 깨진 경우에는 피로도가 높고, 통증이나 질병의 원인이 되므로 자연치유력은 현저하게 저하될 수 있다.

1) 구조 (Structural / Physical)

인체의 구조·해부학적인 요소로 근육, 골격, 신경이 해당된다. 구조적 건강도 검사는 신경계의 근육 조절에 대한 능력을 평가하는 근력검사를 통하여 가능하다. 근육은 인체의 중요한 정보 소통체계로서 뇌(Brain), 척수(Spinal Cord), 신경 (Nerve)과 연결되어 정보를 처리하게 된다. 근력검사(Muscle Monitoring)의 목적은 근육반응으로 에너지의 흐름이나 균형을 체크하기 위해서다. 근력은 디지털 커뮤니케이션으로 Strong or Weak=Lock or Unlock=Yes or No라고 할 수 있다. 이를 이용하여 인체의 근육, 골격, 신경 등 구조적 문제를 응용근신경학이나 경락 치유, 운동치유 등으로 조절하게 된다.

2. 화학(Chemical-nutrional / allergy)

인체의 화학적 요소는 영양학적인 접근이 가장 큰 핵심이다. 동양에서는 체질을 기반으로 4진법이나 직관을 통해 병의 원인을 찾고, 본질로 인해 발생되는 다양한 현상들을 잠재우는 치유방법으로는 사기(四氣), 오미(五味), 귀경(歸經)에 따라 합당한 음식이나 약재를 통해 치유한다. 서양에서는 일반 영양학적인 요소로 탄수화물, 지방, 단백질, 비타민, 미네랄 등의 원리에 따라 인체 기능을 조절하기 위해 화학적으로 정제되지 않은 영양제나 음식물 등을 사용한다. 화학적인 요인으로 인해 발생되는 알러지 등은 알레르기 요법을 통해 장부와 척추반사를 자극해 조절을 유도한다. 대표적으로 아나필락시스 쇼크(Anaphylactic Shock)[10]가 있다.

3) 정신 (Mental / Emotional)

인체의 정신적 요소로는 5장6부의 건강 정도가 되는 기맥(氣脈)에 따라 다양하

10) 두드러기나 홍조 등의 피부 증상이나 때로는 호흡곤란, 현기증, 의식장해 등의 증상을 수반하는 일이 있어 혈압 저하 등의 혈액순환의 이상이 급격하게 나타나면 쇼크 증상을 일으켜 생명을 위협하는 위험한 상태에 빠지는 증상이다.

게 발현된다. 간 기능이 약한 현맥(弦脈)이 발현되면 정신적으로 분노와 화(소리지름)가 생긴다. 심장 기능이 약한 경우 구맥(鉤脈)이 발현되면 실없는 웃음이 늘어나고 심계항진 등으로 수면의 어려움이 초래된다. 위장의 기능이 약한 대맥(代脈)이 발현되면 생각이 많아 공상 망상해지고, 모든 일을 직접 확인하려는 습관이 생긴다. 폐의 기능이 약한 모맥(毛脈)이 발현되면 슬픔이 일어서 눈물을 자주 흘리고, 신장의 기능이 약한 석맥(石脈)이 발현되면 공포로 인해 어둠을 무서워하거나 고소공포증이 나타나게 된다.

五臟六腑	기맥(氣脈)	五情(七情)	過情傷臟
肝膽	弦脈	怒	怒傷肝
心小	鉤脈	喜	喜傷心
脾胃	代脈	思	思傷脾
肺大	毛脈	悲 憂	憂傷肺
腎膀	石脈	恐 驚	恐傷腎

오장과 7정과의 관계

이와 같은 경우 자연치유법으로 허약한 장부를 보하는 푸드테라피 등 방법을 취하는 것이 필요하다. 튜닝포크테라피, 씽잉볼테라피, 심리치료, 기도와 영성 훈련으로도 도움이 가능하다. 정신적 불건강의 원인을 찾는 것이 쉽지는 않지만 부록1 '감정치유를 위한 10종류 감정과 세부 감정'에서 세부적 사항을 고려하여 감정적 건강을 조절하는 방법을 제안한다.

4) 정보 (Information / 에너지)

우리 인체의 모든 장부와 근육(근막), 골격(골막) 등 기관들은 의식, 무의식 가운데 많은 정보 에너지들을 축적하게 된다. 때문에 좋은 것을 생각하고, 좋은 것을 보고, 좋은 것을 듣고, 먹고, 마시고, 맡아야 한다. 이로운 정보들은 구조, 화학, 정신 등의 에너지와 연계한 정보들과 연합하여 건강을 유지하게 된다. 아유르베다의 챠크라 테라피나 소리치유(튜닝포크테라피), 경락과 경혈요법을 통해 조절이 가능하다.

4. 관계치유 - 신, 자연, 인간, 장부, 세포

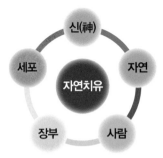

　진정한 생명력인 자연치유력이 발휘되기 위해서는 위의 그림에서처럼 신과의 관계, 자연과의 관계, 사람과의 관계, 장부와의 관계, 세포와의 관계가 어느 한쪽으로 치우치지 않고 조화와 균형을 이룬 상태에서 상호작용이 원활해야 한다. 때문에 자연치유는 관계치유학이라고 설명할 수 있다.

1) 신과의 관계

　현대인들은 삶의 복잡성으로 인해 엄청나게 많은 스트레스는 물론 과로에 노출되어 있다. 수명은 연장되었지만 건강 정도는 수명이 연장된 것만큼 늘어나지 못했다. 단적인 예가 많은 사람들이 생명을 종양에 의해 마감한다는 사실이다. 자연사(自然死)라는 개념이 사라지고 병으로 생을 마치는 것이다. 이때 현대인들에게 필요한 것이 무엇일까? 병으로 고통의 순간을 이겨내기 어려울 때 의지하고 버팀이 될 수 있는 것은 신앙에 귀의해 평안과 위로의 힘으로 병을 이겨내는 것이 아닐까. 진정한 자연치유와 건강은 신앙 안에 머물 때 더 큰 효과를 기대할 수 있을 것이다. 나의 약함과 질병을 신에게 내어드리고 그의 영역안으로 들어가는것이 온전한 치유라 믿는다.

2) 자연과의 관계

상담을 하다보면 특별한 증상들이 나타나 고생하는 이들을 종종 보게 된다. 오뉴월 더위에 땀을 뻘뻘 흘리며, 호흡이 어려울 정도로 숨을 몰아쉬는 이들도 있고, 같은 더위인데도 대수롭지 않게 여기는 이들도 있다. 또 한겨울 세차게 몰아치는 추위에 오돌오돌 떨기도 하고, 옷을 몇 겹 껴입고도 한기를 견디지 못하는 이들도 있다. 또 어떤 이들은 그 추위를 되레 즐기며 별로 춥지 않게 생활하는 이들도 있다.

체질적으로 태양인과 소양인들은 체질적으로 자기 몸에서 발하는 열 때문에 더위를 싫어하고, 태음인과 소음인들은 반대로 추위를 싫어한다. 건강한 정도에 따라서 열을 주관하는 심장의 기운이 약한 사람들은 더위를 타서 한여름이 견디기 어려운 계절이 되고, 신장과 방광의 기운이 약한 사람들은 추위를 타서 한겨울을 힘들게 보내기도 한다. 기후 변화는 내 몸의 건강 정도에 따라 각각 달리 수용하게 된다. 춘하추동(春夏秋冬) 4계절을 지혜(智)롭게 보내기를 기대한다.

3) 사람과의 관계

가장 상처받기 쉬운 대상이 사람이다. 직장에서 상급자와의 관계가 장기근속을 좌우하는 중요한 요인이 되기도 한다. 월요병의 한 부분도 직장 상·하급자 관계와 주변 사람들과의 스트레스가 대부분이다. 여성들 가운데 스트레스가 너무 많아 수면장애와 무기력증, 신경정신과 진료를 받은 분들이 많다. 이들과 상담하다 보면 그 원인이 시어머니나 시댁식구들과의 관계에 있다는 것을 알게 된다. 결혼식을 마친 신혼부부들 가운데 혼인신고를 늦추는 경우를 가끔 보게 된다. 아마도 마음 속에 언제 헤어질지 모르는 불확실성이 자리하기 때문일 것이다. 주변에서 보게 되는 이혼하는 부부들의 원인도 사람관계가 대부분이다. 직장이든, 시댁 관계든, 배우자 관계든, 주변인들을 보다 사랑하고 서로가 서로를 좀 더 배려한다면 인간관계가 어긋나는 것을 어느 정도는 방지할 수 있을 것이다.

4) 장부관계

푸드테라피 상담시 혈압이 높거나 혈당이 높은 분들을 만나게 된다. 처음에는 혈당이나 혈압만 높았는데 시간이 지나면서 다른 하나도 상승하게 되어, 결국에는 혈당과 혈압이 높아 병원치료를 받게 된다. 우리 몸의 5장6부는 상호작용을 통해 최적의 상태를 유지한다. 신장을 적출하게 된 경우, 3년 정도가 지나면 대부분 심장의 기능이 저하되어 적신호가 생긴다. 신장이 정혈작용을 통해 피를 맑게 해주는데 그 기능이 원활하지 못하므로 순환을 돕는 심장에 자연스럽게 부하가 발생하기 때문이다. 자궁을 적출하면 하복부가 냉해지면서 지방이 모이게 되고, 이로 인해 결과적으로 자궁 부위인 하복부가 커지고 상응부위인 얼굴의 하관(턱 부위)이 더 커져 얼굴형태가 변화될 수 있다.

장부는 상호 유기적인 관계를 유지시켜 생명력이 더욱 넘치게 해야 한다. 자연치유학에서의 기맥은 코로 마신 우주의 공기와 입으로 섭취한 대지의 에너지가 장부를 골고루 조율하는지를 분석하는 방법이다.

5) 세포와 신경관계

인체는 수많은 세포로 구성되어 있다. 그 세포는 코로 마신 우주의 공기와 입으로 섭취한 음식이 만들어내는 혈액, 그리고 기운을 자양분으로 하여 생명현상을 유지한다. 혈액은 혈관을 통해 전신으로 영양분을 공급하고, 기운은 14경맥을 타고 몸속 구석구석 세포 개체에 기운을 보내게 된다. 우리는 세포를 건강하게 만들기 위해 좋은 공기를 마시고, 좋은 음식을 먹고, 아름다운 마음을 가져야 한다. 세포가 모인 특정 피부와 근육을 살펴보면 건강한 상태를 알 수 있다. 세포에 문제가 생겨서 발생되는 아토피, 여드름, 알레르기(햇볕 알레르기, 찬물 알레르기) 등도 세포관계가 개선되면 더욱 건강해지는 계기가 될 것이다.

무의식 신경의 균형을 회복시키면 면역체계로 인해 발생된다고 여겨온 알러지 비염과 음식 알러지가 해결된다. 윗입술의 무의식신경이 과도하게 민감하면 민감한 쪽의 코에 알러지 비염이 생기고, 아랫입술의 무의식 신경이 과도하게 민감하면 음식 알러지가 발생된다.

5. 잘 먹고, 잘 자고, 잘 누기

자연치유가 정상적으로 작동하기 위해서는 우리가 알고 있듯 잘 먹고, 잘 자고, 잘 누는 것이 매우 중요하다. 이 3가지가 모두 정상적으로 이뤄지는 경우 우리는 대사의 소중함을 잘 인식하지 못할 때가 많다. 하지만 그 중 어느 하나라도 작동하지 않으면 그 즉시, 그 소중함을 깨닫게 된다.

1) 잘 먹기

잘 먹는다는 개념을 이해하기는 쉽지 않다. 잘 먹는다는 것은 개인마다 다를 수 있기 때문이다. 잘 먹는다는 것은 맛있게 먹는 것, 규칙적으로 꼬박꼬박 먹는 것, 비싸고 귀한 것을 먹는 것, 꼭꼭 씹어 먹는 것 등 다양하다. 그러나 자연치유력을 증진하는 차원에서 잘 먹는다는 것은 체질에 합당한 음식을 현재의 건강을 고려해 가공이 덜 된 가장 자연적인 제철음식을 과식하지 않고 꼭꼭 씹어서 감사함으로 먹는 것을 뜻한다.

2) 잘 자기

수면은 낮에 쌓인 피로와 스트레스를 풀고 내일을 위한 에너지를 충전하는 시간이다. 또 중력 차원에서는 낮에 활동하면서 중력의 저항이 심한 일과를 마치고 중력을 최대한 분산시키기 위해 누운 상태에서 모든 장기와 기관의 흐름을 천천히 조절하는 과정이다.

그러나 현대인들은 스스로 잠에 들고, 숙면을 취한 후 아침에 일어나서도 개운함을 느끼는 이들이 의외로 많지 않다. 때문에 의료나 의약의 도움을 받는 이들이 점차 늘어나고 있다. 잘 자기 위해서는 생각의 정리를 통해 마음의 번민을 조절하는 것과, 5장6부 중 심장의 기운과 심포의 기능을 적절히 관리하는 것이 필요하다. 이를 위해 심장 부위의 근육을 풀어 수면 호흡이 원활하게끔 유도해야 한다. 심장부위와 심포의 모혈인 단중혈 부위를 가볍게 시계방향으로 마사지하고 에너지를 감지하여 (-)에너지를 (+)에너지로 변환시키면 큰 도움이 된다.

3) 잘 누기

섭취한 음식은 체내에너지로 사용된 후 잔사(殘渣)가 배출돼야 독소가 제거된다. 그래야 건강이 유지된다. 그러나 현대인들 가운데 많은 이들이 배변으로 인한 걱정이 매우 많다. 대소변을 잘 누기 위해서는 식이섬유가 풍부한 주곡과 잡곡을 많이 섭취하고 부식·후식은 제철 음식을 잘 지켜 먹으려는 습관이 필요하다.

우리는 지난 60~70년대보다 화장실 환경이 매우 좋아져서 휴지와 비데 등을 사용한다. 하지만 변비, 치질, 항문 질환이 급격히 늘어난 것은 음식 변화와 더불어 활동성 변화가 주 원인이다. 생기가 담긴 온전한 음식과 걷기를 비롯한 생활운동으로 잘 누는 행복을 만끽하길 바란다.

02

어머니께서 물려주신 자연의 힘

장손 집안의 많은 일들 선조들 삶의 지혜를 터득하게 해줘

어머니는 건강이 좋지 않으셨다. 그것이 오히려 내가 건강에 관심을 갖도록
이끌어줘 내 자신의 건강을 지킬 수 있도록 했는지도 모른다.
장손 집안의 많은 일들이 내게 우리 선조들의 삶의 지혜를 터득하도록 해주었다.

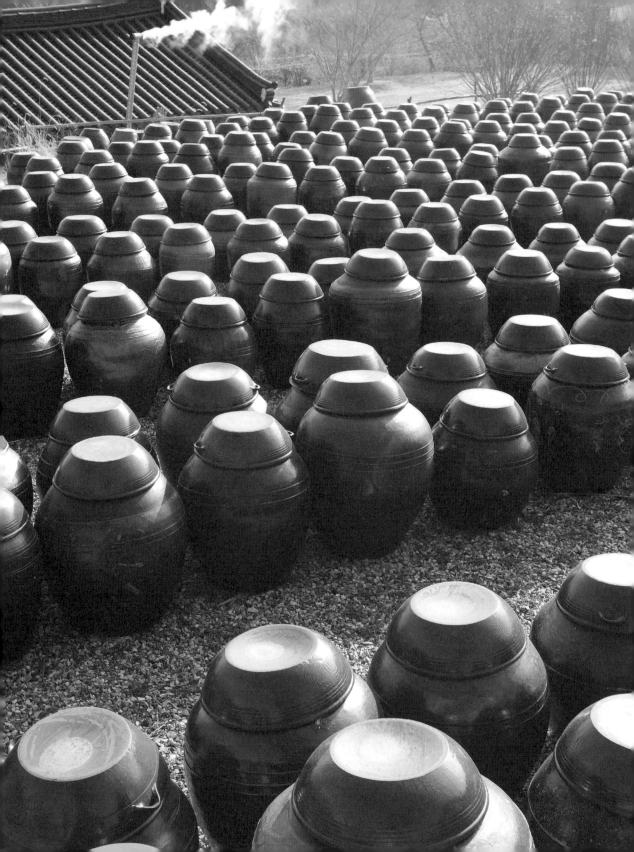

1. 사랑의 원천

어머니는 1924년생으로 송정리가 고향이셨다. 생존하셨다면 올해로 96세가 되신다. 당신의 나이 마흔 세 살에 경기도 남양주시 조안면 시우리 산골에서 막내아들인 나를 낳으셨다. 어머니는 인동 장씨 경파 29대 종손이어서 명절 때가 되면 약주술을 담그고, 엿을 고고, 두부를 만들고, 송편과 인절미 빚으시고, 묵을 쑤시고, 약식과, 강정을 손수 만드셨다.

나는 어릴 때부터 그런 어머니를 보고 자랐다. 지금도 명절을 맞아 어머니께서 음식을 준비하는 모습이 눈에 선하다. 어릴 적부터 경험한 세시풍습이어선지 지금도 내가 묵을 쑤면 얼마나 차지고 탄력이 넘치는지 모른다.

그 밖에도 어머니는 바느질과 음식 솜씨가 그 누구보다도 뛰어났는데, 자녀 교육, 윗사람 모시기 등 어느 것 하나 둘째가라면 서러워하실 분이었다.

필자와 어머니

요즘 우리는 대부분 환갑잔치조차 잘 하지 않는다. 혹 환갑잔치를 하더라도 뷔페에서 한다. 그러나 20~30년 전에는 환갑과 칠순 잔치는 거의 집에서 열었다. 잔치가 열리면 그야말로 동네잔치가 되는데 그때 잔치 풍속도 중 하나가 돼지를 잡는 일이었다. 돼지를 잡으면 어른들이 돼지 오줌통을 뚝 잘라 아이들에게 던져 주었다. 그러면 아이들은 바람을 불어넣고서는 그걸 가지고 축구시합을 했다. 몸집이 크지 않은 돼지도 오줌통은 질기고 튼실했다. 오줌보가 커서 돼지가 수기(水氣)가 발달된 동물이라는 것을 이해할 수 있다.

축구시합을 한참하고 나면 장작불에 끓인 내장선지국(시레기에 선지와 내장을 넣고 끓인 국)이 나왔는데 둘이 먹다 하나 죽어도 모를 만큼 그 맛이 일품이었다.

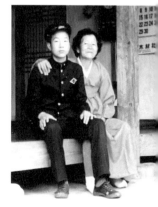

어머니와 필자(중학생)

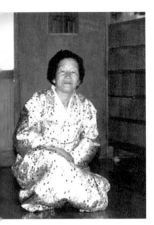

생전의 어머니 모습

생전의 어머니

이처럼 동네잔치가 열리는 날에는, 서울 근교 경기도였는데도 잔칫집에서 어머니를 모셔 홍어무침을 만들어달라고 부탁하고는 했다(홍어무침은 전라도 잔칫집에 단골로 나오는 음식이다).

어머니는 형상체질학적으로 보면 신중형인 수(水) 기운이 많은 체질이셨다. 그래서 늘 심장기능이 약해서 불편함을 호소하셨다. 자연의 원리를 기반으로 한 푸드테라피적 관점에서 보면 수 기운이 항진된 경우, 화(火) 기운이 약한 것이 원리이다. 결혼한 지 얼마 되지 않아 이웃집 생일에 초대(아침) 받아 식사를 하셨는데 그때 미역국을 권했고, 어머니는 내키지 않은 음식을 억지로 드셨다. 그런데 그만 급체하여 평생을 속병을 앓으셨다. 미역(곤포)은 수기(水氣)를 돕는 음식으로 어머니에게 해가 될 수 있는 음식이었다. 어머니가 이를 극복하기 위해 손수 자신의 몸을 얼마나 잘 돌봤는지 나는 잘 알고 있다. 항상 약하신 가운데에서도 늦둥이인 나를 낳아 앞길까지 열어주신 어머니였다. 나는 어머니의 큰 사랑을 언제나 느꼈다.

보통 소화가 안 되면 위장의 기능이 약한 것으로 생각한다. 그리고 심기가 불편할 때 식사를 하면 소화력이 떨어진다. 즉, 소화는 마음상태에 따라 활동하는 심장과 밀접한 관계를 갖고 있다. 심장의 모혈이 거궐혈인데 그 위치가 명치끝이다. 거궐혈이 딱딱하게 뭉치거나 기가 울체되는 경우 명치가 아프다고 하는데 이 경우 대부분 심장의 기운이 약하다. 한방에서도 이와 같은 증상을 심장 밑이 아프다고 하여 '심하통(心下痛)'이라고 한다. 어머니도 그러셨지만 현대사회를 사는 우리들은 거의가 마음 쓸 일이 많아서 명치가 답답할 때가 많다. 흔히 스트레스를 받거나, 직장이나 사회에서 불편한 인간관계자가 계속될 경우 이런 증상이 자주 발생한다.

어머니는 위로 두 분, 아래로 세 분의 형제가 있었다. 외할머니께서 막내를 출산하시고 모유가 모자라 어머니가 막내 삼촌을 키웠다고 했다. 그때 모자란 젖을 암죽으로 대신했다고 하셨다. 쌀을 불려 입으로 꼭꼭 씹은 후, 그것을 막내 삼촌에게 먹였던 것이다. 지금은 이해가 되지 않지만 그 당시는 그랬다고 한다. 불린 쌀을 꼭꼭 씹어 막내에게 암죽으로 먹이다 보니 잇몸과 치아가 약해져 고생을 하시다가 40대 젊은 나이에 의치인 틀니를 하셨다. 저작 작용을 원만하게 하지 못하다 보니 약한 심장에 위장병까지 한몫해서 늘 먹는 일이 짐이었던 것 같다. 그래서 유독 소화 작용을 돕는 다양한 전통요법들을 찾았고, 그 비결을 실천하셨기에 그나마 건강을 유지할 수 있었던 것이 아니었나 싶다.

2. 어머니의 자연의학

어머니가 속병인 심장병(화의병 = 홧병 = 속병)을 치유하기 위해 활용한 민간요법들을 정리해 보기로 한다.

첫째, 심기가 불편하면 식사량을 줄이거나, 한 끼를 굶으셨다. 요즘 사회적 트렌드에 영향을 미치기도 했던 『간헐적 단식』이나 『1日1食』에서 말하는 내용과 유사한 자연요법이다. 어머니는 식사를 할 때 급하게 드시는 일이 없었고, 천천히 오래 씹으시면서 드셨다. 불편한 심기를 달래기 위해 가끔은 '비내리는 고모령' 등 흘러간 노래를 콧노래로 즐겨 부르셨다.

'우 ~ 울려고 내가 왔던가 ~ 웃 ~을려고 왔던가 ~ 비 ~ 린 ~ 내 나는 부둣가에…'와 '열무김치 담글 때면 님 생각이 절로나 난다…' 등등.

둘째, 소화가 잘되는 음식을 손수 장만해 드셨다. 특히 밀가루 반죽에 막걸리와 이스트(술약이라고 함)를 잘 혼합하여, 안방 아랫목에 두었다. 그러고는 이불을 푹 뒤집어씌우면 얼마 지나지 않아 큰 그릇 윗부분까지 부풀어 올라 생것을 손으로 찍어 먹어도 그 맛이 제법이었다. 부풀린 반죽에 강낭콩이나 단팥을 삶아 소(앙금)를 해서 가마솥에 베보자기를 깔고 장작보다 나뭇가지로 분량을 조절해 쪄

내면 그 맛이 천하일품이었다. 그런데 어머니는 그렇게 만든 찐빵을 입에 대지도 않으셨다. 드시고 나면 소화가 안 되어 불편했기 때문이다. 그래서 아버지께서 찐빵을 드시고 싶을 때면 애들이 좋아하는 찐빵 좀 쪄서 먹이지 않느냐고 하셨는데 그제서야 어머니는 모른 척 찐빵을 만들었다.

지금도 그 찐빵 향이 뇌를 자극하여 군침을 흐르게 한다. 어머니가 좋아하셨던 간식은 인절미였다. 그런데 나는 어려서 그랬는지 인절미가 소화가 안 될 것 같은 음식으로 여겼다. 하지만 어머니는 인절미를 드시고는 '이제야 좀 살 것 같다'는 말을 하시곤 했다. 푸드테라피 원리 중 음식의 파동원리를 통해 보면 십분 이해가 가능하다. 위장의 소화 작용은 위장이 부숙(腐熟)하면서 가능한데, 찹쌀이 쫄깃하므로 그 에너지가 같다고 볼 수 있다. 찹쌀밥도 어머니가 즐겨 드신 음식 중 하나였다.

셋째, 어머니는 쓴맛을 아주 좋아하셨다. 나물들 중에서도 씀바귀와 고들빼기를 좋아했을 뿐만 아니라 맛있게 요리까지 하셨다. 씀바귀와 고들빼기는 잘 우려내는 것이 요리의 기본이다. 그 노하우가 수극화(水克火)시키는 것으로 소금기로 쓴맛의 기를 빼내는 것이었다.

이외에도 굽싸리 나물이 있었다. 어릴 적에 마당을 쓸거나 눈을 치우기 위해 필요한 도구가 싸리빗자루였다. 이 빗자루를 만들기 위해 가을에 노릇노릇하게 단풍이 들고 나뭇잎이 떨어질 무렵 싸리나무를 베어 빗자루를 만들어 겨우내 눈을 치울 준비를 했다. 이렇게 싸리나무를 자르고 나면 봄날 거기서 새싹이 나는데 그 잎을 잘라 끓는 물에 삶아 햇볕에 말리면 검게 변했다. 그리고 뻣뻣한 줄기는 제거하고 연한 줄기와 잎을 나물로 먹었다. 말린 굽싸리를 프라이팬에 올리고 들기름을 살짝 두른 후 볶아내면 아삭아삭해진다. 여기에다 요즘 보기 힘든 실파를 아주 작게 썰어 넣고, 참깨를 송송 뿌리면 그 맛이 일품이다.

봄이면 어머니가 해주었던 굽싸리 나물을 아는 사람은 거의 없다. 지금은 싸리비나 싸릿대문이 없어진 지 오래여서 굽싸리를 구할 수 없어 매우 아쉽다. 싸리나무를 한약재명으로 형조(荊條). 모형(牡荊)이라고 불렀다. 싸리열매를 호지자(胡

枝子)라 하는데 해열과 청혈, 소하작용에 이롭다.

푸드테라피 이론으로 고미(苦味)는 화기(火氣)인 심장, 소장과 공명한다.

넷째, 어머니는 열(熱)을 가한 음식을 좋아하셨다.

「황제내경」 '오미론 제56편'을 보면 '음식물에는 오미의 맛이 있어서 각기 친화성이 강한 장부로 들어가도록 되어 있다. 이때 산미(酸味)는 먼저 간으로 들어가고, 고미(苦味)인 것은 먼저 심장으로 들어간다. 그리고 감미(甘味)인 것은 먼저 위장으로 들어가고, 신미(辛味)인 것은 먼저 폐로 들어가고, 함미(鹹味)인 것은 먼저 신장으로 들어간다'라고 설명되어 있다.

[五味各走其所喜 . 穀味酸先走肝 . 穀味苦先走心 . 穀味甘先走脾 . 穀味辛先走肺 . 穀味鹹先走腎.]

어머니는 약한 심장의 기운을 북돋기 위해 쓴맛을 좋아하셨다. 그 쓴맛의 특징들은 모두 열을 가한 음식들이었다. 민간요법으로 어머니께서 특효를 봤던 비방이 생생하게 기억난다. 5월말이나 6월초에 수확한 밀가루를 반죽하여 아궁이가 큰 가마손 밑에 붙은 숯검정을 고물개로 싹싹 긁어 정리한 후 반죽한 밀을 태운 후 가마솥 밑에 철썩 붙인다. 그러고 나서 솔잎과 솔가지로 불을 때서 밀반죽을 태운 다음에 그것을 곱게 갈아 생수에 타서 드시면 심장의 열이 식는다. 그러면 딱딱하게 뭉쳐있던 심적[11]덩어리가 줄어들어 한결 편하게 지내실 수 있었다.

이렇게 쓴 것을 드시던 어머니는 언제부터인가 커피를 드시게 되었다. 커피는 영양학적으로 카페인으로 인해 여러 가지 반응을 보이기도 한다. 하지만 기미론적으로 접근하면 커피는 적도지방에서 생산되기 때문에 심장의 컬러와 공명되는 붉은색 열매로서 심장의 기능을 영양하는 좋은 먹을거리다. 또한 커피는 열을 가해 볶아야 제 맛을 내게 되는데 바로 이 열(熱)이라는 특성이 심장 기능과 밀접한 연관성을 갖게 된다. 정확한 기억은 되살릴 수 없지만 우리 마을에서 제일 먼저 커피 마니아가 되신 분이 김연숙 여사, 바로 우리 어머니이셨다.

11) 기혈 흐름이 원활치 못해 근육이 굳어 발생되며, 위치에 따라 심적, 위적, 간적등등으로 불리워진다.

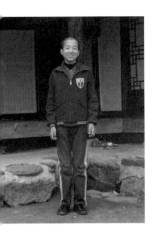

커피 소비량이 증가하는 이유를 건강학적으로 설명한다면 마음(心) 쓸 일이 현대인들에게 너무 많아서 그 상한 마음을 다스리기 위해 커피를 선호하는 것이 아닐까 생각된다.

불을 사용(用)하여 열(熱)처리하는 쓴맛(쓸용 '用' = 苦)과 붉은색을 띠는 커피, 홍삼, 홍차, 법제한 한약재들은 모두 심장의 기능을 향상시키는 귀한 치유 식품이 된다.

다섯째, 어머니는 오리나무 겨우살이를 드셨다. 겨우살이는 겨울에도 푸른색을 간직하기에 이름하여 겨우살이라고 한다. 일반적으로 겨우살이는 참나무, 떡갈나무, 오리나무, 뽕나무, 느릅나무, 자작나무, 단풍나무, 서어나무, 팽나무, 밤나무, 버드나무 등에 기생한다. 겨우살이는 관상 동맥 확장 작용이 있고, 혈류량을 증가시키고, 혈소판 응집 억제 작용, 항혈전 형성 작용이 나타난다. 임상보고에 의하면 관상 동맥 장애로 인한 심장 부위의 통증 및 심박동 이상에 활용되었다.

영양 성분은 비스코톡신, 비소제린, α-비스콜, β-비스콜, 콜린, 아세틸콜린, 카로틴, 비타민 등이 들어 있다. 약성은 맛이 쓰고 성질은 평한데 이 부분이 심장에 도움이 되는 것 같다. 밤나무와 버드나무의 겨우살이는 두통 증상이 있어 잘 사용하지 않으며, 겨우살이는 금속성의 성질을 싫어하여 자를 때 금속성은 피하는 것이 좋다고 하셨다.

어머니는 건강이 좋지 않았다. 그것이 오히려 내가 건강에 관심을 갖도록 이끌어주어 내 자신의 건강을 지킬 수 있도록 했는지도 모른다. 장손 집안의 많은 일들이 내게 우리 선조들의 삶의 지혜를 터득하도록 해주었다. 어머니의 큰 사랑과 아들이 잘되기를 늘 기도하시던 모습이 아직도 내 마음 속에 남아 흐르고 있다.

03

오감 멀티테라피
사람은 오감으로 몸을 지킨다

사람은 오감으로 몸을 지킨다. 부패한 음식, 새고 있는 가스,
뜨거운 프라이팬, 달려오는 자동차 등 모든 일상생활에서의
위험을 판단하여 내 몸을 보호한다.

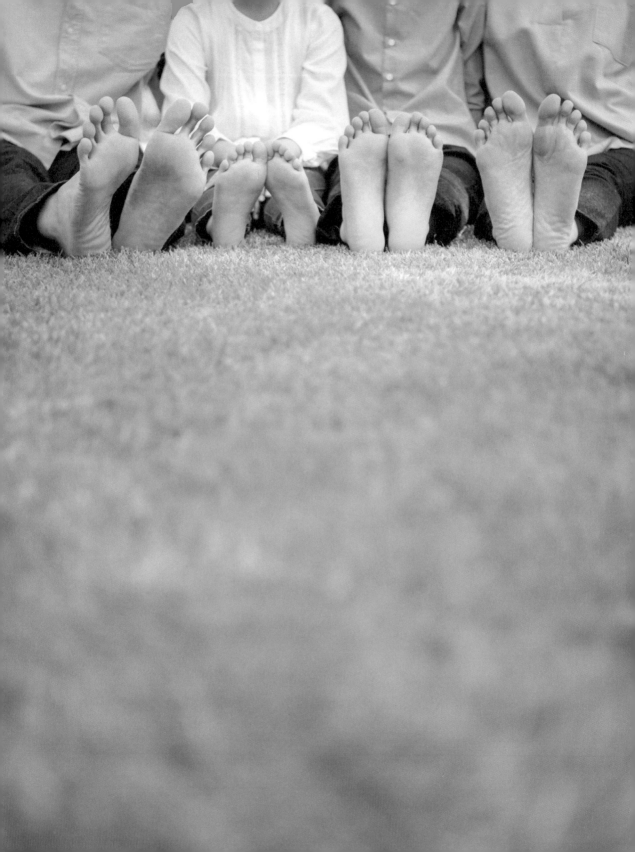

1. 오감이란

의사소통의 기능

뇌는 의지, 표현, 감정, 지각, 사고, 판단, 이성, 기억, 운동 등 모든 생명유지에 필요한 것들을 주관한다. 뇌는 크게 대뇌, 소뇌, 뇌량, 시상, 시상하부, 뇌하수체 등으로 구분된다. 또 다섯 개의 연합령인 운동연합령(몸을 움직이도록 지시를 내리는 역할), 전두연합력(사고나 학습 등 사람다움을 발휘), 측두연합령(모양인식), 두정연합령(감각정보를 분석하고 공간을 인식), 후두연합령(시각정보보다 유용한 정보를 유추)으로 구분한다. 우뇌는 그림구성, 음악, 풍부한 표현, 표정 읽는 일을 담당하며 좌뇌는 말하기, 읽기 쓰기, 계산, 소리, 음의 인식 등을 담당한다.

오감	기관	자연치유	수용범위
시각	눈	컬러 테라피	400~800nm
후각	코	아로마 테라피	5,000만개
청각	귀	사운드테라피(음악치료)	20~20,000Hz
미각	입	푸드 테라피	미뢰 10,000개
촉각	피부	마사지 테라피, 수기치료	크립토 크롬

오감과 자연치유

인간은 촉각, 미각, 후각, 특히 시각과 청각을 사용하고 온갖 감각을 이용해서 헤아릴 수 없을 만큼 많은 방식으로 의사소통을 펼친다.[12] 뇌가 지배하는 '지각'을 아는 포인트로 사람은 눈으로 사물을 보고, 귀로 소리를 듣고, 코로 냄새를 맡고, 피부로 바깥 세계와 접촉하는 정교하고 치밀한 시스템을 갖고 있다. 이것을 오감이라 한다.[13] 오감이 우리 생활에 얼마나 도움이 되는가는 말할 필요조차 없다. 시각이나 청각은 물론, 냄새를 맡고 맛을 느끼지 못하면 삶의 즐거움이 없어진다.

12) Walter J. Ong, The presence of the Word (New Haven and London Yale University press, 1967) 1~9

13) 야마모토 다이스케『3일 만에 읽는 뇌의 신비』, 박선무 고선윤 옮김, (서울문화사, 2002) 130~131

피부로 느끼는 촉감도 사람에게 즐거움을 가져다준다. 연인끼리 손을 잡고 걷는 것은 접촉의 기쁨을 준다.

즐거움만이 아니다. 오감이 있기 때문에 우리 몸은 위험을 감지하고 생명을 지킬 수 있다. 끓는 냄비에 손을 대도 아무런 느낌이 없다면… 상상해 보기 바란다. 오감은 이른바 '안테나'이다. 바깥 세계의 정보는 먼저 오감이라는 안테나에 잡히고 거기서 정보를 처리하기 시작한다. 다시 말해서 이 안테나에 장애가 생기면 사람은 바깥 세계의 정보와 차단된다. 바로 몸에 위험이 닥치는 것이다.

오감으로부터 얻는 정보는 뇌로 전달되어 각각의 기능에서 즉시 처리 된다. 사물을 볼 때에는 시세포가 사물의 형태나 색 등의 자극을 받고 그것을 전기 신호로 바꾼다. 그 신호는 몇 가지의 신경세포로 전달되어 마침내 뇌에서 그 사물이 무엇인가를 인식한다. 이런 오감을 지배하고 있는 것이 바로 뇌이다.

뇌의 시스템은 매우 정교하고 치밀하다. 순간적으로 날아오는 정보를 안테나가 잡고, 잡은 정보는 순식간에 신호를 따라 뇌 중추로 전달된다. 그것은 컴퓨터의 속도와는 비교할 수 없이 빠르다. 매우 정교하고 치밀한 초고속 장치가 사람 뇌에 조합되어 있다. 그것은 놀라운 일이 아닐 수 없다. 아름다운 풍경을 보고, 좋아하는 음악을 감상하고, 맛있는 음식을 즐기고, 향기를 맡으며, 연인의 몸에서 포근함을 느끼는 것도 모두 정교하고 치밀한 뇌의 장치 때문이다.

사람은 오감으로 몸을 지킨다. 부패한 음식, 새고 있는 가스, 뜨거운 프라이팬, 달려오는 자동차 등 모든 일상생활에서의 위험을 판단하여 내 몸을 보호한다.

뇌가 뇌로서의 기능을 다하는 데는 먼저 정보를 어떻게 받아들이느냐가 중요하다. 그리고 그 정보를 뇌에게 전달하는 것이 말초 신경이다. 말초감각에는 형태나 색을 아는 시각, 소리를 듣는 청각, 냄새를 맡는 후각, 맛을 아는 미각, 감촉을 느끼는 촉각, 이렇게 다섯 가지를 오감이라고 한다. 이런 감각세포가 자극을 받으면 그 정보는 전기신호로 바뀌고, 이어지는 일련의 신경세포를 거쳐 각 신경으로 전달된다. 이런 정보는 신경세포에서 척수로, 척수에서 뇌간으로, 뇌간의 시상을 경유해서 대뇌피질로 직행한다. 이렇게 바깥 세계의 정보가 감각 영역에 도달했을 때 사람은 비로소 사물의 형태나 색을 알고, 소리를 귀로 듣고, 음식 맛을 확인한다. 오감에 따른 정보야 말로 뇌를 움직이는 스타트 스위치인 것이다.

오감을 통해 접수되는 모든 정보는 대뇌피질에서 구별된다. 그러면서 본인의 현재 상황을 종합적으로 고려하여 포지티브(긍정)와 네거티브(부정)로 분류되어 긍정의 경우는 인체에 유익함을 제공한다. 그러나 부정의 경우 인체에 유해함을 제공하는 것을 인지하여 스스로 거부하기도 한다.

5감	대뇌피질	정보에대한 반응
눈(색)		**Positive(긍정)** 에너지 활성, 컨디션 향상 근력 강화, 건강에 도움
코(향)		
귀(소리)		**Negative(부정)** 에너지 경감, 컨디션 향상 육적, 정신적 스트레스 근력 저하, 건강에 저해"
입(맛)		
촉(느낌)	정보인식	**활용)**근력 테스트, 오베트 테스트

2. 시각(400nm-800nm 인식)

감각의 민감도는 사람마다 다르다. 청각이 예민한 사람도 있고, 후각이 예민한 사람도 있다. 혹은 타인보다 미각이 예민한 사람도 있다. 그러나 거의 대부분 필요한 정보를 시각에 의지한다. 사람은 바깥 세계의 정보 가운데 70~80%는 시각을 통해 얻는다. 그러므로 오감 중 시각이 가장 발달되어 있다. 두 눈이 모든 감각을 독점하고 있다고 볼 정도로 많은 감각 기관이 시각에 모여 있다.

'백문이 불여일견'이란 속담이 있듯 본다는 것은 매우 중요한 감각 작용이다. 상대를 파악하거나 음식을 맛보려면 우리는 불안을 무릅쓰고 그 대상에 접근해야 한다. 냄새를 맡거나 소리를 듣기 위해서는 그곳에 오래 멈추고 있어야 한다.

그러나 시각은 들판을 가로지르고 산을 넘어, 즉 시간과 공간을 초월하여 아주 먼 외계에까지 미쳐 엄청나게 많은 정보를 수집하게 된다. 이렇듯 우리가 눈으로 취할 때, 세상은 정보가 넘치는 관능적인 곳이다. 눈으로 본 것을 이해하려는 정교한 노력으로부터 추상적 사고가 생겨났는지도 모른다. 색의 감각은 가시광선의 파장을 인식하는 것이다.

양쪽 눈의 수정체(렌즈)를 통해 망막에서 빛을 감지하여 시세포로 보내면 시세포의 원추세포는 사물이 반사하는 빛의 파장을 받아들인다. 그러면서 파장을 분석해서 빛을 인식한다. 이때 간상체는 색을 느끼지 못하지만 명암을 구분하여 시상으로 보내고 시상에서 정보 정리가 끝나면 대뇌피질의 시각중추로 보내져 시각을 얻게 된다. 눈으로 보게 되는 색깔은 다양한 파장에너지를 가지고 대뇌를 자극하여 많은 변화를 초래한다. 텍사스대학 연구진의 실험에서는 악력을 측정할 때 실험자 대상자들에게 색깔 있는 빛을 보게 했다. 빨간빛이 두뇌를 자극하자 그들의 쥐는 힘이 13.5% 더 강하게 나타났다. 또한 근육경련 환자들에게 푸른빛을 보게 했더니, 뇌 진정효과 덕분에 경련이 완화되었다. 그리스나 이집트, 중국, 인도 등의 고대 문화권에는 육체와 정신의 다양한 고통에 색상 치료를 활용했다. 색상은 흥분시키기도 하고, 진정시키기도 하고 정신을 고양시키기도 한다. 방송국 스튜디오나 극장의 휴게실은 초록색으로 칠해져 있는데, 초록색이 갖는 휴식의 효과 때문이다.

시각으로 볼 수 있는 것은 색깔이다. 그리고 볼 수 없는 것을 빛이다. 그런데 빛은 입자이며 파동이며, 동시에 질량이자 에너지로 매우 특이한 자연의 존재이다. 파동은 파장과 주파수로 측정한다. 주파수는 초당 파동수 또는 사이클을 의미한다. 1초당 사이클 수를 헤르츠라고 한다. 파장은 한 번의 파동이 차지하게 되는 수평적 거리를 의미한다. 파장이 짧을수록 주파수가 증가한다.

빛의 파장은 나노미터로 표시된다. 이는 1초당 10억 사이클을 의미한다. 가시광선 400~800nm 사이에 분포하며 인간의 눈에 감지되지 않는 적외선과 자외선의 경우 필름에 감지될 수 있다. 인간의 뇌는 파장의 차이를 색의 차이로 인식하게 된다. 그러나 이러한 색의 구분은 단순히 눈에서만 하는 것이 아니라 피부에서도 일정 부분 감지한다. 맹인에게 파동 근력테스트를 해본 결과 빨간 색종이를 등 뒤에 대고 파동을 측정했을 때 손가락이 열린다. 하지만 녹색을 대면 열리지 않았다. 이와 같은 실험을 통해서 볼 때, 뇌는 물론 피부로부터도 색온도나 파장을 수용하여 처리하는 정보조직 세포가 있고, 또 세포의 병적 변화도 포착하여 서로 다른 포톤을 내놓고 정보를 처리하는 세포가 있다는 것을 알게 되었다. 피부에도 눈과 마찬가지의 광수용기가 있다. 컬러테라피에서 색채치유는 간체와 추체와 같은 역할의 작용이 피부 속에서도 행해진다. 이때 피부는 파장을 사용하여 색의 종류를 시각보다 훨씬 정확하게 포착한다.

인간이나 동물은 눈뿐만 아니라 피부에서도 빛을 느끼고, 체내 시계인 시간 맞추기를 한다고 미국 노스캐롤라이나 대학의 미야모토 연구원과 아지스 산카 교수가 밝혔다. 미국 과학 아카데미에 의하면 생물은 24시간 주기의 일주 리듬(태양주기리듬)에 맞추어 수면을 유발하거나 호르몬을 분비하는 등 신진대사를 조절한다. 이러한 주기를 체내주기라하며 해외여행으로 일어나는 시차 부적응은 체내시계가 실제 밤낮과 어긋나기 때문이다. 맹인도 아침이면 눈이 떠지는 것은 체내 시계가 정확히 유지되기 때문이다.

빛은 외부로부터 들어와 두 개의 채널을 통해 중추신경계로 전달된다. 하나는 눈(망막)에 의한 로드프신 단백질이고, 다른 하나는 피부에 의한 크립토크롬 광수용 단백질이다. [14]

2개 채널에 따른 색을 인식하는 정도에 따라 체내 적용이 차이가 난다. 각 색깔의 파장이 필요하면 해당되는 색에서 긍정이 나타나고, 그렇지 못하면 부정이 나타나 에너지가 약화된다.

3. 후각(향) - 냄새 파동 5천 만 개 후세포

감각 중 기억력이 가장 뛰어난 기관

14) 카시마 하루키 지음 『경이로운 색채치료』 이준 편역 (중앙생활사)

후각은 공기 속의 화학물질, 즉 냄새분자에 관한 정보를 받아들여 생명을 유지한다. 냄새분자는 콧구멍(비강)을 지나 후세포(2천만~5천만 개)가 있는 후상피에서 전기신호로 바뀌어 후구에 도달된다. 후구에서 각 냄새의 종류에 따라 후사구체(嗅絲球體)에 들어간 후 이상엽과 시상, 시상하부를 걸쳐 대뇌피질의 후각중추로 전달되어 냄새를 판단한다.

후각은 모든 감각 중에서 가장 기억력이 뛰어나다. 그래서 후각이 매우 중요하다. 거의 누구나 10년 동안 맡지 않았던 냄새라도 일단 다시 맡게 되면 곧바로 그것이 무슨 냄새였는지를 알아차리는 수가 많다. 그뿐만 아니라 잊혔던 추억과 감정적 연상 작용이 의식의 세계로 물밀 듯이 밀려들게 된다. 또 중요한 것은 눈을 감거나, 입속에 든 것을 뱉어버리거나, 혹은 불쾌한 물건에서 손을 떼어버리는 동작은 할 수 있지만 후각을 막아버릴 수는 없다.

거부할 수 없는 감각이다. 우리가 후각을 필요로 하는 것은 주로 음식과 관련할 때다. 부패한 음식을 후각으로 판단할 수 있는 감각은 생사와 직결된다. 또한 어떤 종류의 동물은 냄새로 짝짓기(교미) 상대를 선택한다. 즉, 냄새를 맡는 행위에는 그 종의 생존이 걸려 있는 것이다.

연어나 거북이가 산란을 위해서 자신이 태어난 장소로 되돌아간다는 생태계 현상은 놀랍다. 연어나 거북이가 돌아갈 수 있는 것도 그곳의 물 냄새를 정확하게 기억하고 있기 때문이다. 그러므로 후각은 모든 동물들에게 꼭 필요한 기능이다. 물론 인간에게도 그 중요성은 두 말할 필요가 없다. 냄새만큼 기억에 오래 남는 것도 없다. 냄새는 예기치 않은 순간적인 것이고, 또 순식간에 사라진다. 하지만 어린 시절의 여름과 봄, 가을, 겨울을 떠올리게 한다. 냄새는 오랜 세월 잡초에 묻혔던 지뢰처럼 우리의 기억을 조용히 되살린다. 후각의 지뢰선을 건드리기만 해도 기억들은 일시에 폭발하기도 한다. 그리고 복잡한 환상이 덤불에서 튀어나온다. 때로는 우리가 보고 들은 것은 순식간에 기억의 저편으로 사라질지 모른다. 하지만 에드윈 모리스(Edwin T. Moris)는 그의 책 『향기(Frafrance)』에서 설명했듯 '냄새와 관련된 일시적 기억이란 거의 없다'는 것이다. 냄새는 모두 장기적으로 우리의 기억 속에 남아 있다.

후각은 무언의 감각이다. 명쾌한 표현을 할 수 없는 쾌락과 미칠 듯한 흥분의 홍수 속에서 우리는 그에 합당한 어휘를 찾으려 애쓴다. 하지만 언어의 한계만 인식할 뿐이다. 우리는 충분한 빛이 있어야 보고, 입에 넣고서야 음식의 맛을 느끼고, 사물이나 사람을 접촉해야만 느끼고 충분한 소리가 존재해야만 들을 수 있다. 다른 감각과는 달리 후각은 통역사를 필요로 하지 않는다. 그 효과는 즉각적이고 언어나 생각만으로 없어지는게 아니다. 냄새는 향수를 불러일으킨다. 그 이유는 우리가 그것을 편집하기도 전에 강렬한 이미지와 정서를 불러일으키기 때문이다. 15) 후각은 모든 감각 중에서도 가장 직접적이다. 제비꽃을 코에 대고 숨을 들이마시면, 냄새분자가 콧마루 뒤 비강으로 흘러가고, 거기서 그 분자들이 감각세포를 가진 점액에 흡수된다. 감각세포에는 섬모라는 솜털이 있다. 5백만에 달하는 이 세포들이 그 충격을 후각근이나 후각중추로 보낸다. 이런 세포는 코에만 있다. 뇌, 눈, 또는 귀의 신경세포는 30일마다 교체되고 다른 기관의 신경세포와는 달리 산호초에 붙은 말미잘처럼 튀어나와 미세한 자극에도 나부낀다. 후각은 인간에게 최초의 감각이면서 동시에 너무나 유용해서 신경섬유 위에 있던 작은 후각조직은 오래지 않아 뇌로 발전했다. 우리의 뇌반구는 원래 후각기관에서 생긴 것이다. 우리는 냄새를 맡기 때문에 생각한다. 그러나 아직도 우리는 상당히 미세한 후각을 가지고 있다. 코는 얼굴의 다른 기관보다 튀어나와 있어서 코가 하는 일을 우리가 느끼기도 전에 냄새들은 코의 내부로 깊숙이 들어가 버린다.16) 냄새는 기억을 휘젓고 잠든 감각을 깨워 우리를 만족시킨다. 우리가 스스로의 이미지를 규정하는 것을 도와주는가 하면, 유혹을 자극하고 위험을 경고하기도 한다. 냄새는 우리의 종교적 열정을 부채질하여 천상에까지 동반하는가하면, 우리에게 패션을 강요하고 사치에 빠져 들게도 한다. 헬렌 켈러는 후각을 '타락한 천사'라고 불렀다. 그러나 잠시 향수에 대한 집착과 그것이 우리에게 미치는 심리적 효과를 생각해 보면, 후각은 우리가 끊임없이 단련시켜 보유하고 있는 오해된 무기이기도 하다. 냄새는 인간이나 사물에 대한 우리의 평가에 큰 영향을 끼친다.

냄새는 학습과 기억력을 자극한다. 모리스는 어린이들이 정보를 습득하는데 있

15) Diane Ackerman A natural history of the senses (New York: Vintage Books, 1991)11.

16) Diane Ackerman A natural history of the senses (New York: Vintage Books, 1991.)31.

어 후각의 역할을 주목한다. 대부분의 아이들에게 일련의 단어와 함께 후각적인 정보를 주면 아이들은 후각적인 정보 없이 주어지는 단어보다 더 쉽게 회상하고 더 잘 기억한다. 누군가에게 향수를 선물하면 그것이 액체로 된 기억의 샘이다.

음식 안에 담긴 향은 우리의 뇌세포를 자극하여 긍정과 부정의 기준에 따라 에너지의 강약이 결정된다.

4. 청각(소리)(가청음파 20Hz-2만Hz)

음조와 색조는 상호 연관성이 있다

사람은 항상 소리를 듣고 있다. 소리는 원리 공기의 진동이다. 소리를 듣는 귀는 크게 3가지로 구분된다. 외이인 귓구멍, 중이인 고막과 이소골, 내이인 달팽이관, 전정, 삼반규관으로 구분한다. 소리는 강약, 높이, 음색에 따라 결정된다. 물체가 움직이면 그것은 공기의 진동이 되고, 귓속의 고막이 진동을 잡아 이소골이 증폭시켜 내이의 달팽이관에 전달되어 전기 신호로 바뀐다. 전기 신호로 정보는 연수, 중뇌, 시상을 경유하여 대뇌피질의 청각중추에서 청각정보를 최종 정리하게 된다.

우리가 내는 목소리의 기본 주파수는 남자의 경우 초당 100사이클, 여자의 경우 150사이클 정도이다. 인간이 저주파 음을 잘 듣지 못하는 건 다행스런 일이다. 저주파 음을 잘 듣게 되면 몸의 내부에서 생기는 소리 때문에 우리 귀는 폭포 옆에 앉아 있을 때처럼 멍멍할 것이다. 청력에 한계가 있긴 하지만 우리에게는 감각을 확장하는 훌륭한 솜씨가 있다.

청각과 관련된 도레미파솔라시의 음조(音調;Musical tones)와 색조(색조:Color tones) 사이에는 상호 연관성이 있다. 음악에는 7개의 장음조(長音調)가 있고 색채에는 무지개의 7가지 색이 있다. 뉴튼(Newton 17세기 물리학자)은 프리즘을 통해 태양광선을 빨간색, 주황색, 노란색, 초록색, 파란색, 남색, 보라색 등 무지개 색으로 분광시키는 데 성공했다. 그가 색깔을 일곱 가지로 나누어 생각한 것은 도, 레, 미, 파, 솔, 라, 시의 7음계에서 착안했다. 즉, 그는 빨간색은 '도'에, 주황색은 '레'에, 노란색은 '미'에, 초록색은 '파'에, 파란색은 '솔'에, 남색은 '라'에, 그리고 보라색은 '시'에 연관시켰던 것이다. 물리학자인 그는 물체의 진동수의 차이에 따라 색은 색조가, 소리는 음정이 변하는 것을 알고 있었다. 그래서 청색과 보라색 사이에서 뚜렷하게 구분되지 않는 남색을 억지로 구별해서 7가지 색으로 해서 음악의 7음계와 맞추었다.

소리는 파장의 종류에 따라 좋은 소리와 소음으로 구분할 수 있다. 소리와 관련한 실험에서 소리의 주파수가 해바라기와 옥수수, 유채색 꽃과 야채 등 노란색과 연관시키면 아주 흥미로운 현상이 나타난다.

해바라기 꽃(얼굴이기도 하다)은 낮 동안에는 하늘을 가로지르는 태양을 따라 이동한다. 이 때문에 이 꽃을 '해바라기'라고 부르게 된 것이다. 그러나 놀랍게도 시끄러운 로큰롤 음악을 태양과 반대 방향에 틀어놓으면 해바라기는 고개를 돌려버린다. 해바라기가 태양을 쫓아가지 않는 것이다. 로큰롤 대신 클래식이나 조용한 음악을 틀면 해바라기는 곧 고개를 되돌려 태양을 향하게 된다. 또한 노란색 옥수수를 실험했을 때에는 특정 음악이 노란색 옥수수의 껍질 생산을 늘리는 것으로 나타났다. 분명 노란색이 하나의 원인이 되었다는 것은 틀림없는 사실이다. 왜냐하면 흰색 옥수수에서는 효과가 나타나지 않았기 때문이다.

5. 미각(맛)

성인은 1만개의 미뢰에서 맛을 감지

미각은 먼저 음식의 위험도를 판단한다. 그런 후 맛을 인식한다. 맛을 느낄 수 있는 농도는 단맛, 짠맛, 신맛, 쓴맛 순서이다. 미각의 수용기는 미뢰인데 인두, 후두에 존재하지만 구강에 압도적으로 많다. 성인의 경우 1만 개의 미뢰가 존재하며 그 미뢰 속에는 20~30개의 미세포가 있다. 미뢰의 미세포에서 전기신호로 바뀐 후 미각신경, 연수, 교(뇌교), 시상을 걸쳐 대뇌피질의 미각중추에서 미각을 감지한다. 고양이는 설탕에 반응하지 않는다. 설탕과 사카린에 반응하는 것은 인간과 원숭이 뿐이다. 쥐의 부신을 적출하면 식염에 대한 기호가 강해지고 섭취량이 증가한다. 사람도 필요한 맛이 있으면 선호도가 증가되어 섭취량이 증가한다.

미각중추는 단순히 단맛. 짠맛. 신맛. 쓴맛을 판단하지는 않는다. 미각중추는 미각에 대한 과거의 기억이나 경험을 재빨리 끄집어내고, 현재의 미각과 대조[17]해서 어떤 맛인가를 판단한다. 말하자면 미각 중추에 들어온 정보는 어디까지나 재료에 지나지 않는다. 그 재료는 컴퓨터 속의 막대한 데이터베이스에 조화된 뒤 드디어 그 독특한 맛이 인식되는 것이다. 과거 경험에 비추어, 그 신맛이나 쓴맛이 이상한 경우 뇌는 위험하다는 적신호를 보낸다. 평상시 무엇인가를 먹을 때에는 전혀 의식하고 있지 않지만, 뇌는 맛에 대해 이렇게 작용하고 있는 것이다. 사람이 가장 민감한 것은 쓴맛이다. 미각에는 단맛. 짠맛. 신맛. 쓴맛 네 종류가 있다.

물론 그 맛들은 단순히 음식의 맛을 즐기기 위한 감각이 아니다. 네 종류의 맛 중 신맛은 음식의 부패를, 쓴맛은 음식이 해로운가를 감지하는 감각이다. 이른바 자신을 부패한 물질이나 유해 물질로부터 보호하려는 감각이다. 미각도 사람의 생존을 위해서는 꼭 필요한 기능이다. 맛을 느낄 수 있는 농도에서 생각하면 그 기능을 더 잘 이해할 수 있다. 맛의 농도가 높은 순서는 단맛, 짠맛, 신맛, 쓴맛이다. 다시 말해서 쓴맛은 농도가 낮아도 민감하게 느낄 수 있다. 다음으로 민감한 것이 신맛이다. 미맹검사[18]는 쓴맛을 감지하는지에 대한 여부를 보게 되는 것이며, 신맛은 위험을 감지하고 사람의 생존을 지키는 기능을 한다.

맛은 단맛, 짠맛, 신맛, 쓴맛으로 구분하며 1만 개의 미뢰에서 맛을 가진다. 그리고 대뇌피질에서 그 맛을 구분한다고 설명하고 있다. 동양의 기미론에서는 오미 즉 신맛, 쓴맛, 단맛, 매운맛, 짠맛을 기준으로 담백한 맛(떫은맛)까지 포함하여 육장육부와의 관계를 설명하고 있다. 이와 같은 맛으로 현재의 건강 상태를 설명할 수도 있으며, 이는 입맛으로 표현되어 섭취를 요구하게 된다.

17) 야마모토 다이스케『3일 만에 읽는 뇌의 신비』, 박선무 고선윤 옮김. (서울문화사, 2002) 143.

18) 미맹검사 – 페닐티오요소 (PHENYLTHIOUREA:PTC)에 대해 쓴맛을 느끼는 사람과 느끼지 못하는 사람이 있다. 이 맛에 둔감한 사람을 PTC미맹이라고 하는데 서양인 30%, 동양인은 10% 정도가 된다.

6. 촉각

파동이 전이- 종파, 생명파, 조밀파

촉각은 어떤 대상과 접촉했을 때 느끼는 감각이다. 위험을 감지하는 제1의 역할이기도 하다. 피부는 $1.8m^2$인데 촉각은 받아들이는 1차점이 촉점이다. 촉점에서는 표피의 마이너스소체(피부의 형태변형속도파악), 자율신경종말(통증, 온각, 냉각), 메스겔 반(피부 눌림), 진피층의 루피니 종말(피부 당김 파악), 피하조직의 파치니 소체(피부접촉 파악)를 전기신호로 변경하여 척수와 사상을 통과한다. 그러면서 내뇌 피질의 두정엽에서 감각중추에 전달하여 감각을 수용한다.

피부에는 $1cm^2$당 통점100~200개, 촉점 25개, 냉점 12개, 압점 6~8개, 온점 1~2개의 비율로 분포해 있다. 따라서 피부는 고통에 대해 민감하고 따뜻함에 대해서는 가장 둔감하다.

촉각 기관 중에서도 특히 주목되는 것이 자유신경 종말이다. 이 감각기관이 사람을 위험으로부터 보호한다. 자유신경 종말은 통증이나 따뜻함·차가움을 느끼는 역할을 담당한다. 온각과 통각에는 확실하게 연관성이 있다. 고추를 만진 손으로 눈을 비비면 눈의 점막은 아픔과 동시에 열이 나는 느낌을 받게 된다. 그 이유는 단순하다. 온각과 통각을 받아들이는 수용 단백질이 같은 것이기 때문이다. 그 수용 단백질은 고추의 매운 성분인 캡사이신이 결합하는 단백질로서 발견되었다. 바니로이드 수용체라 불리는 이것은 상처에 생기는 통증유발물질을 받아들인다. 이런 자극은 전기신호로 바뀌고 통증의 정보가 되어 척수와 시상을 통과해서 대뇌 피질의 두정엽에 있는 감각중추에 도달한다. 감각중추에서는 즉시 분석 작업이 시작되고, 그 통증이 어느 부위의 피부 상처인가를 특정 짓고 최종적으로 경고한다. 아픈 곳을 통보하는 시스템이 없다면 어느 세포에 상처가 생기고, 때로는 그 상처가 생명에 위험이 될지 알 수 없다. 촉각은 '접촉하는 즐거움'을 가져다줄 뿐만 아니라 생명을 유지하는 경보장치이기 때문이다.

프레데릭 작스가 쓴 『과학(The Sieences)』이라는 책에는 다음과 같이 밝히고 있다. '최초로 불이 붙는 감각, 촉각은 종종 마지막까지 타오른다. 우리의 눈이 기능을 상실한 후 우리 손은 오랫동안 세상에 충실하다. 마지막 출발을 묘사할 때, 우리는 촉감을 잃는다.'

아직 아이가 소리도 듣지도 못하고 눈도 뜨지 못했을지라도 그 아이는 이미 엄마의 자궁을 나오면서부터 촉각을 통해 느낌을 갖는다. 그리고 가장 부드러운 속싸개로 아이를 감아 놓았을 때, 엄마의 품처럼 부드럽고 따뜻함을 느낀다. 이 감각이 마지막까지 남는다. 촉각이 죽어야만 생명이 다한 것을 알 수 있다. 시각을 잃었거나 미각을 잃었거나 청각을 잃었더라도, 나아가 후각을 잃었더라도 생명이 다하는 것은 아니다. 그러나 촉각은 그 생명과 시작과 끝을 같이 한다.

태아의 경우 최초로 생기는 감각은 촉각이다. 엄마와의 신체적 접촉으로부터 비롯된 최초의 정서적 안정은 조건 없는 사랑의 기억으로 남아 평생을 아이와 함께한다. 촉각은 역사가 가장 오래된 감각이고 가장 즉각적이다. 처음 경험하는 감촉이나 그 감촉의 변화는 뇌에 행동의 메시지를 전한다.

일반적으로 털이 많은 부위가 압력에 가장 민감하다. 그 이유는 털끝에 많은 감각기관이 있기 때문이다. 마사지를 받은 아기들은 그렇지 않은 아기보다 50% 정도 빨리 체중이 는다. 그들은 보다 활동적이고 민첩하며, 감수성이 예민하고, 환경에 대한 의식이 발달한다. 그리고 소음에 잘 견디고, 새로운 대상에 대한 적응력이 빠르고, 정서적으로 더 안정되어 있다. 1985년 「과학뉴스(Science News)」에서, 한 심리학자가 "우는가 싶었는데 금세 잠들어 있다"라고 표현한 마사지를 받은 아기들은 '진정이 빠르고 자기도 잘 한다'라고 밝혔다. 또한 1988년 「뉴욕타임즈」는 아동발달에 있어 신체 접촉의 결정적 역할에 초점을 맞춘 기사를 게재했다. 기사의 핵심은 '한번에 15분씩 하루에 세 번씩 마사지를 받은 조산아들은 인큐베이터에 혼자 누워 있던 조산아보다 체중이 47% 증가했다. …마사지를 받은 아기들은 신경체계에서도 바른 성숙을 보여주었다. 그들은 보다 활동적이고…그리고 다른 사람의 얼굴이나 딸랑이 같은 장난감에도 잘 반응하게 되었다. …마사지를 받은 아기들은 그렇지 않은 아이보다 평균 6일 정도 일찍 퇴원했다'고 밝혔으며 8개월 후 정신테스트와 운동근육 테스트에서도 마사지를 받은 아기들이 더 나은 결과를 보여주었다는 것이다.

　일리노이즈대학 실험실의 연구진은 인체 접촉의 결핍이 뇌손상을 초래한다는 사실을 증명했다. 그들은 세 가지 상황을 설정했는데, 첫째, 다른 감각은 모두 허용하지만 인체 접촉이 불가능한 상황이었고 둘째, 하루에 네 시간씩 유리 칸막이가 제거된 원숭이들이 서로 만질 수 있는 상황이었다. 그리고 셋째, 완전히 칸막이를 가로막아 격리하는 상황을 설정했다. 그런 후 소뇌를 검사하면 완전히 칸막이 격리된 경우와 부분적으로 격리된 경우에서도 뇌손상이 나타났다. 반면에 통제되지 않은 자연 상태의 집단에서는 아무런 손상이 보이지 않았다. 충격적이지만 인체 접촉에 대한 부분인데 약간만 격리되어도 뇌 손상을 일으킨다는 것이다. 이 경우 원숭이의 탈선행위로 나타났다.

　이에 대해 필드박사의 설명은 다음과 같다.

　"한 번의 인체접촉으로 얼마나 많은 정보가 교환되는지 모른다. 다른 감각은 그 감각을 담당하는 기관이 있지만, 촉각은 온몸에 있다."

　우리는 촉각을 통해 다양한 정보를 받아들이며, 이렇게 수용된 정보는 대뇌피질에서 정보를 구별하고 포지티브(긍정)와 네거티브(부정)를 구분한다. 이때 긍정의 경우는 인체기능의 활성화를 모색하게 되고, 부정의 경우는 인체기능의 악화를 가져오게 된다. 이를 통해 정보의 유용성 즉 도움이 되는지 해가 되는지를 구별할 수 있다.

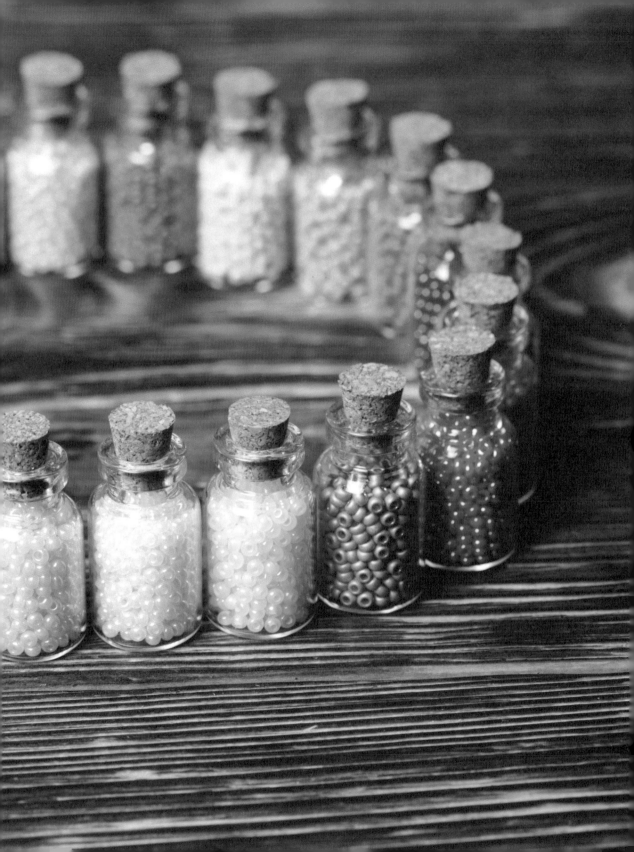

04

컬러테라피

다양한 빛과 색깔로 치유하다

색채의 자각은 시각에 의해 이루어지는 특이한 매커니즘을 갖고 있다.
즉, 색의 지각은 생리적 현상인 동시에 감각을 통해
하나의 감정을 불러일으키는 심리적 현상이다.

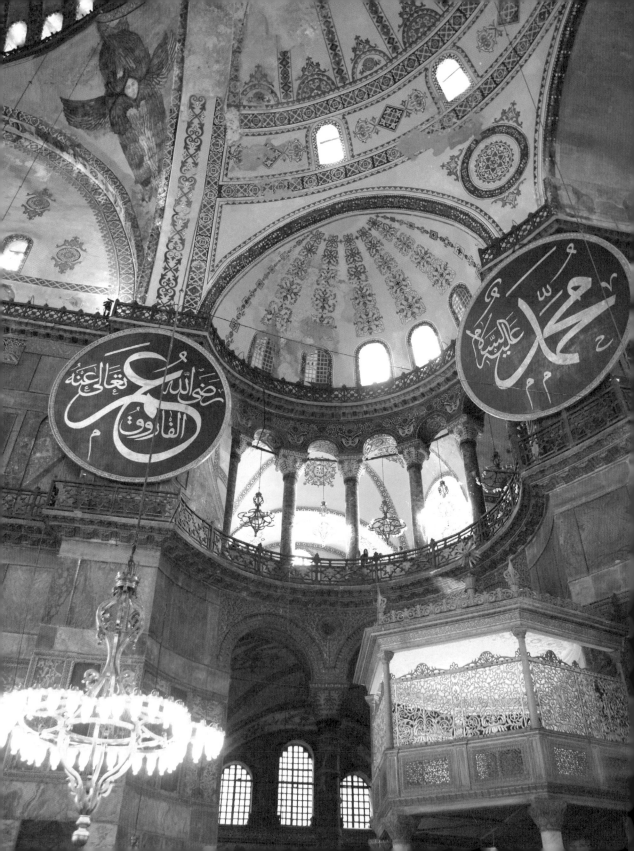

1. 빛과 색깔

눈과 마음, 피부로 받아들이는 빛

빛은 우주로부터 다가온다. 그 빛의 색채는 다양하다. 우리는 그 다양한 빛을 눈과 마음, 그리고 피부를 통해 받아들인다. 이렇게 받아들인 빛은 색깔로 변화시켜 옷, 음식, 장신구, 인테리어, 자동차 색깔 등 생활도구로 활용하게 된다.

색채마다 고유한 파장이 형성되는데 그 파장에 따라 7정(기쁨, 분노, 사랑, 즐거움, 슬픔, 증오심, 욕심)을 조절하여 감성변화 뿐만 아니라 인체의 부족함을 색채로 가득 채워준다. 그러므로 건강 상태에도 큰 영향을 끼친다. 이러한 색깔과 채도, 그리고 인체와의 관계를 이해하고 활용하면 에너지를 통해 삶의 활력이 조절되기도 한다. 이처럼 빛이 주는 유익함은 말로 형언하기조차 어렵다.

색채의 지각은 시각에 의해 이루어지는 특이한 메카니즘을 가지고 있다. 즉, 색의 지각은 생리적 현상인 동시에 감각을 통하여 하나의 감정을 일으키는 심리적 현상이다. 이러한 색채감정은 개성이나 환경, 조건 등에 따라 서로 다른 감정을 갖게 된다. 이러한 심리 작용이 본능적 일 수도 있으나 대상을 통한 경험에 고유한 감정을 가질 때도 있으며 환경과 사물의 관계에서 여러 가지 연상적인 감정이 일어난다.[19]

우리는 색을 통한 의사소통인 컬러 커뮤니케이션(Color Communication)이 일상화되어 있다. 그래서 말, 단어, 대화에만 의하지 않고 생활 체제를 통해 약속된 신호등과 같은 메시지로 상호 소통한다. 색은 무언의 언어이고 고유의 색은 말로는 표현할 수 없는 메시지를 전달한다. 우리가 오늘 입은 옷 색깔은 바로 이러한 자신의 심리상태를 보여주는 것이다.

색채치유(Color Therapy)는 감각기관인 망막과 피부의 광수용 단백질인 크렙

19) 최영훈, 『색채학 개론』, 미진사, 1990.

토크롭에서 수용되는 색채의 파장을 통해 육체적, 정신적, 사회적, 영적 건강을 증진하는 광선요법이다. 자연으로부터 조건 없이 선물로 받은 태양 빛을 통해 인체의 자연치유력을 강화시켜 보완된 생명력을 바탕으로 보다 건강하고 행복하게 살아갈 수 있는 방편인 것이다.

색은 눈에 보이는 가시광선과 보이지 않는 비가시광선으로 구별된다.
파장이 800nm인 빨간색은 에너지 전달이 원활하여 우리가 원적외선으로 체온을 올리는데 활용하거나 빨간색내복을 입고 체온을 조절하는데 이용되었다.
전자레인지, 레이더, 텔레비전, 라디오파가 적외선 이상 되는 파장으로 우리 실생활에 활용되는 에너지 장이 된다.

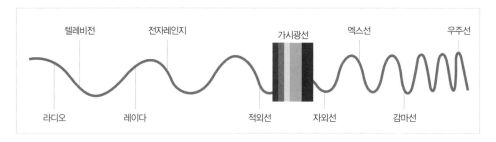

컬러치유법은 우리가 입는 옷, 집안의 색, 주위 환경의 색을 통해 적용할 수 있다. 파란 하늘이나 푸른 물, 하얀 눈이나 흰 달빛, 또는 푸른 나무나 초원을 명상하는 것처럼, 우리 자신을 자연의 색에 개방시킬 수도 있다. 그리고 흰 백합, 붉은 장미나 무궁화, 노란 국화나 해바라기, 파란 붓꽃처럼, 서로 다른 색의 꽃을 보고 명상할 수도 있다.

꽃들의 조화로운 모습은 컬러의 효과에 도움이 된다. 다양한 모양의 컵에 물을 담고 빛을 쐬어 컬러 에너지를 얻을 수 있다. 또한 우리가 입는 옷, 각양각색의 음식물을 섭취할 때에도 컬러치유가 가능하다.

컬러치유법은 우리 자신의 마음속에서 색을 시각화할 때 효과가 있다. 그때는 우리 자신을 황금빛으로 에워싸는 것처럼, 몸의 다양한 부위, 서로 다른 챠크라, 정신적, 감정적인 활동을 하는 데에도 적절히 유도할 수 있다.

가시광선은 400nm~800nm까지의 영역으로서 다음과 같이 구별된다.

색채는 동양적인 오방색과 인도의 7챠크라를 기반으로 하는 무지개 색으로 구별하여 설명할 수 있다.

2. 한국의 5방색, 5간색

오간색은 오방색을 혼합한 색

한국에서는 해가 뜨고 지는 방향, 태양빛의 밝기와 위치 등을 매우 중요하게 여겼다. 동양적 자연관인 음양오행사상은 태양의 방향과 위치와 연관되어 5장6부와 색을 배속하여 선천적인 성정인 체질을 분류하고, 오정색인 청, 적, 황, 백, 흑색과 오간색인 녹, 벽, 홍, 유황, 자색 등으로 구분했다. 방향에 따른 색을 정해 다양한 물질의 기운을 보존하고 증대하는데 사용했는데 이것이 바로 오방색이다.

오방정색은 황(黃), 청(靑), 백(白), 적(赤), 흑(黑)의 다섯 가지 색을 일컫는다. 음과 양의 기운이 생겨나 하늘과 땅이 되고 다시 음양의 두 기운이 목(木)·화(火)·토(土)·금(金)·수(水)의 오행을 생성했다는 음양오행사상을 기초로 한다. 오행

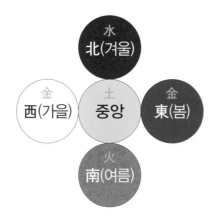

은 오색과 방위를 구별한다. 중앙과 사방을 기본으로 삼아 황(黃)은 중앙, 청(靑)은 동쪽, 백(白)은 서쪽, 적(赤)은 남쪽, 흑(黑)은 북쪽을 뜻한다.[20] 오방색이 의미하는 뜻은 다음과 같다.

청 : 만물이 생성하는 봄의 색, 새싹이 돋는 형상같이 곡직(曲直)하는 에너지

적 : 밝음과 화려함, 생성과 창조, 열정과 사랑, 희생과 적극성을 표현하는 에너지

황 : 우주의 중심(中心)이 되는 색, 견고한 에너지

백 : 깨끗함(결백)과 진실, 순결을 뜻하는 색 에너지

흑 : 인간의 지혜를 관장하는 색, 안(內)으로 저장되는 색 에너지

오간색은 오방색을 혼합한 색으로서 청+황 = 녹색(綠色), 청+백 = 벽색(碧色), 적+백 = 홍색(紅色), 흑+황 = 유황색(硫黃色), 흑+적 = 자색(紫色)이 있다.

오간색은 오정색에 비해 많은 활용이 이뤄지지 않았지만 그 오정색과 함께 참고하고자 한다.

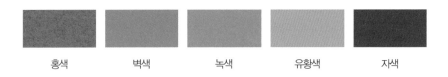

| 홍색 | 벽색 | 녹색 | 유황색 | 자색 |

색명	색표본	색상(Hue)	명도(Value)	채도(Chroma)
홍색		0.2R	5.2	15
벽색		2.7PB	5.7	10.7
녹색		0.1G	5.2	6.2
유황색		1.2Y	7.7	7.3
자색		6.7RP	3.3	8.2

*출처: 국립현대미술관〈한국 전통 색명 및 색상 자료집〉

20) 두산백과 사전

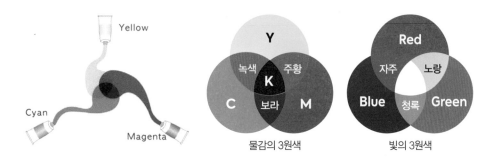

물감의 3원색   빛의 3원색

오방색을 색의 3요소와 빛의 3원색을 기반으로 도출해 보자.

색의 3원색은 3원색은 빨강(Magenta, 마젠타), 파랑(Cyan, 사이안), 노랑(Yellow, 옐로우)이다. 이 3가지 색을 활용하면 많은 색을 조합할 수 있으며 3가지 색이 합쳐진 것이 검정색이고 빛의 3원색인 GRB(Green, Red, Blue)가 혼합되면 흰색이 된다.

이렇게 조합된 5방색은 우리의 전통적 사상과 철학, 의학 등에 그대로 적용되었으며, 오방색을 정리하면 다음과 같다. 이 오방색은 임금의 궁궐이나 사찰의 단청으로 사용했으며 일반인들은 첫돌 행사와 사후(死後) 상여 나갈 때 생사에서 유일하게 한번 씩 사용하게 된다.

오방위	오행	장부	색	오곡	오지	맛
동	목	간, 담	청(靑)	푸른팥	인(仁)	신맛
남	화	심, 소	적(赤)	수수	예(禮)	쓴맛
중앙	토	비, 위	황(黃)	기장	신(信)	단맛
서	금	폐, 대	백(白)	율무	의(義)	매운맛
북	수	신, 방	흑(黑)	검정콩	지(智)	짠맛

이에 착안하여 우리가 평소 섭취하는 곡물류나 음식물을 일정한 색용기에 담거나 저장하면 그 보관성과 에너지를 증대 시킬 수 있다. 이를 통해 건강을 증대는 데 큰 도움을 받을 수 있다.

이를 기반으로 오방색과 5행, 5장 6부, 5관, 5미, 계절, 자연기운, 주된 에너지장을 설명하여 표시하면 아래 그림과 같다.

푸른색인 청색은 오장육부 중 청색과 관련되며, 푸른색은 간과 쓸개 에너지와 공명하여 눈을 건강하게 하며, 푸른색과 공명하는 신맛(酸味)이 목기와 관련되며, 봄의 기운처럼 완만하고 편안한 에너지를 담게 된다는 의미를 갖고 있다. 다른 색들도 같은 원리대로 해석이 가능하다.

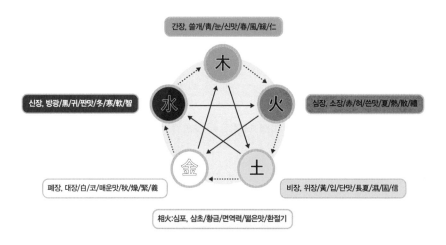

3. 아유르베다의 무지개 색깔

빛과 색의 다양한 치유법

빛은 우주(태양)로부터 지구까지 쉼 없이 달려와 우리와 함께한다. 그 빛은 우리의 육체적, 정신적 건강에 영향을 미친다. 태양에너지는 눈에 보이는 빨, 주, 노, 초, 파, 남, 보라색의 가시광선과 그 가시광선으로 나뉜다. 빛과 색을 이용한 다양한 치유법들이 있는데 Reiki(레이키)나 Chakra(챠크라) Color Puncture(컬러 펑처) 등을 이용한 자연치유방법들이 있다.

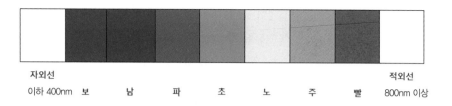

자외선
이하 400nm   보   남   파   초   노   주   빨   적외선
800nm 이상

챠크라는 고대 산스크리트어인 ′Chakrum′에서 파생된 언어로 회전하는 '바퀴(Wheel)'를 의미한다.

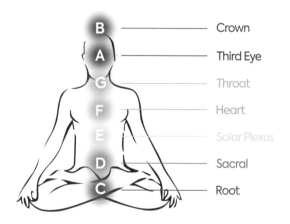

챠크라는 Root Chakra(회음혈), Sacral Chakra(관원혈), Solar Chakra(중완혈), Heart Chakra(단중혈), Throat Chakra(천돌, 염천혈), Third Chakra(인당혈), Crown Chakra(백회혈)로 분류되며 그 색상은 빨강, 주황, 노랑, 초록, 파랑, 남색, 보라색이다.

챠크라는 일곱 개의 중요한 에너지 통로로 각기 다른 색을 가지며, 인체를 감싸고 있는 오라(Aura)로서 색 파장 에너지를 진동 흡수하여 활발한 생명 활동을 유지한다. 이 에너지는 우주와 소우주, 미립우주 전체에 편재되어 있는 생명에너지이다.

챠크라 색은 인체 내의 특정한 조직, 기관, 호르몬과 특정한 방향성과 공명을 통해 화학적, 전기적, 신경적 흐름을 향상시킨다. 이런 챠크라는 건강(육체적, 정서적, 정신적)을 유지시키고 인체의 항상성을 자극하여 건강증진에 기여한다.

색	챠크라	위치	체계	기관/신체장기	정신적 증상	육체적 증상
Red	뿌리 챠크라 Root Chakra	회음	육체적 에너지	천골, 척추	집에서의 안정감 사회적 질서	만성요통, 좌골신경통, 정맥류, 면역질환,
Orange	천골 챠크라 Sacral Chakra	관원	생식계	생식기, 대장, 요추, 골반, 방광, 고관절	창조성(력), 주변관계 명예, 도덕성과 죄의식	만성요통, 좌골신경통, 부인과적 문제, 골반통, 비뇨기계
Yellow	태양총 챠크라 Solar Chakra	중완	소화계, 신경계	비장, 위장, 간장, 담낭, 췌장, 부신, 횡행결장	신뢰성과 배려, 자존(심) 감, 자기 존중감, 개인적 명예욕,	위궤양, 관절염(무릎), 대장, 췌장염, 당뇨, 식 욕부진, 간염
Green	심장 챠크라 Heart Chakra	단중	순환계, 부교감신경	순환계, 심장, 폐, 흉선, 횡격막, 늑골, 가슴, 어깨, 팔	사랑과 증오, 분노와 괴로움, 외로움, 희망	심근경색, 부정맥, 대맥, 천식, 알러지, 유방
Blue	목 챠크라 Throat Chakra	천돌 염천	인후계, 호흡계	목, 갑상선, 기관지, 경추, 입, 치아(구강), 식도, 부갑상선	의지와 선택, 신념과 지식, 표현력과 결정력,	갑상선,인후염, 편도선, TMJ(턱관절), 만성 구내염,
Indigo	미간 챠크라 Third Chakra	인당	뇌신경계	뇌, 신경계, 뇌하수체,송과선, 눈, 코, 귀	자기평가, 지적능력, 경험 능력, 감정적 지능,	뇌종약, 중풍, 신경정신계, 시력, 청력
Violet	두정 챠크라 Crown Chakra	백회	중추신경계	신경계통, 두뇌	진실한 삶, 가치, 용기, 윤리, 영성과 헌신	만성적 피로, 정신적, 에너지적, 5감의 극단적 민감성

1) 뿌리 챠크라(Root Chakra)

우리는 빨간색(Red)을 보면 따뜻함을 느끼거나 위험하다는 의식을 갖게 된다. 또한 빨간색은 힘과 행동을 상징하며 새로운 인생, 새로운 시작을 의미하기도 한다. 빨간색이 지닌 아름다움의 자질은 상냥함과, 관대함, 번영과 감사이며, 외형적으로는 따뜻한 성질의 색으로 활력과 에너지를 충전시키고, 활동성을 촉진해 준다.

빨간색 챠크라는 육체적 에너지와 생명력의 중심으로 여겨지며 지구와 관련된 에너지이기도 하다.[21] 또한 '뿌리' 혹은 '기반'을 의미하는 챠크라는 신체상으로 볼 때 척추의 아랫부분에 있는 미골 신경총이다. 이는 땅의 요소와 관련이 있는 것으로 파악되며, 해당 신체 부위는 다리, 발, 뼈, 대장, 척추, 자궁 등의 순환계이다. 이것과 관련된 내분비선은 생식선이다. 빨간빛이 도움을 줄 수 있는 질병은 중풍, 무기력증, 기관기염, 변비, 내분비장애, 천식 등이다. 빨간 빛이 금기되는 질병은 감정 장애, 흥분, 정신질환, 고열, 신경염, 화농성 염증 등이 있다.

2) 천골 챠크라(Sacral Chakra)

주황색(Orange)은 기쁨을 상징한다. 또한 활력회복과 세포재생 기능과 신체의 기능을 정상화한다. 건강, 활력, 창의력, 자신감, 용기, 낙천성, 자발성, 삶에 대한 긍정적인 태도의 특징을 지니며, 사교적이고 열정적인 특성을 나타낸다. 기분을 즐겁게 이끌며 경쾌하게 만든다.

주황색 챠크라는 두 번째로 높은 영적 의식의 중심이다. '자기 자신의 집'이라는 의미를 갖고 있는 주황 챠크라는 생식기 옆에 위치하고 있다. 몸속에서는 분비액의 흐름에 영향을 준다. 이것이 영향을 주는 기관은 피부, 생식기관, 신장, 방광, 순환계, 임파선이며 관련된 내분비선은 부신이다. 주황색이 도움을 줄 수 있는 질병으로는 신장 질환, 생리 불순, 감기, 정신적 탈진, 자궁 탈출, 간질 발작, 담석, 갑상선 항진, 관절염, 호흡기 질환 등이다.

3) 태양총 챠크라(Solar Chakra)

노란(Yellow)색은 태양과 가장 닮아 있는 색으로 아름다움을 상징한다. 또한 노란색은 삶의 긍정적 요소와 결부되어 있는데 희망이나 화사함과 밝음, 명랑하고 쾌활한 분위기를 나타낸다. 편견이 없고 도량이 넓으며 영감을 자극하는 색깔이기도 하다. 지식과 지혜가 동반되며 이성과 논리의 흐름, 지적인 식별력, 판단력과 결단력이 높다.

21) 김정숙. "컬러테라피와 현대학자들의 관점비교" (창원대:박사논문, 2006) 45쪽

노란색 챠크라는 단전 부위에 있다. 그리고 소화와 체온 조절의 기능을 통제하는 태양신경총과 연결되어 있다. 그것은 역동적인 의지, 에너지와 행동을 나타내기도 한다. 나아가 정서적 측면에 중요한 역할을 하며, 이는 주로 육체적 측면에서 주로 소화와 흡수작용에 관련되어 있다.[22]

노란색에 영향을 받는 기관은 위장, 십이지장, 비장, 간이다. 관련되어 있는 내분비선은 췌장이며, 이곳에서 인슐린을 분비하여 당분의 신진대사를 책임지고 있다. 도움을 줄 수 있는 질병으로는 소화 장애, 가스 팽만, 반신불수, 우울증, 하지마비, 신장 질환이다. 금기시 되는 질병으로는 급선 염증, 심계항진, 헛소리, 환각증, 극도의 흥분 상태, 설사, 신경통 등이 있다.

4) 심장 챠크라(Heart Chakra)

초록색(Green) 에너지는 신경계통을 진정시킨다. 스트레스나 피로감 누적으로부터 회복을 이끌며, 신체 기능을 증진시킨다. 함께 나눔, 적응력, 배품, 관용, 협력의 성질이 있다. 감정을 진정시키고 올바른 판단력과 양심을 고양시키며 이해력을 유도한다. 안전과 보호의 이미지로, 새로운 부활과 진화의 기운으로도 작용한다.

초록색 챠크라는 생리학적으로 심장신경총과 연결되어 있다. 육체적인 측면에서 심장과 순환계, 폐, 호흡계, 면역체계, 팔, 손과 관련되어 있다. 이에 관련된 내분비선은 흉선이다. 이것은 주로 임파 조직으로 구성되어 있고 임파구를 형성하는 역할을 한다. 도움을 줄 수 있는 질병으로는 후두염, 척추장애, 복통, 말라리아, 악성종양, 탈진, 신경통, 매독, 장티푸스, 궤양, 불면증, 성급함 등이 있다.

5) 목 챠크라(Throat Chakra)

파란색(Blue)은 우울증에 도움이 된다. 염증이나 열을 진정시키고 신경적, 심리적인 안정감을 이끈다. 평화, 믿음, 긴장과 이완, 치료의 느낌을 전달하며 고요함과 믿음의 기질로 헌신과 신뢰를 촉진하고 성실성, 아름다움, 재치 있는 성질에 도움을 준다. 자신을 되돌아보고 반영시키는 색이기도 하다.

파란색 챠크라는 후두 및 인두신경총에 위치한다. 신체적인 측면에서 보면 신

22) 김정숙, "컬러테라피와 현대학자들의 관점비교" (창원대:박사논문, 2006) 47쪽

경체계, 성대, 귀 등을 지배한다. 관련 내분비선은 갑상선과 부갑상선이며, 이들 분비선은 갑상선 호르몬을 분비하는데 중요한 요소이다. 도움이 되는 질병으로는 대머리, 히스테리, 신경질, 불면증, 배변장애, 가려움증, 화상, 백내장, 피부질환, 치주염, 열병, 위장병, 편도선, 갑상선, 두통 등이다. 금기시 되는 질병에는 감기, 마비, 통풍, 심계항진, 고혈압, 근육 약화 등이 있다.

6) 미간 챠크라(Third Chakra)

남색 챠크라는 미간에 위치한다. 그리고 심성과 인식의 중심이며 이기적 자아와 영적 자아, 이성적 정신과 직관적인 정신의 이중적인 측면을 반영한다. 육체적인 측면에서 이곳은 눈, 코, 귀, 뇌와 관련되어 있으며 내분비선은 뇌하수체이다.[23] 뇌하수체의 호르몬은 다른 내분비선들의 활동을 조절한다. 이곳에서 분비되는 호르몬은 사상하부의 영향 아래에 있다. 도움을 줄 수 있는 질병으로는 충수염, 갑상선 기능 항진, 천식, 정신질환, 기관지염, 비장질환, 신경질환, 경련, 청력상실, 강박관념, 건망증, 중풍, 폐렴, 호흡기 질환, 눈과 귀 질환 등이 있다.

7) 두정 챠크라(Crown Chakra)

보라색(Purple)은 품위, 고상, 자존심을 나타낸다. 예술적 기교, 끈기, 신중한 생각, 현실적인 이상주의, 정화작용, 정신적인 활동을 자극하는 컬러로 백혈구 세포의 활동을 증진시켜 면역 및 림프계통의 활동을 향상시켜 준다.

보라색 챠크라는 진정한 자기실현이 일어나는 곳이며, 머리 꼭대기 바로 위에 위치한다. 진정한 자기실현이 일어나는 곳이기도 하다. 이것은 무(無)이며, 이 너머에 존재하는 그 무엇이라는 뜻이다.[24] 이 챠크라는 완전한 의식의 중심으로 해석되며 내분비선이 송과선이다. 대뇌의 표면 아래와 중뇌 사이의 송과선은 멜라토닌 호르몬을 분비한다. 도움을 줄 수 있는 질환으로는 방광질환, 뇌진탕, 골격장애, 복부경련, 신장질환, 뇌수막염, 두피질환, 정신질환, 좌골신경통, 신경장애, 피부질환, 종양, 류머티즘 등이 있다.

23) 권기덕, 김동연, [당신의 질병을 색채로 치료한다] (동화문화사, 2002) p.87.

24) 김정숙, "컬러테라피와 현대학자들의 관점비교" (창원대:박사논문, 2006) p50.

무지개 색깔별 특성

1) 빨강[25]

빨강은 불과 태양을 상징하며 따뜻함과 온기를 나타낸다. 또한 붉은 피가 갖는 심리적·상징적 영향 때문에 빨강은 긍정적인 생명감을 나타내는 중요한 색이다. 나아가 빨강은 열정, 활력, 에너지, 사랑을 의미한다.

빨강을 좋아하는 사람들은 외향적이고 역동적이며 충동적인 성향이 강하다. 이런 사람들은 삶을 즐기며 항상 낙천적이다. 그리고 신체적 활동이나 모험, 운동경기 등 외적인 활동을 즐긴다. 성격이 급하고 공격적인 성향이 강한 반면에 주관적이며 단순한 경향이 있다.

모빌을 고안한 알렉산더 콜더(Alexander Coider, 1898~1976)는 모든 것을 빨갛게 칠하고 싶을 만큼 빨간색을 좋아한다고 말한 적이 있다.[26] 빨간색은 이성보다는 열정을 요구하는, 즉 적극적 움직임을 가리키는 상징색이다. 권투선수의 장갑은 전통적으로 빨강이다. 빨간색은 위험을 알리는 경고의 색이기도 하다. 도로의 교통표지판의 빨간 신호등에 주의를 기울이지 않으면 자신과 타인을 위험에 빠뜨릴 수 있으므로 항상 유심히 살펴야 한다. 모든 종류의 측량기구에서 계기판에 나타나는 빨간색은 바로 이상의 신호이기도 하다.

빨간색을 싫어하거나 거부하는 사람들은 어머니나 모성적 관계에 부담을 갖고 있다. 빨간색이 주는 열정과 같은 심리적·정서적 영향을 충분히 체험하지 못한 것으로 추측할 수 있다. 너무 생각이 많거나 움츠리는 성향이 있다. 또한 냉담한 사람은 빨간색을 기피하는 경향이 있다. 임신과 생리에 문제가 있는 여성이라면 빨간색 옷을 입거나 침실의 전등을 붉은색으로 바꾸는 것도 좋은 방법 중 하나이다. 빨간색을 사용하면 어떤 활동에 동기유발을 얻게 되고 몸을 움직여 일을 새롭게 시작할 수 있다.

2) 주황

25) 색을 통한 미술심리치료 연구 김정희 강원대학교 2010, 19쪽

26) 에바헬렌, 『색의 유혹』, 예람출판사, 1999, 123쪽.

태양을 닮은 주황은 빨간색보다 더욱 목표 지향적 운동과 형상을 나타낸다. 잘 익은 주황색 감이나 귤을 보면 먹어 보지 않아도 맛있어 보인다. 주황색에는 생생한 활력이 넘친다. 주황색에는 장점은 즐거움과 사교, 흥겨운 일을 연상 시킨다는 것이다. 괴테는 '노란색과 빨간색'이 '최고의 에너지를 가진 색' '어린이와 자연인, 원시인들이 가장 좋아하는 색'이라고 말했다. 힘이 넘치고 건강하지만 원시적인 사람들이 색깔을 좋아하는 것은 놀라운 일이 아니다. 이 색에 대한 원시 민족들의 각별한 선호가 눈에 보인다. 아이들도 마음대로 색칠하는 시간을 주면 치노버와 메니히를 많이 쓴다.

주황색은 심리적으로 따뜻하고 명랑한 분위기를 나타내며 흥미를 더해 준다, 심리적으로 깨어 있게 하여, 마음의 갈등을 이완 시키고 온화함을 더해 준다. 하지만 변덕스럽거나 피상적일 때가 있고 불안과 경계의 의미가 있기도 하다. 성격이 소극적이며 내성적인 아동이 이 색을 많이 쓰면 원기왕성한 생동의 충동을 많이 느끼고 적응력이 높아진다. 주황색을 좋아하는 이들은 활동적이고 타인들과의 관계가 원만하다. 또한 예의가 바르고 심사숙고하는 편이며 성격이 밝고 명랑하여 사회생활을 하는데 인기가 높다.

치료적 효과를 보면 주황색은 침울하거나 우울한 사람들에게 도움이 되며, 무기력하거나 무감각한 사람들에게 필요하다. 주황색으로 낙서를 하거나 그림을 그리면 긍정적인 변화를 일으킬 수 있고 사회성이 발달한다. 특히 호흡이 짧은 사람이나 간질질환자에게 필요한 색이다.

3) 노랑

노란색의 이미지는 밝음이다. 노란색은 부드럽고 따뜻하며 명랑하고 다채롭다. 또한 부드러운 자극을 주는 특성을 갖고 있기도 하며 빛을 발하고 미소를 짓게 하는 색, 친절함을 나타내는 색깔이다. 스마일의 로고가 노랑이듯 노랑은 즐거움을 상징한다.

노란색은 지성적이며 이성과 관계있는 색이다. 노랑을 선호하는 사람들은 대체로 혁신적이고 독창적이고 생각이 깊다. 또한 철학적이며 다양한 종교와 세계관에 관심이 많다. 한편으로는 정신분열증 환자들이 선호하는 색이기도 하다. 같은 노란색이라도 검정색과 배색하는 등 강한 대비로 표현할 때에는 꽤 절박한 상황인 경우가 많다. 이는 오랫동안 많은 어린이나 어른들의 그림을 조사한 결과다.

노란색과 같은 밝은 색을 갖고 싶을 때 그 사람의 마음을 빛의 밝음과 따뜻함을 원하고 있는 것이다. 그리고 그 빛을 차단하는 것이 있을 때 노란색과 대비되는 다른 색을 마주 놓게 되는 것이다.

노란색을 기피하는 사람들은 자신의 내면을 깊이 들여다보거나 자신만의 동기를 찾는데 두려움이 많다. 이들은 자신만의 생각에 빠지기 쉽고, 불쾌한 생각들을 잘 조절하지 못한다. 자신이 기대하는 목적을 이루지 못할 때에는 노란색이 싫어져 노란색을 거부함으로써 실망과 손실과 소외를 무의식적으로 방어 하거나 손실을 보상하려고 한다.

칸딘스키는 노란색의 효과에 대해 다음과 같이 말했다.

"레몬빛 노랑은 오랫동안 보고 있으면, 고음을 내는 트럼펫 소리가 귀를 아프게 하는 것처럼 눈이 아프다. 노랑은 사람을 불안하게 만들고 찌르며 흥분시킨다. 노랑은 신맛에 뾰족하며 코를 찌르는 듯한 냄새를 풍긴다."

노란색은 치료 효과에서 볼 때 좌뇌를 자극하는 색으로 학문이나 지적인 일을 하는데 도움이 된다. 정신력을 강화하고 기억력과 지적 학습을 개발하는 목적을 갖는데, 현실성이 너무 적거나 보호를 많이 받지 못한 사람들을 개선하는데도 도움이 된다. 긍정적인 에너지를 얻거나 생각을 정리하고 정보를 기억할 때 노란색을 사용하거나 상상하면 도움이 된다.

4) 초록

우리는 대부분 왜 칠판이 녹색인지 알고 있다. 장시간 칠판을 봐야 하는 학생들에게 가장 눈에 피로가 덜하고 마음의 안정을 주는 색이기 때문이다. 초록은 심리적으로 조화롭고 균형이 잡힌 효과를 주며, 마음을 진정시키고 평화로운 느낌을 준다. 초록색은 모든 색 가운데 가장 마음을 안정시키고 보호 받고 있다는 느낌을 주는 색이다.

고대 로마 작가 플리니우스는 "녹색은 눈을 기쁘게 하며 피곤하게 만들지 않는다"고 말했다.[27] 초록을 좋아하는 사람들은 자신을 분명하게 표현하지 않으면서 유순하고 성실하며, 참을성이 강하고 겸손하여 집단생활에 잘 적응한다. 그러나 초록색 옷만 입거나 주변 환경을 온통 초록으로만 치장하는 사람들은 무의적으로 불안감에 시달리는 경우가 많다. 이는 불안하고 적대적인 환경을 벗어나기 위해 조화와 균형의 색인 초록에 집착하기 때문이다.

초록색은 고요함과 부드러움을 만드는데 효과가 있다. 그리고 심신을 균형 있고 조화롭게 한다. 긴장된 눈을 이완시키는데 도움을 주므로 시력이 약한 사람들에게 도움이 된다. 그러나 초록을 너무 가까이 하면 기분이 저하되어 우울해질 수 있다. 초록은 불안 증세를 보이는 사람, 억압이나 압박을 많이 받는 사람, 조화롭고 감각이 분열을 일으키는 사람, 현실성이 떨어지고 지구력이 약한 사람, 운동성이 강한 사람에게 필요한 색으로 미술치료에 빠져서는 안 되는 중요한 색이다.

5) 파랑

파랑은 신뢰와 우정, 호감과 조화의 색이다. 또한 파랑은 하늘을 나타내기도 한다. 그래서 신성한 색이며, 영원한 색이기도 하다. 지속되기 바라는 모든 것과 영원히 계속되어질 것에 대해 파랑과 결부하는 것도 이러한 하늘 때문이다. 하늘과 바다를 나타내는 색인 파랑은 감정을 조정하고 순응시키는 작용을 하고 심신을 편안한 상태로 안정시키며 시원하게 한다. 색채 가운데 감각적인 자극이 가장 약하면서 정신자극이 가장 높아 신경조직을 편안하게 한다. 따라서 피로하고 병이 있을 때 파랑에 대한 욕구가 더 커진다. 이때는 파란 옷을 입거나 파란색 물건을 사용하기를 권한다. 그리하여 파랑은 안정된 색으로 수면제와 안정제의 포장에 많이 사용되고 파랑은 이불보나 잠옷에 많이 사용되어 진다.

파란색을 선호하는 사람들은 자기관찰과 내적 통찰력이 뛰어나고 성격이 침착하다. 또한 의무를 잘 지키고 양심적이며 심사숙고하는 성향이 있다. 신의가 있고 감성이 풍부하며 지혜로움과 자기 통제력이 뛰어나다.

파랑은 노동의 색이라고 불리며, 활동적이며 근면한 사람에게 걸맞은 색이다.

27) 에바헬렌, 『색의 유혹』, 예람출판사, 1999, 69쪽.

작업복이나 제복에 사용되어지는 파랑은 일상적이면서도 제복이라는 성격에서 업무수행, 질서, 합리성, 규율의 의미가 될 수 있다. 하지만 블루진은 자유롭고 구속이 없음을 나타낸다. 파랑에 집착하는 사람들은 완고하고 엄격하며 과거에 매달리거나 독선적이기도 하다. 반면 휴식과 신뢰, 깊은 결속에 대한 욕구가 충족되지 않거나 장기간에 걸쳐 스트레스와 자극을 받는 사람들은 종종 파란색을 거부한다.

6) 남색

남색은 송과선을 컨트롤하고 혈액을 정화시키는 것으로 알려져 있다. 특히 통증 감각만을 없애 주는 이상적이고 안전한 마취제로 작용하기도 한다. 귀가 안 들리는 경우 자기의식의 목소리를 듣거나, 가까운 사람의 말을 거부한다. 청취하는 데 장애를 일으킬 경우 파란색을 활용하여 자기 내면의 세계를 들여다보는데 이용되기도 한다. 남색은 뇌하수체와 관계가 있다. 남색 음식과 눈과 관련된 모든 질병과 귀, 코, 목… 등 모든 폐질환, 천식, 소화불량에 좋다.

7) 보라

파란색과 빨간색이 혼합된 보라색은 두 가지 색깔의 상징인 자극과 억제를 동시에 지니고 있다. 보라색은 고귀함의 상징이다. 경건함을 나타내는 색깔에서 볼 때 흰색은 신의 색, 검은색은 정치의 색, 보라는 신학의 색이다. 일반적으로 슬픔과 고통을 상징하고, 기독교에서는 참회와 단식의 상징으로도 쓰인다.

보라색은 신기한 것, 기이한 것을 좋아하는 사람들이 선호하는 색이기도 하다.

보라색은 특별한 색을 선택하려는 마음을 드러내 보여준다. 보라색 옷을 입은 사람은 돋보이고 싶어 하며, 대중과 자신을 구분시키려 한다. 보라색을 좋아하지 않는 사람이 보라색 옷을 입으면, 자의식보다 강한 색의 옷을 입은 듯해서 마치 변장이라도 한 것 같다.

보라색 옷은 의식하며 입어야 한다. 주로 예술가들과 문화적 취향이 강한 사람들이 좋아하며 여성을 더욱 여성스럽게 보여 주는 색깔이기도 하다. 이 색을 좋아하는 사람은 섬세하고 뛰어난 취향을 가지고 있으며 허영심이 있는 반면, 재능이 뛰어나고 모든 예술과 고상한 일을 즐겨하는 사람들이다.

4. 컬러 펑처

세계 최초 정립한 장부와의 공명관계

프랙탈 이론에 의하면 손가락도 작은 5장6부로 되어 있다. 즉, 각 손가락마다 5장6부의 건강 정보가 저장되어 있다. 에너지의 양을 그릇으로 비유하면 1지인 엄지손가락은 간과 쓸개의 정보 에너지를 담고 있어 간과 쓸개의 건강 상태를 그대로 표현하고 있다. 2지인 검지는 심장과 소장의 정보 에너지를 담아 심장과 소장의 건강 정도를 보여준다. 3지인 중지는 비장과 위장의 정보 에너지를 담고 있어, 비장과 위장의 건강 정도를 그대로 보여준다. 더불어 4지인 무명지는 폐와 대장의 정보 에너지를 담고 있어 폐와 대장의 건강 상태를 보여준다. 5지인 약지는 신장과 방광의 정보 에너지를 담고 있어, 신장과 방광의 건강 정도를 그대로 보여주고 있다. 이와 같은 원리에 따라 약해진 장부의 정보를 발현되는 손가락에 색채 침인 컬러펑처를 붙임으로서 건강의 본질인 우리 인체의 중심이 되는 5장6부의 조화와 균형을 회복시키므로, 현재 불편하거나 향후 발생할 수 있는 다양한 부조화들을 미리 조율하는 방법이다. 돋보기로 촛점을 정확히 맞추면 검정종이를 태울 수 있는 것 처럼 컬러펑처도 필요한 부위에 적절하게 붙이면, 컬러가 갖는 색채파장 과 장부가 공명하게 되어 장부의 조화와 균형에 도움을 준다. 이와 같은 치유원리는 필자가 세계 최초로 정립한 컬러펑처이다.

컬러가 가지고 있는 파장은 색채마다 고유의 주파수를 가지고 있어 장부와 공명하게 된다.

동양의 5방색인 청, 적, 황, 백, 흑색인데 그중 파란색은 간과 쓸개와 공명하고, 붉은색은 심장과 소장과 공명하며 노란색은 비장과 위장과 공명하고, 하얀색은 폐와 대장과 공명하고, 검은색은 신장과 방광과 공명한다.

이런 원리들이 적용되어 체질별로 강한 장부와 약한 장부를 보(補)하거나 사(瀉)하는 방법으로 병을 치유하는데 활용된다. 그러므로 우리 인체의 생명들이 서로 상생하거나 적당히 억제하므로 상호 보완을 통해 자연치유력인 생명현상을 활성화하는 것이다. 손톱 부위의 첫마디는 장부 중에 해당되는 음(陰)의 부위이고, 둘째 마디는 부에 해당하는 양(陽)의 부위이다. 이를 정리하면 다음 표와 같다.

구분	목		화		토		금		수		상화	
장부	간장	담낭	심장	소장	비장	위장	폐장	대장	신장	방광	심포	삼초
손가락	첫째 마디	둘째 마디	첫째 마디	둘째 마디	첫째 마디	둘째 마디	첫째 마디	둘째 마디	첫째 마디	둘째 마디	3지 중충혈	4지 관충혈
컬러	청색		적색		노란색		하얀색		검정색		초록색	

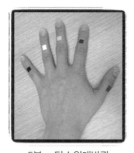
5부 – 담소위대방광

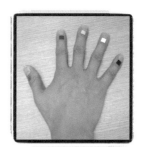
5장 – 간심비폐신

1) 체질별 컬러 펑처

체질 분류는 건강관점과 연구자의 주장에 따라 다양할 수밖에 없다. 왜냐하면 사람의 건강 유형을 몇 가지로 규정하는 것이 그리 쉬운 일이 아니기 때문이다. 그래도 인체를 보는 관점이 보편적이고 합리적인 체질분류로 정립된 4상체질과 8상체질, 그리고 황제내경 25인체질론을 바탕하고 있는 형상체질[28]에 대해 컬러 펑처를 설명하고자 한다.

(1) 사상체질

4상체질은 우주의 태양인 해(日)와 태음인 달(月)의 에너지 중 어느 기운이 인

28) 형상체질은 하나님 형상을 닮아 창조된 우리 인체를 동양의학 고전서인 황제내경의 25인체질론을 기반으로 장석종 박사가 정립한 체질론이다. 안정형(간담형), 사고형(심소장형), 중립형(비위장형), 주도형(폐대장형), 신중형(신방광형)으로 분류하고 있다.

체에 영향을 끼쳤는지를 분류하는 체질론으로서, 태양의 에너지를 받은 태양인과 소양인, 달의 영향을 받은 태음인 소음으로 분류된다.

태양인은 장부의 허실로 폐가 발달되고 간이 허한 기질적 특성을 지닌 체질로 이 경우 폐를 적당히 억제하고 약한 간을 보완하면 체질적으로 약한 인체 구조를 보다 조화롭게 할 수 있다.

구분	태양인	소양인	태음인	소음인
장부허실	폐대 간소	비대 신소	간대 폐소	신대 비소
강한 장부 억제	심장을 보완	간을 보완		
약한 장부 보완	간을 보완	신장을 보완	폐를 보완	비장을 보완
극하는 장부를 보완			비장을 보완	심장을 보완
컬러펑처	2지에 적색	1지에 청색	4지에 흰색	3지에 노란색
	1지에 청색	5지에 흑색	3지에 노란색	2지에 적색

표 4상 체질별 컬러 펑처

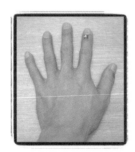

태양인

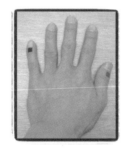

소양인

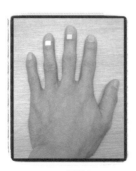

태음인

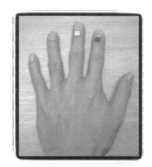

소음인

(2) 형상체질

형상체질은 선천적 요인으로 5장6부의 대소가 결정되며, 그에 따른 체질에 따라 건강 정도와 병인(病因), 성격, 대인관계, 선호음식, 관능평가, 사회성 등에 영향을 미치게 된다. 형상체질을 숙달하면 대인관계 때나 상담시 매우 유용하게 활용할 수 있다.

안정형 : 간담은 발달, 비위와 폐대장은 약함

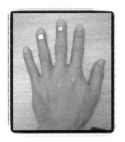

안정형 – 간담체질

안정형은 선천적으로 간담이 발달되어 봄과 같이 부드럽고, 새싹이 돋아 크게 성장함을 기약하듯 늘 희망적이고, 이상을 추구하는 성향을 갖고 있다. 반면 비위장의 기능이 약화가 원인이 되어 소화흡수가 원활하지 못하다. 저혈당이 자주 발생되고 고혈당에 노출되기도 한다. 폐와 대장의 기능이 약하므로 피부와 코, 그리고 항문의 불편함이 생긴다. 이 경우 비위장과 폐대장을 보완하는 컬러펠처를 사용하면 기질적 약함을 개선할 수 있다.

사교형 : 심소장 발달, 폐대장과 신장방광이 약함

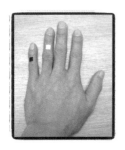

사교형 – 심소장 체질

사교형은 선천적으로 심장과 소장이 발달되어 한여름의 태양볕처럼 정열적이다. 특히 발달된 심장이 활발하게 작동되므로 늘 활동적인 성향을 갖게 된다. 그러나 상대적으로 에너지가 미약한 폐와 대장으로 설사나 변비가 잦고, 가스배출로 방귀가 자주 나오게 된다. 또한 신장과 방광이 약하므로 신허요통과 오금의 저림으로 무릎이 아픈 것처럼 착각하게 되며 방광의 수축 이완작용이 원활하지 못하다. 그래서 소변을 본 후 잔뇨감으로 불편함을 갖게 된다. 사교형의 경우, 취약한 장부를 돕는 칼러펠처로 폐와 대장과 신장, 방광을 보완하면 기질적 약함이 보완되어 보다 건강해질 수 있다.

중립형 체질 : 비위장 발달, 신장방광, 간담은 약함

중립형은 선천적으로 비장과 위장이 발달되었다. 지구가 중력 작용을 하듯 사고체계가 중심을 향해 모으는 작용이 크므로 고지식한 성격과 보수적 성향을 내재한 유형이다. 그러나 어느 한쪽으로도 치우치지 않고 중립을 지키려는 성향을 갖는다. 신장방광이 약하므로 신방광의 한 부분으로 여기는 부인과 질환 노출 빈도가 높고, 남성의 경우 습낭이나 전립선 문제가 일어나기 쉽다. 간담으로 인해서는 근육의 유연성이 부족하여 평소 긴장도가 높고, 심한 스트레스 때 측두근의 기혈 흐름 차단으로 편두통이 발생되기 쉽다. 중립형은 약한 장부인 신장과 방광 그리고 간담을 보완하는 컬러펑처를 실시하면 5장6부의 조화와 균형이 가능하다.

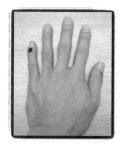

중립형 – 비위장 체질

주도형 체질 : 폐대장 발달, 간담, 심소장은 약함

주도형은 선천적으로 폐와 대장이 발달되어 자신의 기준과 가치관에 의해 생각과 행동의 영역이 결정되는 사무적이고 행정적인 유형으로 이해되기 쉽다. 그러나 예리한 판단과 분명한 가치관을 지니기에 현대사회에 꼭 필요한 체질 유형이다. 체질적으로 간과 쓸개가 약하므로 근육의 유연성이 약하고, 간의 에너지가 소화액을 분비하게 되는데 간 기능 약화로 소화력 약화를 가져오게 되고, 담경의 시작점인 동자료혈자리 에너지 약화로 시력이 약하게 된다. 또한 심장과 소장이 약한 체질이기에 혈액순환을 돕는 심장 에너지 약화는 맥박을 자주 뛰게 하여 성격이 급하고, 심장이 위치하고 있는 흉골근 긴장으로 호흡이 불편하고 수면의 어려움이 초래되는 체질이다. 주도형의 경우 약한 장부인 간담과 심소장을 보완하는 컬러펑처를 붙이면 5장6부의 조화와 균형이 가능하다.

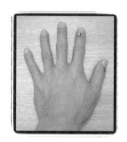

주도형 – 폐, 대장 체질

신중형 체질 : 신장과 방광 발달, 심소장, 비위장 약화

신중형은 선천적으로 신장과 방광이 발달되어 지혜로 새로운 아이디어를 통해 세상에 이로움을 제공하는 체질이다. 어디에서나 있는 듯 없는 듯 그 존재감이 두드러지지는 않는다. 하지만 시작하면 지속적인 연구와 노력으로 긍정적 결과를 얻을 수 있는 체질이다. 수학과 과학 등 수리적 기능이 발달되어 있으며 과학자들

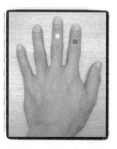

신중형 – 신장, 방광 체질

에게 합당한 체질유형이다. 체질적으로 심장과 소장에 심리적 불편함이 발생되면 심장의 모혈인 거궐혈의 균형이 깨져 체한 느낌을 갖게 된다. 소장의 기능이 약하면 소장의 기운이 소통되는 소장경락 흐름이 약화되어 팔꿈치, 상완(팔꿈치부터 어깨 사이), 어깨(주걱뼈) 등에 통증이 수반된다. 비위장이 약하므로 소화장애와 위염 등으로 고생하게 된다. 신중형의 경우 약한 장부인 심소장과 비위장을 보완하는 컬러펑처를 부착하면 5장 6부의 조화와 균형이 가능하다.

2) 컬러펑처 활용 방안

컬러펑처는 프랙탈 이론에 근거하여 5장6부의 건강 정보가 손에 그대로 나타나는 원리이다. 또한 컬러 색채의 고유 파장이 장부와 공진, 공명하는 원리를 적용한 자연치유법이기도 하다.

빛은 1초에 지구를 일곱 바퀴 반을 돈다. 이 속도이므로 그 에너지는 놀랍기 이를 데 없다. 컬러펑처 반응도 이와 같아서 붙이는 순간, 에너지가 약화되거나 흐름이 막힌 부위의 에너지가 정상으로 회복된다. 때문에 컬러펑처는 누구나 활용이 가능하며, 보다 효율적이기 위해서는 장상학 이론과 색채 파장을 이해하여 색채 파동과 장부의 공명도를 높여야 한다.

앞부분에서 목, 화, 토, 금, 수(水)와 관련하여 손가락과 청, 적, 황, 백, 흑 색채를 설명했다. 상화(相火)에 해당되는 심포(心包)와 삼초에 대한 설명을 보완하고자 한다. 상화 파장은 녹색이며, 음양으로 분류하여 음(陰)인 심포는 손바닥이면, 손목 중앙 부위 태릉혈에 녹색을 붙이고, 양(陽)인 삼초는 손등 부위의 손목 중앙 양지혈에 녹색을 붙이면 된다. 또한 경락의 시종점인 손가락 3지 부위의 중충혈을 심포로, 4지 부위인 관충혈을 삼초로 활용이 가능하다.

다음은 몇 가지 증상에 따른 컬러펑처 방법을 설명하고자 한다.

(1) 두통

두통은 기혈 흐름이 원활하지 않아 전기신호, 화학신호, 신경신호 전달 문제를 보여주는 현상이다. 때문에 기혈 흐름을 주장하는 장부의 경락과 장상학을 이해 해야 한다. 먼저 목기운인 간, 담 흐름이 막히면 두부 측면에 편두통이 발생되고, 토(土) 기운인 비, 위장 흐름이 막히면 앞머리인 전두통이 발생된다. 그리고 수 (水) 기운인 신장과 방광 흐름이 막히면 후두 부위(뒷골)인 후두통이 발생하고, 상화 기운인 심포장, 삼초부 흐름이 막히면 신경성 두통인 미릉골통이 발생된다. 머리에는 양경락이 흘러가므로 6부에 해당되는 엄지 2째마디 담낭, 2지 2째마디 소장, 3지 2째마디 위장, 4지 2재마디 대장, 5지 2째마디 방광, 손등의 손목 중앙 양지혈인 삼초에 해당되는 상응혈에 컬러펑처를 붙이는 것이 좋다.

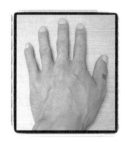 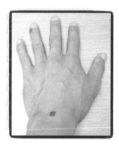 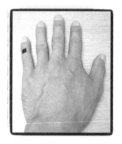

편두통 컬러펑처   신경성 두통 컬러펑처   후두통 컬러 펑처
담경락 현맥 활성화   삼초경락 상화맥 활성화   방광경락 석맥 활성화

(2) 소화불량

소화를 생각하면 대부분 위장만 떠올리는 경우가 많다. 그러나 소화 과정을 그 려보면 입을 통해 섭취된 음식이 치아로 저작하여 1차 소화를 돕고, 식도를 통해 위장에 진입하면 부숙(腐熟) 과정을 통해 소장을 거쳐 대장에 진입하여 상행, 횡 행, 하행, S자 결장, 직장을 걸쳐 배변한다.

그 중간에 간에서 생산된 담즙이 십이지장에 흘러가 소화를 도우며, 편안한 마 음 역시 소화를 돕는다.

그러나 체질적이든 일시적 자극에 의하든 소화를 돕는 기능에 이상이 발현하면 소화불량에 노출되게 마련이다. 간이나 담낭기능이 약하여 소화효소가 부족하면, 간담 상응혈에 컬러펑처를 붙이고, 불편한 마음으로 심장 밑의 위장을 억압하여 발생되는 심하통(心下痛)이 발생한 경우에는 심장상응혈, 소장이 지나치게 긴장되어 10번 늑골 아래 부위가 더부룩하면 소장 반응혈에 비장 기능 약화로 변이 묽어지며 소화가 안 된다.

갑자기 기운이 쭉 빠지는 저혈당 증상이 수반된 경우는 비장 상응혈에, 위장 자체의 기능 저하시에는 중지 2째 마디인 상응혈에, 대장하수나 변비로 인해 배설이 원활하지 않아 소화의 어려움이 있는 경우 무명지 2째 마디인 대장 상응혈에, 방광 기운 약화로 방광 주위 근육긴장으로 아랫배가 아파 소화가 어려울 때는 약지 2째 마디인 방광 상응혈에, 면역 기운이 지나치게 약화되어 기초대사조차 버거워 소화가 어려울 때는 심포 부위인 손바닥면 손목 중앙 부위인 태릉혈에 컬러펑처를 붙이길 권한다.

(3) 약화된 장부 공명 칼러펑처

다양한 건강 증상들을 뒤에 나오는 '장상학'에 설명된 본질과 현상 개념을 적용하여 약화된 장부를 공명할 수 있는 컬러펑처를 부착하여 지금보다 더 건강하길 기대한다.

(4) 컬러펑처 보·사 방법 활용

5장6부는 조화와 균형을 이뤘을 때 가장 평안하다. 그러나 내인(內因), 외인(外因), 불내외인(不內外因)이든 간에 균형이 깨지게 되면 그로 인해 장상학적인 다양한 증상이 수반되어 육체적 · 정신적 불편함을 갖게 된다. 관점은 불균형의 원인이 장부의 기운이 부족한 것인지, 지나치게 과한 것인지다. 부족한 경우는 기운을 보완하는 보법(補法)이 필요하고 과한 경우는 기운을 적당히 덜어 내는 사법(瀉法)이 필요하다.

에너지의 흐름은 ⊕ → ⊖ 로, ① → ②로 흐르는 것이 기본이다. 이를 이용하여 보사 방법을 활용하는 방법을 적용하고자 한다. 위장의 이상이 감지되어 소화가 원활치 못하고 트림이 지속된다면 손가락 3지 2째 마디에 일반 건전지 AA나 AAA를 ⊕가 피부에 접촉한 후 오링이나 근력검사를 실시하여 근력이 강해진다면 이는 위장의 기운이 허한 것이므로 보법(補法)이 필요한 것이다. 반대로 ⊖가 피부를 접촉하여 에너지를 측정하여 강하게 인지된다면 이는 사법이 필요한 것이다. 위장의 컬러에 해당되는 노란색 컬러펑처 2장에 ①, ②를 기록하여 위장부위인 가운데 손가락 2번째 마디 피부 접촉면에 ②를 붙이고 그 위에 ①을 덧붙이면 보법의 컬러펑처가 실시된 것이다. 그렇다면 에너지흐름 방향인 ① → ②에 따른 컬러펑처 보사 실시하는 방법은 다음과 같다.

구분	木		火		土		金		水		相火	
기맥	현맥(弦脈)		구맥(鉤脈)		대맥(代脈)		모맥(毛脈)		석맥(石脈)		상화맥(相火脈)	
손가락	1지		2지		3지		4지		5지		3·4지	
컬러펑처	청색		적색		황색		백색		흑색		녹색	
장부	간	첫째마디	심	첫째마디	비	첫째마디	폐	첫째마디	신	첫째마디	심포	중충혈
	담	둘째마디	소	둘째마디	위	둘째마디	대	둘째마디	방	둘째마디	삼초	관중혈
허(보법)												
실(사법)												

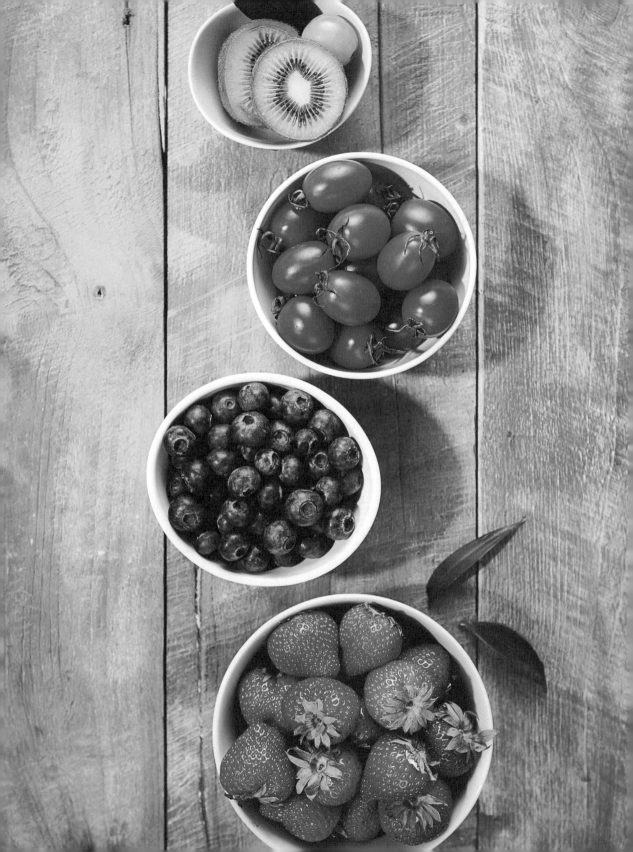

05

푸드테라피
음식은 건강을 증진시킨다

푸드테라피는 주식으로 사용하는 곡류, 부식으로 사용하는 야채,
산나물, 산야초, 후식으로 사용하는 과일, 차류, 그리고 간식으로
이용되는 새참, 군것질 등 모두 포함한다.

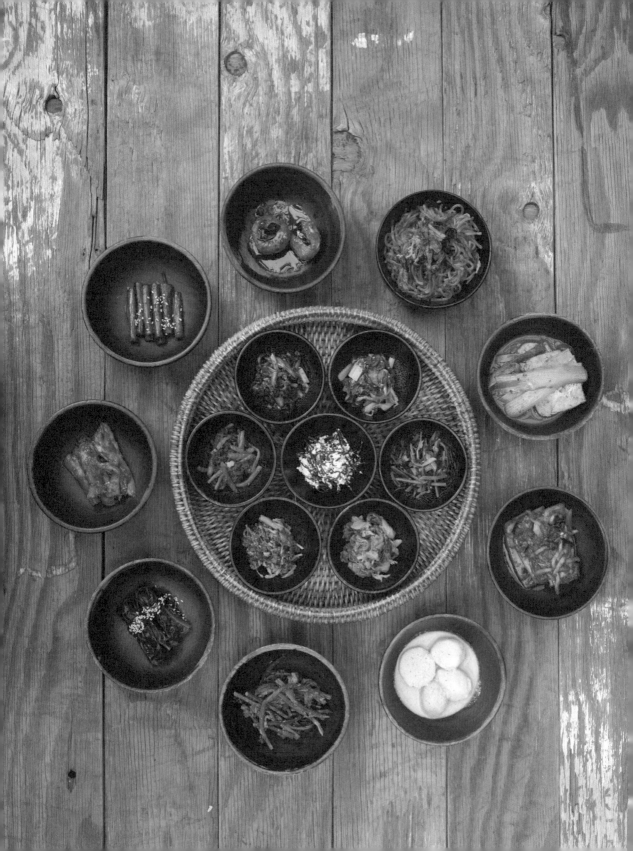

1. Food와 Therpy

건강은 살아온 삶의 결과물

푸드테라피는 음식의 'FOOD'와 치유의 'THERAPY'의 합성어이다. 음식의 섭취를 통해 다양한 성질을 이용하며 건강을 증진하는 자연치유 건강법이 푸드테라피이다.

푸드테라피는 주식으로 사용되는 곡류, 부식으로 사용되는 야채, 산나물, 산야초, 후식으로 사용되는 과일, 차류, 간식으로 이용되는 새참, 군것질을 모두 포함한다. 그러므로 푸드테라피는 음식을 섭취하여 음식물을 건강의 한 방법으로 사용하는 것을 의미한다.[29]

우리가 알고 있는 음식은 인체의 배고픔을 채워주는 1차적 충기적(充氣的) 기능과 더불어 우주, 자연에너지를 인체에 공급하는 고차원적 에너지 기능을 함께 지니고 있다.

푸드테라피는 누구나 동일한 기준에 의해 어떤 음식이 어디에 좋다고 해서 같은 음식을 섭취하는 통합적 관점이 아니다. 선천적 체질과 현재 건강한 상태인 인체파동(기맥)을 고려한 개인에게 합당한 음식을 통해 부족한 에너지를 충족해주는 개별적 섭취가 매우 중요하다. 음식을 섭취하는데 있어 지나치게 칼로리(Kcal)를 고려하거나 선입견과 각종 얻은 정보를 통해 음식을 섭취하는 것은 바람직하지 못하다. 한 예로 유정란과 무정란은 칼로리가 같다. 하지만 실제로 먹거나 비교하여 보면 유정란이 훨씬 더 신선도가 높고 영양을 떠나 맛에서도 큰 차이가 난다. 푸드테라피 관점에서 보면 이는 생명력의 차이로 보고 있으며 같은 개념으로 햅쌀과 묵은쌀도 설명이 가능하다. 개념적으로 보면 묵은쌀이나 햅쌀이나 칼로리가 같다고 여기며 단지 차이가 수분도의 차이가 생기기 때문에 이를 조절하기 위한 쌀 냉장고가 개발되었다. 그러나 먹어보면 그 맛과 기운이 확연히 다르다는 것

29) 주석) 논문 – 푸드테라피를 활용한 자연치유 방안에 관한 연구 4페이지 인용

을 느끼게 되는데 그것이 바로 생명력이다.

푸드테라피는 자연이 우리에게 허락한 생명을 온전히 섭취하는 과정으로 나의 부족함을 자연의 선물로 가득 채우는 생명활동이다.

본 책에서 설명하는 푸드테라피는 〈황제내경〉 원리와 필자의 상담경험을 바탕으로 가용 범위가 넓은 음식을 통해 우리 선조들의 지혜를 재현하여 건강을 증진하는데 이바지하는 것이 그 추구방향이다. 형상체질과 음식 안에 담겨진 다양한 에너지 정보를 합목적으로 활용한 동양적 푸드테라피는 필자가 국내에 처음으로 정립했다. 오랜 상담 경험과 연구의 결과물인 셈이다.

현대인들의 잘못된 식생활과 스트레스, 불규칙한 생활습관에 의해 발생한 만성 대사성 질환들이 점점 늘고 있다. 그런데 실질적으로 식생활의 불균형으로 발생되는 폐해가 제일 많다. 그리고 합당하지 못한 식생활을 비롯한 라이프스타일의 변화는 극도로 면역력, 자가 치유력들을 저하시켜 질환과 병환을 초래할 수 있다. 성인병이라고 불렸던 고혈압, 당뇨, 아토피, 각종 악성종양들을 생활습관병, 식원성 질병이라고 불리는 것을 미루어 보더라도 바른 식생활을 기본으로 하는 푸드테라피와 자연에 순응하는 생활습관의 중요성을 알아야 할 것이다.

건강은 자신이 살아온 삶의 결과물이다. 그러므로 하루 아침에 선물을 받는 것이 아니라, 하루하루 자신이 만들어 가는 것이다. 그 중심에 바로 우리가 섭취하는 음식이 있다. 지금의 나는 과거 산물임을 주의 깊게 살펴볼 필요가 있으며 무엇을 어떻게 생각하고, 행동하고, 습관화되었는지, 무엇을 어떻게 먹고, 마셨는지 그 결과에 의해 지금의 모습으로 살아가는 것이다.

2. 푸드 생태론

우리가 늘 섭취하고, 또한 반드시 필요로 하는 음식을 통해 나의 모습을 돌아보고 가족, 이웃, 사회, 자연과의 관계에 대한 점검이 필요하다. 이 흐름 안에 생태 흐름과 생명 흐름들이 모두 포함되어 있다.

음식은 자연과 사람을 연결하는 매개체인데 가장 자연적인 음식이 우리 몸에 가장 이롭다. 때문에 가공하거나 자연에서 얻어진 것이 아닌, 공장에서 가공된 음식이라면 반드시 그 화와 독성이 우리를 곤궁에 처하게 할 것이다.

자연의 기운을 담은 음식이 우리 인체의 생명 정보와 공명하면서 스스로(自) 그렇게(然) 존재하게 되며, 그 안에 생명, 평화, 건강, 행복, 온전함, 조화로움 등이 내재될 것이다. 푸드 생태를 위해 다음의 내용들을 한 번 생각하기를 바란다.

1) 푸드 생태 관계성(Relation)

현재 자신의 모습에는 그동안 섭취한 음식에너지가 담겨 있다. 육체적 불편함과 심적 불편함의 원인이 상당 부분 음식으로부터 온 것이다. 그러므로 그 원인을 내 몸에서 찾고, 회복하려고 계획해 보자. 피부가 가렵고 열이 나는데(소양증) 점심에 먹은 그 음식이 원인이라면 어떻게 해야 할까? 이때 그 음식을 떠올리며 자기 몸을 돌보고 부담되는 것은 먹지 않겠다는 약조를 하면 우리 인체는 이해·용서를 한다. 즉, 몸에 나타난 불편한 증상들이 자연스럽게 사라질 수 있다. 이렇게 음식과 자기 자신과의 관계성을 살펴야 한다. 그러면서 사회와 자신과의 관계, 사람과 사람의 관계, 자연과 나의 관계를 이해하고 조율하는 것이 매우 중요하다.

2) 푸드 생태 흐름 (Flow)

높은 기운인 고기(高氣)가 장부(府)에 쌓이니 몸이 부패(腐)하여 독소배출로 냄새가 고약한 체취가 발생된다. 대장의 끝부분인 직장과 항문 부위에 문제를 제기하여 대장 폴립(물혹)과 직장종양, 치질(치루), 변비 등이 수반된다. 이렇듯 어제 먹은 음식이 오늘 내 몸에서 무슨 일을 하는가, 오늘 먹은 음식이 내일 어떻게 배설 되는가에 대해 이해하는 과정이 푸드 생태 흐름이다. 내가 즐겨 먹거나, 무의식 가운데 먹는 음식이 우리 인체의 어느 부분엔가 축적되어 다양한 모습으로 발현된다.

3) 푸드 생태 균형 (Balance)

균형은 건강한 삶을 사는데 매우 중요한 요소다. 건강을 위해서는 신체의 어느 특정 기관이라도 무리하지 않고 적절히 제 기능을 잘 유지하고 있어야 한다. 다른 기능들은 모두 양호한 상태라고 해도 특정 부위나 조직, 기관들이 미약하다면 그로 인해 문제가 제기된다. 이와 함께 내가 먹은 음식도 완전히 내 몸 안에서 이용되어 에너지가 효율적으로 이용되고 있는지 이해가 필요하다.

1840년 독일의 식물학자 유스투스 리비히(Justus Liebig)는 질소, 인산, 칼리 등 식물 성장에 필요한 필수 영양소 중 성장을 좌우하는 것은 넘치는 요소가 아니다. 그중 가장 부족한 요소에 의해 성장이 결정된다는 최소량의 법칙을 발표했다. 마치 다음의 그림처럼 물통의 널빤지가 높게 올라가 있을 지라도 한 개의 널빤지가 아주 낮다면 물은 다 새어 물을 담기 어렵게 되는 것과 같다.

리비히의 최소율의 법칙인데 아래 그림의 나무물통처럼 아무리 다른 판자들이 높아도 물이 차오르는 건 제일 낮은 판자의 높이에 달려 있는 것이다.

건강 증진을 위해 여러 조건들이 충분히 갖추어졌는데도 건강 정도가 낮다면, 혹시 심각하게 낮은 판자가 있는 건 아닌지 돌아볼 필요가 있다.

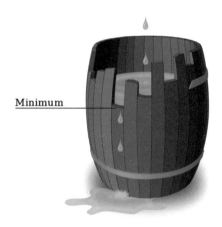

리비히법칙

4) 푸드 생태 조화 (Harmony)

푸드의 생산 과정은 해·달·별·구름이 땅의 토질과 습도, 그리고 거름과 사람의 노력과 사랑이 그대로 조화롭게 진행되는 상태이다.

음식으로 섭취한 5대 영양소는 균형을 이루어 조화롭게 작용한다. 이때 오장육부가 더함도 덜함도 없이 항상성을 유지하는데 이를 한 번 살펴보도록 하자. 내가 먹는 음식은 타인들과 자연과 공존하는 방식으로 이루어지고 있는지 이해하자. 푸드 생태 조화는 시인 장석주의 시「대추 한 알」에서도 잘 나타나고 있다.

대추 한 알
- 장석주 시인-

대추가 저절로 붉어질리 없다
저안에 태풍 몇 개
천둥 몇 개
벼락 몇 개
저안에 번개 몇 개가 들어서서
붉게 익히는 것일 게다

저 게 저 혼자서 둥글어질 리 없다
저 안에 무서리 내리는 몇 밤
저 안에 땡볕 두어 달
저안에 초승달 몇 날이 들어서서
둥글게 만드는 것일 게다
대추야
너는 세상과 통하였구나

5) 푸드 생태 평화 (Peace)

세계보건기구(WHO)에서는 건강에 대해 'Health is a dynamic state of complete physical, mental, social and spiritual well-being and not merely the absence of disease or infirmity'라고 정의하고 있다. 건강이란 단지 질병이 없거나 허약하지 않을 뿐만 아니라 육체적, 정신적, 사회적 및 안녕이 역동적이며 완전한 상태이다' 라고 정의한다. 푸드를 통해 우리 인체의 생명활동이 정신적으로, 육체적으로, 사회적으로, 영적으로, 평화로운 상태를 지향하고 있는지에 대해 이해하는 고차원적인 푸드 생태적 관점이 필요하다.

3. 푸드테라피의 학문적 배경

푸드테라피는 동양의 관점인 기미론과 서양의 영양학과 동서양의 공동 부문인 색과 향, 파동(WAVE)등을 포괄하고 있다.

〈황제내경(黃帝內徑)〉의 '오운육기(五運六氣)'편에 '어떠한 병이 있으면 맛에 의해 처방하라'고 설명하였으며 "黃帝內徑素問"의 五臟生成編에 "故心欲苦, 肺欲辛, 肝欲酸, 脾欲甘, 腎欲鹹, 此五味之所合也."라고 명기되어 '心臟은 苦味, 肺臟은 辛味, 肝臟은 酸味, 脾臟은 甘味, 腎臟은 鹹味의 음식물에 의해 각각 營養 충족된다. 이는 酸, 苦, 甘, 辛, 鹹의 五味의 각각이 特定한 臟器에 대해 親和性을 가지고 있으며 이 관계에 있어서 음식물의 精微가 각기의 臟器의 精氣를 만들어내는 것"이라고 설명하고 있다.[30]

이외에도 음식 안에는 다양한 에너지가 담겨져 있으며 그 에너지를 분류 하면 다음과 같다. 이를 일컬어 '음식의 7대 속성'이라고 한다.

30) 주석)홍원식역「황제내경 소문해석」(서울:고문사) – 오장생성편 제10 64쪽

1. 기(氣) 에너지 – 열, 온, 냉, 한
2. 맛(味) 에너지 – 신맛, 쓴맛, 단맛, 매운맛, 짠맛, 떫은맛

3. 색(色) 에너지 – 푸른색, 붉은색, 노란색, 흰색, 검정색

4. 향(香) 에너지 – 쉰내, 불내, 향내, 비린내, 고린내

5. 파동(波動) 에너지 – 부드러움, 발산, 견고, 긴장, 연함

6. 영양(營養) 에너지 – 탄수화물, 지방, 단백질, 미네랄, 비타민, 식이섬유

7. 영혼(靈魂) 에너지 – 인자, 예절, 신용, 의리, 지혜

푸드테라피는 인체 에너지 중 부족한 에너지를 관련 음식을 통해 방향과 채널에 맞춰 6장6부[31]와 공명하여 조화와 균형으로 건강함과 행복함으로 활기찬 삶을 살아가는 자연치유법이다.

4. 푸드의 속성

자연 에너지에 의한 건강

푸드테라피로 사용되는 음식 안에는 기(氣), 미(味), 색(色), 파동(波動), 영양(營養), 영혼(靈魂)이 담겨져 있다. 지금부터 그 속성을 자세히 살펴보고자 한다.

1) 음식(飲食)과 기(氣)

음식의 기(氣)에너지는 크게 음기와 양기로 구분하여 음기는 찬 성질로, 양기는 따뜻한 성질로 나뉜다. 그러면서 음기는 다시 한기와 냉기로, 양기는 온기와 열기로 구분한다. 이렇게 음식물이 갖고 있는 한(寒), 냉(冷), 온(溫), 열(熱) 네 가지 성질을 사기(四氣) 혹은 사성(四性)이라 한다.

우리가 일상적으로 섭취하는 음식은 대체로 한랭한 것, 온열한 것, 평순한 것 등 세 가지로 나눌 수 있는데 그 가운데 평순한 것이 가장 많다.

31) 흔히들 5장 6부라하는데 동양에서는 심장을 싸고 있는 심포(心包)장과 상초, 중초, 하초의 에너지인 삼초(三焦)부를 포함하여 6장6부로 인식한다. 특히 심포장, 삼초부는 무형의 장부로서 유형적이지 않는 생명현상을 이해하는데 매우 유용하다.

음식의 기(氣)	음(陰): 식물성 먹거리	음(陰): 야채	음(陰) – 잎 예) 상추, 녹차, 배추
			양(陽) – 뿌리 예) 인삼,더덕,도라지,마,황기
		양(陽): 곡물	음(陰) – 겨울성장 예) 보리, 밀
			양(陽) – 여름성장 예) 팥,쌀,수수,콩,율무
	"양(陽): 동물성 먹거리"	음(陰): 뿔, 벼슬이 없다	오리, 돼지
		양(陽): 뿔, 벼슬이 있다	닭, 사슴, 소, 염소

음식(飮食)의 기(氣)

(1) 한냉한 음식

한기(寒氣)와 냉기(冷氣)는 같은 성질을 가지고 있으나 정도 상 한기가 냉기보다 더 차다. 성질이 한냉한 음식물은 청열(淸熱:열을 식힘), 해독(解毒)의 효능이 있어서 각종 열증(熱症)을 치유할 수 있다.

① **한기** – 고들빼기, 민들레, 쇠비름(오행초), 연근, 고사리, 김, 미역, 다시마, 죽순, 수박, 참외, 오이, 토마토

② **냉기** – 보리, 밀, 근대, 가지, 무, 배, 사과, 감귤, 수박껍질, 메밀, 율무, 오리알, 양송이버섯

(2) 온열한 음식

온기(溫氣)와 열기(熱氣)는 같은 성질을 가지고 있으며 정도 상 열기가 온기보다 더 따뜻하다. 성질이 온열한 음식물은 보허(補虛:허증을 보함), 산한(散寒:한기를 흩어지게 함)의 효능이 있어서 한증, 기허증을 치유한다.

① **온기** – 생강, 파, 갓, 고소, 마늘, 호박, 수수, 찹쌀, 살구, 살구씨(행인), 복숭아, 앵두, 매실, 밤, 호도, 사슴육, 새우, 꼬막, 개고기, 닭고기

② **열기** – 겨자, 고추, 인삼, 녹용, 계피, 대추, 송어, 꿀(토종꿀)

2) 음식과 맛(味) : 신맛, 쓴맛, 단맛, 매운맛, 짠맛, 담백한 맛

음식의 맛은 육미로서 음식물의 신맛(酸味), 쓴맛(苦味), 단맛(甘味), 매운맛(辛

味), 짠맛(鹹味), 떫고 담백한 맛(澁淡味)의 서로 다른 맛을 가리키며, 음식물의 서로 다른 맛은 그 효능 역시 서로 다르며 맛이 같은 음식물은 그 효능 또한 같다.

5장6부의 대소인 체질에 합당한 식사를 하거나 현재 건강에 필요한 식사를 한다면 건강한 삶을 추구할 수 있다.

「황제내경소문」의 '오장생성편'에 '故心欲苦, 肺欲辛, 肝欲酸, 脾欲甘, 腎欲鹹, 此五味之所合也'라고 명기되어 '心臟은 苦味, 肺臟은 辛味, 肝臟은 酸味, 脾臟은 甘味, 腎臟은 鹹味의 음식물에 의해 각각 營養 충족된다. 이는 酸, 苦, 甘, 辛, 鹹의 오미(五味)의 각각이 특정한 장기에 대해 친화성을 가지고 있으며 이 관계에 있어 음식물의 정도가 장기의 정기를 만들어내는 것'이라고 설명하고 있다.[32]

음식물의 고유한 맛(味)은 친화성(親和性)이 강한 장부로 들어가며 즉, 신맛(酸味)인 것은 먼저 간장(肝臟)으로 들어가고, 쓴맛(苦味)인 것은 먼저 심장(心臟)으로 들어가고, 단맛(甘味)인 것은 먼저 비장(脾臟)으로 들어가고, 매운맛(辛味)인 것은 먼저 폐장(肺臟)로 들어가고, 짠맛(鹹味)인 것은 먼저 신장(腎臟)으로 들어간다.

맛과 육장육부의 관계를 정리하면 다음과 같다.[33]

신맛 – 간과 쓸개와 공명하여 눈을 편안하게 하다.

쓴맛 – 심장과 소장과 공명하여 혀를 편안하게 한다.

단맛 – 비장과 위장과 공명하여 입을 편안하게 한다.

매운맛 – 폐와 대장과 공명하여 코를 편안하게 한다.

짠맛 – 신장과 방광과 공명하여 소변을 편안하게 한다.

담백한 맛 – 심포, 삼초부와 공명하여 신진대사를 편안하게 한다.

먹어서 좋은 결과를 초래하는 것은 다음과 같다.

32) 홍원식역『황제내경소문해석』(서울:고문사) – 오장생성편 제10 64쪽

33) 논문 – 푸드테라피를 활용한 자연치유 증대방안에 관한 연구 (2006년 장석종, 서울 장신대)

간병(肝病)일 때는 산미(酸味)의 것을 먹어야한다.

심병(心病)일 때는 고미(苦味)의 것을 먹어야한다.

비병(脾病)일 때는 감미(甘味)의 것을 먹어야한다.

폐병(肺病)일 때는 신미(辛味)의 것을 먹어야한다.

신병(腎病)일 때는 함미(鹹味)의 것을 먹어야한다.

5장 6부에 질병 발병 시 음식물에 담긴 맛의 주의사항은 다음과 같다.

간병(肝病)에는 매운맛(辛味), 심병(心病)에는 짠맛(鹹味), 비병(脾病)에는 신맛(酸味), 폐병(肺病)에는 쓴맛(苦味), 신병(腎病)에는 단맛(甘味)을 피해야 하는데 이를 오금(五禁)이라 한다.

3) 음식(飮食)과 색(色) : 청, 적, 황, 백, 흑, 황금

명절 음식 중 정월대보름 날 오곡밥을 먹는 미풍양속이 있다. 오곡은 상징적인 의미로 오장육부와 연관성을 갖고 있다.

오곡에 사용되는 곡식은 팥, 수수, 기장(찹쌀), 율무(현미), 검정콩, 조, 녹두 등이며 그 곡식의 색을 살펴보면 청, 적, 황, 백, 흑, 황금색으로 구성되어 있음을 알수 있다. 또한 환갑이나 칠순 잔치 때 국수장국에 올리는 고명을 보더라도 청, 적, 황, 백, 흑 오색의 조화로 5장6부의 건강과 복을 기원하는 의미를 담고 있다.

고명의 재료로 청색은 부추나 파를, 적색은 붉은 고추를, 황색은 계란 노른자를, 백색은 계란 흰자를, 검정색은 김이나 석이버섯, 목이버섯을 사용한다.

「황제내경」에서도 음식물을 색(色)으로 구분하면 청색은 것은 산(酸), 적색은 고(苦), 황색은 감(甘), 백색은 신(辛), 흑색은 함(鹹)에 가깝다고 설명되어 있다.

「황제내경」 '영추 사기장부병형 제4법시편'[34]에 보면 얼굴의 일정한 부위에 '청색(靑色)이 나타나는 자의 맥(脈)은 팽팽한 활시위 줄 같은 현맥(弦脈)이 나타난다. 적색(赤色)이 나타나는 자의 맥은 갑자기 나타나 살며시 사라지는 구맥(鉤脈)

34) 황제내경 영추 사기장부병형 제4 법시편 홍원식 고문사

이 나타나며, 황색(黃色)이 나타나는 자의 맥은 부드럽고 완만한 대맥(代脈)이 나타난다. 또한 백색(白色)이 나타나는 자의 맥은 가볍게 뜬 모맥(毛脈)이 나타난다. 흑색(黑色)이 나타나는 자의 맥은 수중에 가라앉은 돌을 만지는 것 같이 단단한 석맥(石脈)이 나타난다'고 설명하고 있다.

간이 나빠지면 안색이 검푸르고, 심장이 나빠지면 안색이 붉어지며, 위가 나빠지면 소화가 안 되면서 안색이 누렇게 되며, 폐가 안 좋으면 얼굴이 창백해지고, 신장이 나빠지면 얼굴이 검고 어두워진다.

이렇게 몸에 이상이 생기면 내 몸에 필요한 색 에너지 음식을 섭취하라는 신호로 얼굴색이 나타나므로 색택에 해당되는 컬러 푸드를 섭취하여 몸의 균형을 회복하여야한다.

5. 음식(飮食)과 파동(波動) : 완만, 발산, 견고, 긴장, 연함

각 부위와 공명하는 음식 에너지

파동은 양자물리학에서 전자(電子)가 입자(粒子)이면서 파동(波動)이라는 사실에 따라 모든 물질도 파동(波動)과 입자(粒子)의 이중성을 갖고 있음을 근본으로 하고 있다. 모든 물질을 일정한 파동모형을 가지고 있으며 우주에는 다양한 파동이 존재하면서 서로 조화를 이루며 통일된 상태를 가지고 있다.

5장6부도 각 장부마다 고유의 주파수(파동)를 갖고 있으며 식물도 맛, 색, 향, 기, 형태, 부위, 계절, 산지에 따라 각기 다른 파동을 갖고 있다. 간의 파동과 공명하는 음식을 섭취했을 때는 간의 에너지도 활성화될 것이며 간의 파동을 억제하는 음식을 섭취했을 때 간의 에너지는 약해질 것이다.

장부와 파동 에너지의 관계를 보면 다음과 같다.

(1) 간과 쓸개

부드러운 파동에너지를 지니고 있고 간을 영양하는 신맛은 부드러운 파동을 극대화시켜준다. 식초의 신맛은 부드럽게 하는 파동기운을 갖고 있다. 식초를 마시면 몸이 유연해진다. 그래서 근육을 풀거나 운동을 할 때 감식초를 마시면 한결 부드러워진다. 달고 견고한 소고기 요리할 때 부드럽게 하기 위해 신맛을 담고 있는 키위를 소고기 600g에 1/2미만을 넣고 요리하면 소고기의 질긴 감이 줄어들어 어린이나 노인들이 섭취하기 훨씬 쉽다.

(2) 심장과 소장

발산하여 흩어지는[散] 파동 에너지를 지니고 있고, 심장을 영양하는 쓴맛은 발산하는 파동을 극대화시켜준다.

술을 마시면 마음에 맺혀져 있는 묵은 감정이나 물질들이 발산되고 흩어지게 되고 그 과정에서 마음에 응어리지고 쌓여 있던 이야기를 하게 된다. 그 과정에서 마음에 응어리지고 쌓여 있던 이야기를 하게 되며 또 심장의 발산 에너지가 증대되다 보니 자연스럽게 순환도 용이해져 손발이 따뜻해진다. 그래서 술을 약주처럼 귀하게 마시면 혈액 순환에 도움이 된다는 것이다.

(3) 비장과 위장

뭉쳐서 견고하게 하는[固] 파동 에너지를 지니고 있고, 위장을 영양하는 단맛은 뭉치고 견고하게 하는 파동을 극대화시켜준다.

꿀과 인절미는 위장을 편하게 돕고 입술도 건강해 진다. 그래서 입병이 나면 입 주위에 꿀을 발랐던 것이다. 꿀과 인절미는 단맛으로 뭉치는 파동기운을 간직하여 위의 소화활동을 향상시켜 위장에서 주관하는 입술까지 편안하게 한다.

(4) 폐와 대장

수축시켜 긴장시키는(緊) 파동에너지를 지니고 있고, 폐와 대장을 영양하는 매운맛은 긴장시키는 파동을 극대화시킨다.

얼큰한 생강차를 섭취하면 정신이 번쩍 난다. 매운맛은 긴장시키는 파동기운인데 이완된 몸과 마음을 수축시켜 긴장을 주어 현실감을 갖게 한다. 김치 다이어트[35]에 사용되는 김치에는 무, 마늘, 파, 생강, 양파, 고추 등이 모두 매운 맛으로서 이완되어 있는 인체를 긴장시켜 지방을 분해하는데 도움이 된다.

(5) 신장과 방광

유연한[軟] 파동에너지를 지니고 있고, 신장과 방광을 영양하는 짠맛은 그 유연한 파동을 극대화시킨다.

출산 후 미역국을 섭취하면 산후회복에 도움이 된다. 미역은 바다의 짠 염기 속에서 성장하므로 염분을 지니고 있다. 그 염분은 유연성을 향상시켜 산모의 오로를 배출시키고 순환을 도와 젖을 잘 돌게 한다. 또 방광 세포의 수축이완 이상으로 소변이 원활하지 못할 때, 즉 소변을 자주 보거나 잔뇨감이 있을 때 해조류나 짠맛을 담고 있는 죽염 등을 섭취하면 방광 세포가 최대한 이완하여 소변 량이 많아지고 최대한 수축하여 잔뇨감이 줄어든다. 그래서 소변 이상에는 해조류나 검정 콩류가 치유에 도움이 된다.

6. 장부별 푸드테라피[36) 37)]

음식을 이용한 건강증진

음식은 질병 예방과 질병 치유에 도움을 준다.[38]

음식을 이용하는 푸드테라피는 체질과 현재 약화된 장부를 영양할 수 있는 음식을 섭취하여 건강을 증진하게 한다. 장부를 영양하고 건강하게 돕는 푸드테라피는 다음과 같다.

1) 간, 쓸개를 영양하는 푸드테라피
– 신맛, 고소한맛, 푸른색 음식, 자연발효음식
- **푸른색음식** – 푸른팥, 동부, 매실, 부추, 등푸른 생선(고등어, 청어, 꽁치), 녹즙
- **자연발효음식** – 식초, 홍초, 발사믹식초, 삭힌 홍어, 묵은지, 신김치, 신동치미

35) 김치 다이어트 – 일본에서 인기를 모았던 다이어트 방법 중 하나로서 황제내경 체질학적 푸드테라피 관점으로는 매운맛이 지방을 분해한다고 보는데 김치 안의 고추, 마늘, 파, 양파, 생강, 배추, 무우가 매운맛이므로 다이어트가 된다고 본다.

36) 긁기만 하면 낫는 동의괄사요법 동의선교학회 지음, 수)엔테테인먼트

37) 논문 – 푸드테라피를 활용한 자연치유 증대방안에 관한 연구 (2006년 장석종, 서울장신대)

38) 미래의학연구소『병을 고치는 음식 이야기』(동아시아), 음식의 작용

곡식 : 메밀, 밀, 보리, 팥, 완두콩

과일 : 신맛이 많은 과일 – 귤, 딸기, 포도, 모과, 사과, 앵두, 유자, 매실

야채 : 묵은지, 신김치, 신동치미, 부추,

육류 : 개고기, 닭고기, 계란, 메추리, 동물의 간, 쓸개

근과 : 땅콩, 들깨, 참깨, 잣, 호두

조미료 : 식초, 발사믹 식초, 흑초, 홍초

차류 : 유자차, 오미자차, 매실차,

산야초 : 산수유, 산사, 매실(오매), 오미자, 유자, 찔레열매,

2) 심장, 소장을 영양하는 푸드테라피

– 쓴맛, 열로 가공한 음식, 붉은색음식

• **붉은색음식** : 수수, 비트, 적포도주, 원두 커피, 영지, 홍차, 홍삼, 자몽

• **열로 가공한 음식** : 원두커피. 홍차, 캐나다 메이플티, 홍삼, 법제한 한약 탕제

곡식 : 수수, 붉은 팥

과일 : 살구, 은행, 자몽

야채 : 근대, 상추, 쑥(애엽), 씀바귀, 고들빼기, 영지, 익모초, 머위, 치커리, 아욱, 비트

육류 : 염소, 칠면조, 동물의 염통, 곱창, 피(녹혈, 선지)

근과 : 더덕, 도라지

조미료 : 고량주, 적포도주, 와인

차류 : 홍차, 녹차, 우롱차, 작설차, 커피, 영지차, 쑥차

산야초 : 지실(탱자어린열매), 길경(도라지), 사삼(더덕), 살구씨, 인진쑥, 애엽(쑥)

3) 비장과 위장을 영양하는 푸드테라피

– 단맛, 차진맛(쫄깃한 맛), 노란색음식

• **노란색음식** : 기장, 노란메주콩, 참외, 단감, 감, 늙은 호박, 황기, 황정, 강황,

• **쫄깃한 음식** : 찹쌀, 꿀, 조청, 엿,

곡식 : 기장쌀, 찹쌀, 10분도 일반 쌀, 노란콩(메주콩)

과일 : 참외, 대추, 감, 망고

야채 : 고구마줄기, 미나리, 시금치, 늙은 호박, 호박잎, 마, 피망

육류 : 쇠고기, 토끼고기, 동물의 위장, 비장 및 췌장

근과 : 고구마, 칡뿌리, 연근, 감초

조미료 : 엿기름, 꿀, 설탕, 잼, 조청, 엿, 포도당, 마가린, 버터

차류 : 인삼차, 칡차, 구기자차, 식혜, 두충차, 대추차

산야초 : 맥아, 나미(찹쌀), 감초, 황정, 황기, 당귀, 봉밀, 갈근

4) 폐와 대장을 영양하는 푸드테라피
– 매운맛, 비린맛, 화한맛, 흰색음식

• **매운맛** : 생강, 건강, 계피, 마늘, 양파, 고추, 겨자, 와사비

• **흰색음식**: 율무, 배, 파, 마늘, 양파, 무

곡식 : 현미, 율무

과일 : 배, 복숭아

야채 : 파, 마늘, 달래, 양파, 무, 배추, 신선초

육류 : 말고기, 고양이 고기, 생선, 조개류, 동물의 허파, 대장

조미료 : 계피, 계지, 박하, 고추, 후추, 생강, 고추장, 겨자, 와사비

차류 : 생강차, 율무차, 수정과

산야초 : 생강, 계지, 계피, 건칠(옻), 박하, 호조(후추), 대산(마늘), 의이인(율무),
　　　　　 오가피, 천궁,

5) 신장과 방광을 영양하는 푸드테라피
– 짠맛, 찌린맛, 검정색음식

• **짠맛음식** : 전통음식(간장, 된장, 고추장, 짱아찌, 짠지), 해조류(천일염, 미역, 다시마)

• **검정색음식** : 검정콩(서목태, 서리태), 다시마, 미역, 김, 파고지, 용안육

곡식 : 콩, 서목태(쥐눈이콩), 서리태

과일 : 밤, 수박

야채 : 미역, 다시마, 톳, 김, 파래, 함초, 청각, 각종 해초류, 콩떡잎, 스피루리나

육류 : 돼지고기, 해삼, 자라, 새우젓, 명란젓, 조개젓, 각종 젓갈류

근과 : 마

조미료 : 간수 뺀 천일염, 죽염, 용융소금(1000도이상 녹임), 청국장, 된장, 두부, 간장

기타 : 비지, 콩잎 장아찌, 각종 장아찌, 각종 짠지류, 오이지, 치즈

산야초 : 녹용, 녹각, 잠아, 해삼, 서목태, 귀판, 모려, 파고지, 율자, 건률, 해대, 곤포등

6) 심포장, 삼초부를 영양하는 푸드테라피

– 떫은맛, 담백한 맛, 먼지내 나는 음식, 황금색음식

- **황금색음식** : 옥수수, 바나나, 옥수수수염, 황태

- **담백한 맛, 먼지내 나는 음식** : 고사리, 고비, 숙주나물, 양배추, 가지, 토마토, 도토리,

곡식 : 옥수수, 녹두, 조, 차조

과일 : 토마토, 바나나

야채 : 오이, 가지, 콩나물, 고사리, 양배추, 우엉, 송이버섯, 우무, 아욱, 각종버섯, 동충하초

육류 : 양고기, 오리고기, 오리 알, 꿩고기

근과 : 감자, 돼지감자, 자주감자, 도토리, 토란, 죽순, 당근

차류 : 요구르트, 코코아, 로열젤리, 덩굴차, 군불로, 알로에, 화분, 효모, 유기농원두커피, 보이차

기타 : 키토산, 북어, 타닌, 로얄제리, 송화가루, 화분, 효모

산야초 : 상실(도토리), 토복령(청미래덩쿨), 백복신, 오배자, 저령

7. 푸드테라피 실천 방안

1) 일일 3끼를 꼭 챙기자.

아침식사는 하루 대사량의 80%를 공급하는 에너지원이다. 바쁘다는 이유로 아

침을 거르거나 간단한 빵이나 밀가루 음식으로 아침을 대신하는 사람들이 늘고 있다. 아침을 거르면 식사의 불균형이 계속 되어 자주 공복 상태가 생기므로 음식을 통해 기혈의 생성이 정상적일 수 없다. 기와 혈이 부족하게 되면 빈혈, 현기증, 생리불순, 조기폐경의 원인이 된다. 건강한 삶을 추구하기 위해서는 푸드테라피 실천 방안 중 하나인 하루 3끼를 꼭 챙겨 먹어한다.

2) 음식 욕심을 버리고 인스턴트를 줄여야한다.

우리 욕심은 음식에도 가미되어 맛을 더 내기 위한 인공 조미료나 향신료를 이용한다. 또한 아름다운 색을 내기 위한 착색료를 이용하고, 오래 보관하기 위한 방부제를 이용한다. 이러한 첨가물들은 우리 건강을 해치게 되며 청소년들의 빠른 2차 성징의 변화에도 영향을 준다. 이는 인스턴트와 육류문화 때문이다. 식탐이 과해지는 것만큼 음식의 변화를 초래하므로 푸드테라피에서는 욕심을 내려놓고 자연식을 실천해야한다.[39)]

3) 반드시 저작 작용을 하라.

저작(詛嚼)작용은 1차 소화 작용이다. 저작작용은 침샘에서 타액이 분비되어 소화를 돕게 된다. 또한 뇌를 자극하여 두뇌회전을 좋게 하고 만복중추신경을 자극하여 과식을 피할 수 있게 되어 자연스럽게 과식과 폭식을 예방하여 다이어트에 도움이 된다. 농업진흥청 보고서에 의하면 아침식사를 통해 저작 작용이 상대적으로 많은 학생들이 수능점수가 높았다. 건강을 위해서라면 연동식보다는 거친 음식을 섭취하는 것이 좋다.

4) 생명식을 섭취하자.

생명식은 다음 세대로 생명을 이어줄 수 있는 먹을거리를 의미한다. 곡식 중에 씨눈(배아)을 의미한다. 푸드테라피는 생명을 섭취하여 내 안의 생명력을 증대하는 것이다. 즉 무정란보다는 유정란을, 묵은쌀보다는 햅쌀을, 백미보다는 현미를 섭취하는 것이 좋다. 유정란과 무정란, 묵은쌀과 햅쌀이 영양분이 같아도 먹어보

39) 아베쓰카사 지음『인간이 만든 위대한 속임수 식품첨가물』(국일미디어)

면 그 맛이 다르다. 햅쌀이 부드럽고 든든하다. 이는 그 음식에 생명력이 담겨 있기 때문이다. 벼(쌀)영양은 호분층(고운 쌀겨)에 29%, 쌀눈에 66%, 배유(백미상태)에 5%가 있다고 한다.

미뢰의 미세포에서 전기신호로 바뀐 후 미각신경, 연수, 교, 시상을 거쳐 대뇌피질의 미각중추에서 미각을 감지한다.

5) 감사함으로 천천히 섭취하자

식사를 천천히 하는 일은 단순히 개인의 건강 때문만은 아니다. 온 마음으로 밥을 먹는다는 것은 또 다른 의미로 밥이 있게 한 바람, 물, 햇볕, 땅, 농부, 부모 등에 대해 공경심과 예의를 다한다는 것을 의미한다. 천천히 먹는다는 것은 입에서만 천천히 먹는 것이 아니라 소화기관이 역할을 충실히 하며 천천히 소화, 흡수되는 것을 의미한다.

6) 오감멀티푸드테라피를 실천하자.

음식은 보통 입으로만 먹는 것으로 여기기 쉽다. 그러나 음식은 모든 감각을 동원하여 섭취하는 것이다. 입으로 음식 맛을 먹어 보고, 눈으로 음식의 색과 꾸밈새를 보고, 코로 음식의 고유 향을 맡고, 귀로 음식을 씹을 때 나는 음식의 고유 질감 소리를 듣는다. 피부로는 음식을 먹는 환경과 분위기를 느끼고, 뇌로는 추억이 담긴 음식의 향수를 떠올린다. 그러므로 오감을 동원한 오감 멀티푸드테라피는 가장 행복하고, 건강한 음식이 된다. 우리 모두가 오감을 활용한 오감 멀티푸드테라피로 조화롭고 건강한 삶이 이뤄지길 기대한다.

8. 소금과 건강

1. 소금의 이모 저모
(1) 생활속에서의 소금

소금은 생태계에 필수 성분이다. 봄에 입맛이 없고 노곤한 식곤증도 소금기가 부족해서 발생되는 증상이다. 좋은 소금을 선별하여 섭취하면 춘곤증이 조절된다.[40] 곡우(穀雨)부터 입하(立夏)까지는 염전의 수확량이 0.5% 정도 줄고, 집에서 보관하는 소금도 염도가 30% 이상 떨어진다고 한다. 이는 자연생태의 초목들이 왕성하게 자라면서 염분 수요가 증가해서라고 한다. 이 곡우나 입하 무렵 장을 담그면 소금 양을 늘려야 장이 부패하지 않는다.

우리 일상 생활 속에서 소금의 쓰임은 매우 다양하다. 예전에는 아이들이 잠자리에서 오줌을 싸면 키를 씌워 이웃집에서 소금을 얻어오게 하였다. 이는 경각심을 주어 반복을 막고 얻어온 소금을 먹게 하여 신장과 방광의 균형을 조절하기 위한 것이기도 하였다. 소금의 흡수성을 이용하여 테니스장에서 땅을 단단하게 하고 먼지가 덜 일어나게 하기 위해서 소금을 뿌려 다지기도 한다. 팔만대장경을 보관하는 해인사 장경각의 바닥과 벽에 소금이 사용되었다. 소금을 사용한 결과 벽의 밑면이 개방되었음에도 벌레가 거의 없고 흡수성 조절이 가능하여 목판인 팔만대장경을 변형 없이 잘 보관하고 있다. 안동 고등어와 영광 굴비도 간수 뺀 소금이 맛의 비법이다. 간수 뺀 소금 물에 담갔다가 건조하면 식감을 좋게 하여 감칠맛이 난다. 소금은 부패를 막고 육질을 단단하게 하여 식감을 증가시킨다.

소금은 요리할 때 음식물의 탄성을 증가시키고 부드럽게 하는 특성을 갖고 있어 밀가루 반죽에 소금을 첨가하면 쫄깃한 탄력을 활용할 수 있다. 또 국수나 스파게티, 파스타를 삶을 때 소금을 넣으면 탄력성이 좋아져 쉽게 퍼지는 것을 막을 수 있다. 소금기는 두부가 단단해지는 것을 막는다. 된장국의 두부가 딱딱하지 않은 이유가 여기에 있다. 소금은 끓는 물의 온도를 높인다. 야채를 데칠 때 소금을 넣으면 짧은 시간에 고온으로 야채를 데치므로 질감이 훨씬 부드러워진다.

(2) 성경과 본초강목에서의 소금

마태복음 5장13절 "너희는 세상의 소금이니 소금이 만일 그 맛을 잃으면 무엇으로 짜게 하리요." 가대표적 말씀이다. 성경에 소금과 관련된 말씀은 구약 23회, 신약 5회가 있다. 본초강목에서 "大鹽(氣味)甘鹹寒無毒" 소금의 기운과 맛은 달고

40) 함경식. 정종희. 양호철.『우리몸을 살리는 천일 미네랄 소금 이야기』, (서울: 동아일보사, 2008), 72-73.

짜며 성질이 차며, 독이 없다고 설명하고 있다. 동의보감에서 소금에 대하여 "性溫味鹹無毒殺鬼蠱邪症毒氣主中惡心痛止霍亂心腹卒痛療下部~"소금의 성질은 따뜻하고 맛은 짜며 독이 없다. 몸의 벌레를 살하며, 독기를 없애며, 가슴이 아픈 것, 명치 밑이 갑자기 아픈 것을 낫게 하고, 소금을 넣고 끓인 물로 모든 헌데를 씻으면 종독이 사라진다고 설명하고 있다.

실크로드 이전에 'Salt Road'가 있었던 것으로 보아 실크(무역=돈) 만큼 소금(생명)도 중용한 자원임을 추측할 수 있다. 로마제국이 건설한 세계 최초의 무역로인 살라리아 가도(Via Salaria)는 바다로부터 소금을 나르는 소금길이었다고 한다. 지금도 히말라야 고산지대에는 소금길이 있어 생명의 자원인 소금이 이동, 유통되고 있으며 소금의 역사는 인류와 함께 시작되어 지금도 그 흐름은 도도히 흐르고 있다.

소금을 뜻하는 라틴어 'Sal'에서 급료를 의미하는 salary가 유래되었고 로마 병사들이 급료로 소금을 받았기에 영문의 군인 Soldier고 그 근원이 소금에서 비롯되었다고 한다. 소금이 돈으로 통용되던 시대에는 소금이 부의 축적의 기준이었고, 소금 이동로에 따라 문화가 전파되었다. 소금을 뜻하는 잘츠와 성을 뜻하는 부르크가 합쳐진 오스트리아 잘츠부르크가 대표적인 소금도시이고, 이태리 나폴리나 베네치아 도시가 그러하다. 샐러드(salad, 원래 샐러드는 소금만 친 것이었다), 소스(sauce)와 살사(salsa)[41], 소시지와 살라미(salami-이탈리아식 드라이 소시지) 같은 말들도 모두 소금을 의미하는 라틴어(sal)에 그 기원을 두고 있다.

(3) 한국의 소금 법 역사

우리나라에서는 소금을 얻을 곳이 바다밖에 없어 바닷물을 끓여 수분을 증발시킨 후 소금 결정을 얻는 전오염(煎熬鹽)으로 소금이 제조되었다. 그러나 일제강점기 1907년 일본에서 들어온 소금제조법에 따른 염전이 경기도 주안에 조성된 것이 최초의 염전이다. 이후에는 대부분 이북지역에 염전이 조성되었다. 소금 부족현상을 해결하고자 1945~50년 전남신안지역에 염전이 생성되었다. 이 시기는 소금 생산은 소요량의 70% 정도에 불과하였다. 수급 사정이 어려워지자 정

41) 살사라는 용어는 스페인어로 소금을 뜻하는 "Sal"과 소스라는 뜻의 "Salsa"에서 유래되어 1950~60년에 뉴욕으로 이주한 쿠바인과 푸에르토리코인들이 발전시킨 리듬댄스이다.

부는 민간 염전개발을 적극적으로 권장한바 과잉생산으로 가격이 폭락하여 불황을 맞게 된다. 세계의 많은 나라와 같이 우리나라도 오랫동안 소금 전매제도를 유지하였으며, 1962년 소금 전매제도를 폐지하였고, 1997년 7월부터는 수입자유화가 실시되었다. 이후 국산 소금이 수입 소금에 비교하여 가격경쟁력이 없다고 여겨 2005년까지 폐전하는 염전업자에게 폐전 특별지원금을 지급하는 정책을 펴기도 하였다.[42]

1963년『염관리법』제정시 천일염은 광물로 분류되어 식품으로 평가 받지 못하였고, 따라서 관련 정책도 제대로 실시되지 못하여 천일염 사업이 쇠퇴하였다.[43] 2007년 11월 천일염을 식품으로 사용할 수 있도록 "염관리법 일부 개정 법률안"이 국회를 통과하여 2008년 3월『염관리법』을『소금 산업법』으로 개정하여 천일염이 식품으로 분류되었고, 또 2009년 3월부터는 소관 부처도 지식경제부 관할이던 천일염이 식품산업진흥업무를 총괄하는 농림수산식품부로 바뀌면서 천일염 산업이 본격적으로 식품산업으로 취급받게 되었다.

소금이 식품으로 인정을 받아 모든 식품에 사용할 수 있도록 법제화되면서 라면이나 과자는 물론 피자나 햄버거 등 대량 생산하는 먹을거리에 정제염 대신 천일염 사용이 가능해졌다. 대기업에서 생산하는 된장, 고추장, 간장도 천일염을 사용할 수 없었다. 그런데 법적인 규제가 풀리자 제과업체와 식품기업들이 그동안 첨가했던 정제염을 천일염으로 바꿔가고 있다. 한 스낵 제조 전문 회사는 아예 겉봉투에 '신안 천일염 사용'이라는 문구를 크게 넣어 광고를 하기도 했다.

2. 소금의 필요성

(1) 생활속에서의 소금

체질 푸드테라피에서 약재와 음식에 담겨진 고유의 5가지 맛이 특정 장부와 친화력을 갖고 있다. 산고감신함(酸苦甘辛鹹), 즉 시고, 쓰고, 달고, 맵고, 짠맛은 각각 필요한 장부로 귀경(歸經)[44]되어 인체가 정상적인 신진대사와 고유의 기능이 활성화되어 자연치유력이 발휘된다. 짠맛인 함미(鹹味)는 수기(水氣)인 신장과 방광과 친화성을 갖고 있으며, 그 종류로는 소금, 장류(醬類)인 된장, 간장 그리고

42) 함경식. 정종희. 양호철『우리몸을 살리는 천일 미네랄 소금 이야기』(서울: 동아일보사, 2008), 20.

43) 배민식『천일염 산업의 현황과 발전 방안 현안 보고서』, (국회입법조사처, 2010), 1.

44) 귀경(歸經): 귀경(歸經)은 우리가 섭취한 음식이 5장6부의 어느 경락으로 들어가 기운 생동하는지를 규명하는 이론이다. 신맛은 간담경, 쓴맛은 심장소장경, 단맛은 비위장경, 매운맛은 폐대장경, 짠맛은 신장방광경, 담백미(떫은맛)는 심포삼초경으로 귀경 한다.

해조류, 검정콩이 포함된다. 생활건강차원에서 양질의 소금은 생명 유지와 건강의 필수이므로 좋은 소금을 구별하여 잘 선택 사용할 필요가 있다.

푸드테라피는 나에게 가장 합당한 음식 중 자연적인 양질의 것으로 섭취하는 일련의 과정이다. 때문에 소금을 섭취할 때도 가장 좋은 것을 섭취하는 지혜가 필요하다.

소금에 대한 최근 Hot Issue는 과다 소금 섭취뿐만 아니라 지나친 소금 제한 또한 건강에 해를 준다고 밝혀졌다. 그러자 미국의학회(IOM)에서는 일일소금섭취량에 대해 재평가되어야 한다고 발표하였다. 우리가 매일 섭취하는 대부분의 소금들은 99% 이상의 NaCl로 구성되어 있다. 그러나 우리나라, 프랑스 등의 일부지역에서 생산되는 천일염에는 마그네슘(Mg), 칼륨(K), 칼슘(Ca) 등의 다양한 미네랄들을 다량 함유하고 있다[45]

세계보건기구(WHO)에서는 식이 관련 만성질환 예방을 위해 하루에 나트륨을 2,000mg(소금 5g) 미만으로 섭취할 것을 권장하고 있다.[46] 나트륨은 삼투압, 신체평형유지, 신경자극 전달, 근육수축, 영양소 흡수와 수송 등 다양한 역할에 필수성분이다. 하지만 과잉 섭취할 경우 골다공증, 고혈압, 심장병, 뇌졸중, 위암, 만성신부전 등 여러 가지 질병을 초래하기도 한다[47] 고 한다.

3. 짠맛과 관련한 이론

(1) 황제내경에서의 짠맛

황제내경의 素問 五藏生成論篇에서 "故 心欲苦 . 肺欲辛 . 肝欲酸 . 脾欲甘 . 腎欲鹹 . 此五味之所合也." 심장은 쓴맛, 폐는 매운맛, 간은 신맛, 비장은 단맛, 신장은 짠맛의 음식물에 의해 각각 영양된다고 명기되어있다. 황제내경 靈樞 九鍼論에서는 "酸入肝 . 苦入心 . 甘入脾 . 辛入肺 . 鹹入腎 . 淡入胃 . 是謂五味". 신맛은 간에, 쓴맛은 심장에, 단맛은 비장에, 매운맛은 폐에, 짠맛은 신장에, 담백한 맛은 위장에 들어간다. 이를 가리켜 오미(五味)라 한다고 설명하고 있다. 또한, "五走 . 酸走筋 . 辛走氣 . 苦走血 . 鹹走骨 . 甘走肉 . 是謂五走也." "신맛은 근육으로 달려

45) 우밍웨. "다양한 소금이 쥐에서 노화와 신장 기능 장애에 미치는 영향." (목포대학교 박사학위 논문 2014), 65.

46) 이미경. "학교급식에서 사용하는 가공식품의 나트륨 함량과 나트륨 섭취현황." (원광대학교 교육대학원 석사학위 논문 2009), 3.

47) 식품의약품 안전청. "나트륨 줄이기 운동본부". (2014.05).

가고, 매운맛은 기운으로 달려가고, 쓴맛은 혈액으로 달려가고, 짠맛은 뼈로 달려가고, 단맛은 살로 달려간다." 이를 가리켜 오주(五走)라 한다고 설명하고 있다.

황제내경 靈樞 五味論에서 "穀味酸先走肝 . 穀味苦先走心 . 穀味甘先走脾 . 穀味辛先走肺 . 穀味鹹先走腎" 신맛은 먼저 간으로 들어가고, 쓴맛은 먼저 심으로 들어가고, 단맛은 먼저 비로 들어가고, 매운맛은 먼저 폐로 들어가고, 짠맛은 먼저 신으로 들어간다.

위의 내용을 종합하면, 다음과 같다. 腎欲鹹, 鹹入腎, 鹹走骨, 穀味鹹先走腎 즉 신장은 짠맛에 의해 영양되며, 짠맛은 신장으로 들어가고, 짠맛은 뼈로 달려가며, 곡식의 짠맛은 먼저 신장으로 달려간다는 내용이다.

(2) 짠맛의 해악

짠맛이 나는 것을 지나치게 많이 먹으면 큰 뼈가 손상되고 근육이 수축하고 심기(心氣)가 울적해진다." 소문 五藏生成論篇에서 "함미(짠맛, 예로 생선과 젓갈류)의 것을 과식하면 혈이 점존하게 되어 맥행(脈行 맥의 흐름)이 삽체(澁滯 걸쭉해 지고 막힌다)되고, 안색이 광택을 잃게 된다."고 설명하고 있다. 짠맛은 수기(水氣)에 배속되고 수기가 극성하면 수극화(水克火)하여 심장을 공격하게 된다. 때문에 심장의 기운이 미약한 경우 짠맛을 과하게 섭취시 심장을 손상시키게 됨을 유의해야한다. 오금(五禁)이라하여 심병(心病)에는 짠맛(鹹味)을 피하라고 설명하고 있다.

4. 소금의 기능

세계보건기구인 WHO에서는 하루 5g 섭취를 권장하고 있다. 소금은 우리 몸에서 여러 가지 기능을 유지하는데 중요한 역할을 한다. 소금은 인체 내의 신경자극 전달, 근육수축, 영양소의 흡수와 수송, 혈액량과 혈압의 유지는 물론 음식의 맛을 내는데 필수적으로 사용된다. 특히 소금의 삼투작용은 생물체내의 수분을 배출시킴으로서 채소 등의 절임이나 천연방부제로 이용되고 있다. 뿐만 아니라 인간의 생존을 위해 필수불가결한 식품으로서, 음식의 조미료로 사용된다. 그밖에도 인체 내 신진대사를 주도하는 효과를 주는 등 다양한 용도로 사용되고 있다.[48] 소금의 대표적 기능을 세포막 전위차의 유지, 체액의 삼투압 유지, 신경세포의 신호 전달, 영양소 흡수 기능에 대해 고찰하고자 한다. 소금은 우리 인체의 모든 생명활동과 자연 치유력을 위해 없어서는 안 되는, 무엇으로 대체될 수 없는 중요한 물질이다.[49]

(1) 세포막 전위차의 유지

생명체 기본인 세포의 건강이 생명체 건강을 의미한다. 우리 몸도 잘 먹고 잘 배출해야 건강한 것처럼, 세포도 외부의 산소와 영양분을 잘 받아들여 에너지원으로 사용하고 내부에서 생긴 노폐물과 가스 등을 세포 밖으로 내보내야 한다. 그래야 온전한 기능이 가능하다. 이 기능은 세포막의 안과 밖의 전해질인 나트륨과 칼륨의 농도차로 세포막 전위차가 가능하다. 이 기능으로 신경자극 전달, 근육 수축과 심장 기능 정상작동, 영양분 흡수 등이 이루어진다. 그런데 나트륨과 염소의 불균형으로 전위차가 이뤄지지 못해 노폐물과 가스의 배출이 불가능해진다면 병들고 생명까지도 위험하게 된다.

(2) 영양소 소화, 흡수 기능

음식 소화는 위장과 소장을 거치면서 소화되는데, 위장은 잘게 부수고 소장은 음식속의 영양분을 흡수하게 된다. 소금은 소화흡수 기능에 중요한 역할을 한다. 소금 속의 염소 성분이 위액의 주요성분인 염산의 재료가 되기 때문이다. 만약 소금의 섭취량이 부족하면 위액 중의 염산의 농도가 묽어지거나 부족해져 소화 흡수에 심각한 장애가 초래된다. 천일염이나 죽염을 먹으면 소화가 잘 되는 것은 바로 그런 이치다. 소장은 음식 안에 아미노산, 당, 물을 흡수할 때 나트륨이 그 역할을 한다.

(3) 혈액과 혈압의 정상 유지 기능

양수의 염분농도=0.9%, 사람 핏속의 염분농도=0.9%, 세포의 염분농도=0.9%, 링거주사액 염분농도=0.9%. 즉 염분(소금)농도 0.9%는 생명의 기준이다. 만약 염

48) 김경미, "염전의 함수로 제조한 천일식 제조 소금의 특성." (목포대학교 석사학위 논문, 2013), 2.

48) 우밍웨, "다양한 소금이 쥐에서 노화와 신장 기능 장애에 미치는 영향." (목포대학교 석사학위 논문, 2014), 65.

49) 정종희,『생명의 소금』(경기: 올리브나무, 2010), 18.

분 농도가 0.9%에 미치지 못하는 양수에서 자란 아이는 뇌와 뼈, 생식 기능이 선천적으로 약한 체질로 태어나게 된다. 이렇듯이 0.9%의 염분이 혈액의 산성화를 막아주고 신진대사를 주도한다.

체액 중 염분이 부족해지면 세포 바깥의 나트륨 농도가 떨어져 세포 속으로 영양소와 산소를 공급하지 못하는 상황이 초래된다. 이럴 경우 체액, 특히 혈액의 균형이 깨지면서 전신에 산소와 영양소를 공급할 수 없는 것은 물론 혈압도 떨어진다.

소금은 누구나 하루라도 섭취하지 않을 수 없고, 어떤 것도 소금의 기능을 대신할 수 없다. 아무리 좋은 음식과 약이 있어도 좋은 소금의 기능이 없이는 그 가치를 다 할 수 없으며, 소금의 기능이 몸 안에서 제대로 발휘도지 않고는 건강을 지켜 갈 수 없다. 그 만큼 소금은 소중하고 또 소중하다.[50]

5. 소금과 건강에 관한 선행연구

소금에 대한 선행 연구로 동물 실험이 매우 많이 진행되었다.

첫째, 우밍웨의 "다양한 소금이 쥐에서 노화와 신장 기능 장애에 미치는 영향" 연구에서 미네랄이 없는 일반소금(RS), 미네랄이 풍부한 천일염(SS), 자죽염(PBS)등 소금의 종류에 따라 노화와 신장 기능에 미치는 영향에 대해 연구하고자 각각의 소금을 첨가해 사료를 제조했다. 그리고 나서 7개월 동안을 섭취시켰다. 연구에 따르면 미네랄이 풍부한 천일염과 이를 열처리하여 만든 죽염은 미네랄이 없는 일반 소금 섭취로부터 오는 인지능력, 노화, 그리고 신장 기능 장애에 부정적 영향을 적게 줌을 제시하였다. 연구 결과 미네랄이 풍부한 천일염과 죽염은 건강에 도움을 주는 좋은 소금으로 판단됨을 증명하였다.[51]

둘째, 주훈의 "만성신질환장애 유도 쥐에서 소금의 종류가 혈관 석회화에 미치는 영향" 연구에서 정상쥐(wistarrats)에게 4주간 0.75% adenine과 칼슘, 인이 함유된 사료를 섭취시켜 혈관 석회화를 유도한 후 NaCl 4% 함량을 기준으로 미네랄이 없는 일반소금(MDS), 미네랄이 풍부한 천일염(MRS), 자죽염(PBS), 백죽염

50) 정종희,『생명의 소금』(경기: 올리브나무,2010), 18–19.

51) 우밍웨. "다양한 소금이 쥐에서 노화와 신장 기능 장애에 미치는 영향." (목포대학교 박사학위 논문 2014), 65

(WBS)이 함유된 식이를 4주 동안 섭취시키면서 혈압 및 혈관 석회화 관련 인자들을 조사하였다. 연구 결과, 소금섭취가 산화스트레스와 골형성 분화 및 세포 자멸사를 통해 혈관석회화를 촉진시킨다고 알려져 있지만 천일염을 대나무와 함께 열처리 가공하여 제조한 죽염인 자죽염(PBS)과 백죽염(WBS)의 섭취가 미네랄이 없는 일반소금(MDS)과 천일염(MRS)에 비해 혈관 석회화를 줄여 줄 수 있는 소금인 것으로 연구되었다.[52]

셋째, 어라완의 "다양한 종류의 소금이 심장비대증에 미치는 영향" 연구에서는 미네랄이 없는 일반소금(MDS)을 과다 섭취 시 심근 비대증에 관여하는 단백질의 발현을 촉진하여 심근비대증을 유발함을 알 수 있었다. 그러나 미네랄이 함유된 천일염(MRS) 및 이를 열처리한 가공염(PBS(자죽염) 및 MBS(미네랄죽염))는 과다소금섭취로부터 오는 심근 비대증에 관여하는 단백질의 발현을 억제하여 심근 비대증에 미치는 영향이 적음을 확인하였다. 이러한 결과는 MRS(천일염), PBS(자죽염) 및 MBS(미네랄죽염)가 활성 비대 인자를 억제함으로써 미네랄이 없는 일반소금(MDS에 비해 심장 비대를 감소시켰다는 결과를 얻었다.[53] 선행연구에 따르면 미네랄이 부족한 일반소금에 비해 천일염과 죽염이 건강 증진에 더욱 유의미함을 보여주고 있다.

6. 소금의 종류

소금의 종류는 매우 다양하다. 암염(巖鹽), 천일염(天日鹽), 호수염(湖水鹽), 정염(井鹽), 자염(煮鹽), 정제염(精製鹽), 재제염(再製鹽)이 있으나 보통 소금하면 암염, 천일염, 정제염, 재제염을 대표적으로 손꼽는다. 식품공전에서는 식염을 ① 천일염, ② 재제소금(재제조 소금), ③ 태움용융소금, ④ 정제소금, ⑤ 가공소금 등 소금종류별로 구분하고 있다. 염관리법에서는 소금종류, 생산방식을 혼합하여 ① 천일염, ② 부산물염, ③ 천일식 기계제조법, ④ 이온교환막식, ⑤ 재제조로 분류, 정의하고 있다. 소금의 종류별 특성에 대해 설명하고자 한다.

(1) 암염(巖鹽)

52) 주훈, "만성신질환장애 유도 쥐에서 소금의 종류가 혈관석회화에 미치는 영향," (목포대학교 석사학위 논문, 2015), 55–56.

53) 어라완, "다양한 종류의 소금이 심장비대증에 미치는 영향", (목포대학교 석사학위 논문, 2017), 55–56.

지각변동으로 바다가 육지화 된 후 오랜 세월을 거치는 동안 물은 마르고, 소금만 남아 굳은 것이다. 암염은 현재 전 세계 생산량이 가장 많다. 미국, 유럽 등을 비롯한 많은 나라가 식용으로 사용하고 있다. 암염은 염화나트륨(Nacl) 함량이 98~99%여서 미네랄이 거의 없다. 암염 중에서 지각 변동할 때 발생한 열로 붉은 색을 띠는 것도 있다. 암염은 염화나트륨 함량이 높고 미네랄이 거의 없으므로 식용으로는 합당하지가 않다고 여긴다.

(2) 천일염

바닷물을 햇볕과 바람으로 증발시켜 만든 소금이다. 천일염은 생산지의 환경과 소금생산 방식에 따라 성분과 맛의 차이가 크다. 세계 5대 갯벌이 한국 서해안, 캐나다 동부 연안, 미국 동부 조지아 연안, 아마존 유역, 북해 연안이다. 그중 유일하게 천일염을 생산하는 곳이 바로 우리나라의 서해안이다. 서해안 갯벌에는 많은 바다생물과 미생물이 살고 있어 염전의 결정지가 매우 미끄럽고, 갯벌의 질이 뛰어나 생산된 소금에 미네랄이 풍부하다. 바닷물을 햇볕과 바람으로 말린 천일염은 미네랄 덩어리로 염화나트륨만 있는 것이 아니라 각종 미네랄이 다양하게 함유되어 있다. 한국산 천일염은 비타민, 미네랄, 수용성식이섬유가 풍부하고 60여 가지 생리활성 물질이 포함되어 있다. 따라서 소금을 섭취 시 들어오는 나트륨도 칼슘, 칼륨, 인, 셀레늄, 망간, 아연 등 미네랄이 작용해 몸 안의 나트륨을 배설하도록 유도한다. 한국의 천일염은 세계 최고의 미네랄 함유율을 자랑한다. 우리의 식생활 중 간수를 뺀 천일염을 이용해 간장, 된장, 발효음식을 만들었는데 우리가 섭취해야 할 양질의 소금이 바로 천일염이다.

아래 자료는 국내산(전남산)과 다른 나라의 천일염을 비교한 도표를 보면 칼륨과 마그네슘은 현격한 함량차이를 보인다.

전남산과 수입 천일염의 주요성분 함량 비교 (단위:%)

구분	전남산	게랑드산	중국산	베트남 · 일본산	호주 · 멕시코산
염화나트륨	82.85	89.89	88.47	90.53	98.99
수 분	9.77	4.96	5.01	5.16	0.62

황산이온	1.86	1.13	0.91	0.73	0.13
불용분	0.07	0.47	0.08	0.05	0.01
기타	5.45	3.55	5.54	3.53	0.25
합계	100	100	100	100	100

출처: 〈천일염 산업화 5개년 계획〉, 2007, 14p

전남산과 수입 천일염의 주요 미네랄 함량 비교 (단위:mg/kg)

구분	전남산	게랑드산	중국산	베트남 · 일본산	호주 · 멕시코산
칼슘(Ca)	1,429	1,493	920	761	349
칼륨(K)	3,067	1,073	1,042	837	182
마그네슘(Mg)	9,797	3,975	4,490	3,106	100

출처: 〈천일염 산업화 5개년 계획〉, 2007, 15p

(3) 기계염

기계장치를 이용해 생산하므로 기계염이라 부른다. 해수로부터 염화나트륨을 분리해 만드는 소금으로 일본에서 개발하였다. 바닷물을 여과조에 담아 나트륨이온과 염소이온만을 전기분해하고 농축함수를 증발관에 넣어 수분을 증발시킨다. 그리고 나서 이것을 원심분리기에 넣은 후 수분 0.01%로 건조기에서 완전 건조하여 만든 소금으로 정제염이라고도 한다. 기계염은 염화나트륨의 순도가 99% 이상으로 미네랄이 거의 없다. 기계염의 대표가 맛소금으로 섭취 시 유익함이 없다.

(4) 재제조염

천일염이 비위생적이라고 생각해서 만들기 시작한 소금이다. 천일염을 물에 녹여 한번 씻어낸 후 재결정을 만드는 소금으로 흔히 꽃소금이라고 부른다. 가공을 거치기는 해도 미네랄 함량이 높은 국산 천일염을 사용한다면 미네랄이 함유될 텐데, 국내산 천일염은 철분이 많아 붉은 색으로 변하기에 사용이 어렵다. 보통 국내산 천일염 20%와 미네랄이 거의 없는 호주산, 멕시코산 등 수입염 80%를 섞어 115도로 18시간 동안 가열해서 생산되며 염도가 90% 이상이다. 꽃소금도 염화나트륨 성분율이 높고, 미네랄이 부족해 건강에 유익함이 없으므로 섭취를 피하는 것이 좋다고 여겨진다.

(5) 호염, 정염, 자염

호염은 바다였던 땅이 지각변동에 의해 호수로 변한 후 그 안에 갇힌 바닷물이 증발해 만들어진 소금이다. 오랜 시간이 흐르면서 미네랄이 모두 사라진 경우가 대부분이다. 남미 볼리비아 3600m 고지에 있는 유유니 소금사막과 안데스 소금이 바로 호염이다.

정염은 바닷가 인근에서 짠맛이 나는 함수(鹹水) 지하수를 증발시켜 만든 소금이다. 중국에서 생산된 소금 가운데 바닷가의 염도 15~16% 되는 지하수를 이용한 소금이 많다.

자염은 바닷물을 끓여서 소금을 얻는 방법으로 우리나라 전통 방식이었으나 지금은 명맥만 이뤄지고 있다. 생산 방법은 갯벌에 구덩이를 판 다음 마른 갯벌을 넣어두고 가운데 짚으로 짜만든 통자락(함수 모으는 통)을 두어 염도가 높은 함수를 모아 끓여서 소금을 만든다. 미네랄 함량이 높고 풍미가 좋은 것이 특징이다. 충남 태안 자염이 있다.

(6) 가공염

가공염은 원료 소금을 볶음, 태움, 용융 등의 방법으로 그 원형을 변형한 소금 또는 식품첨가물을 가해 가공한 소금을 말한다. 식품공전에서는 원료 소금을 세척, 분쇄, 압축의 방법으로 가공한 것은 제외하고 있다.

(7) 죽염 (가공염의 일종)

죽염은 천일염을 왕대나무에 다져 넣고 황토로 구멍을 막은 다음 가마의 온도를 소나무 장작불로 850~900℃로 8~10시간 유지하여 대나무를 태운 다음, 거기서 나온 소금기둥을 분쇄하여 다시 대나무에 넣고 굽는 과정을 8회 반복한다. 그 후 마지막으로 1500℃ 이상의 고열에서 수 시간 용융하여 법제한 전통 죽염으로 대한민국 고유의 민족 유산이다. 자죽염은 천연 유황성분에 의해 계란 노른자 냄새가 나는 순하고 부드러운 물질로 다양한 효과가 예상되는 한약재로 일반 소금과는 확실한 차별성을 갖는다. 자죽염은 오래 전부터 민간적으로 각종 염증질환에 유용하게 사용돼 왔고, 세균성 질환 등의 예방과 치료에 효과적으로 응용되어 온 것으로 유명하다.[54] 천일염을 가공하여 생산되는 가공 소금의 하나인 죽염은 우리나라의 전래 민간의방 소재로 사용되어 왔다. 1986년 이후 널리 알려지고 쓰이기 시작했는데 최근 많은 제조업체를 통해 생산되고 있다. 특히, 죽염은 일반적으로 사용되고 있는 일반소금과는 달리 천일염에 대나무, 송진, 황토 등을 이용해 고온에서 가공한 것으로 송진, 황토, 대나무 등의 종류 및 생산지역, 가공온도에 의해 품질 및 기능성이 달라진다. 이러한 죽염은 일반소금에 비해 나트륨, 염소, 칼륨, 마그네슘, 철, 망간, 인, 실리콘, 황, 아연의 함량이 높게 함유되어 있으며[55] 다양한 질환에 대한 예방 및 치료 효과가 있다고 해서 민간에서 널리 이용 되어 왔다. 최근의 연구결과 치주염을 포함한 구강관련 질환과 위장병, 당뇨, 심혈관 질환, 암, 염증 관련 질환에 효과가 있는 것으로 보고됐다.[56]

7. 천일염의 효능

소금은 인체 내의 신경자극전달, 근육수축, 영양소의 흡수와 수송, 혈액량과 혈압의 유지는 물론 음식의 맛을 내는데 필수적이다. 특히 소금의 삼투작용은 생물체 내 수분을 배출시킴으로서 채소 등의 절임이나 천연방부제로 이용되고 있으며, 인간의 생존을 위해 필수불가결한 식품으로서, 음식의 조미료로 사용된다. 그뿐만 아니다. 인체 내 신진대사를 주도하는 효과를 주는 등 다양한 용도로 사용되고 있다.

소금 중 천일염은 양질의 갯벌을 기반으로 서남해안 청정해역의 바닷물을 끌어들여 햇볕과 바람을 이용해 자연적으로 생산한다. 그러므로 염화나트륨의 순도가 80%-86% 정도로 낮고 우리 몸에 이로운 각종 미네랄이 풍부하게 함유되어 있다. 때문에 현대인의 미네랄 공급원으로 손색이 없다. 천일염은 정제염에 비해 미네랄이 3~5배나 높게 함유되어 있는데 미네랄은 주로 골격(83%)과 근육(10.4%)속에 집중되고 나머지 7%정도는 전신에 분산해 다채롭고 중요한 생리작

54) 박상덕, "한국 전통 민간의약 자죽염의 항염활성에 관한 연구." (원광대학교 박사학위 논문, 2002), 1.

55) Hollman., P. C. H.,and Katan., K. M, Health effects and bioavailability of dietary flavonols. Free Rad. Res,31(1999), 75—80.

56) 고기봉, "죽염 및 간수의 skin care제품에의 이용 가능성 탐색." (목포대학교 석사학위 논문, 2012), 3—4.

용을 나타낸다. 그중 칼륨(K), 마그네슘(Mg) 및 칼슘(Ca) 등은 혈압을 낮추는 효과가 있다고 알려져 있다. 그런데 칼슘과 마그네슘을 함유하고 있는 경수(硬水)를 섭취하는 지역주민들이 연수를 마시는 지역주민보다 고혈압 및 순환계질환으로 인한 사망률이 더 낮다는 보고가 있다. 그러면서 혈압의 항상성 유지를 위한 칼슘(Ca)과 마그네슘(Mg) 대사의 중요성 역시 함께 보고되었다.

천일염이 2008년 3월 광물에서 식품으로 전환된 이후, 천일염의 관심이 높아졌다. 우리가 매일 먹는 음식에 미네랄이 풍부한 천일염 사용이 점차 증가하고 있고, 간장, 된장, 젓갈 등 주요 저장식품과 각종 수산물 가공에 폭넓게 이용되고 있다. 이렇듯 천일염은 가공식품 이용과 연구, 다양한 가공소금 개발에 사용되면서 그 수요가 증가하고 있다.

천일염은 식품공전에 의하면 염전에서 해수를 자연 증발시켜 얻은 염화나트륨이 주성분인 결정체와 이를 분쇄, 세척, 탈수 또는 건조한 염을 말한다. 그런데 나트륨(Na)뿐만 아니라 마그네슘(Mg), 철(Fe), 아연(Zn), 구리(Cu), 칼슘(Ca), 칼륨(K) 등의 미네랄이 3~4%나 함유되어 건강유지에 필수적인 조미료로 알려져 있다. 외국의 천일염은 거의 대규모 염전에 바닷물을 대량으로 가두고 1~2년마다 생산한다. 그러므로 비용이 저렴하고 염도는 98~99% 정도로 높으며 미네랄은 거의 없다. 반면에 갯벌 염전에서 단계적인 증발과정을 통해 단기간에 걸쳐 생산하는 천일염은 염도가 80~86%로 낮고 미네랄 함량이 높다.[57]

8. 소금의 자연치유력

인체에 염분이 부족하면 수분이 가래와 같은 담으로 변해 많은 염증의 원인이 되기도 한다. 예부터 단 것을 좋아하고 짠 것을 좋아하지 않는 생물은 대부분 허약하고 잔병치레가 잦은 반면, 짠 것을 좋아하는 함성(鹹性)이 강한 생물은 보편적으로 무병장수하는 것으로 전해지고 있다. 그 예가 만리장성 축조에 쓰인 광나무로 알려진 주목(朱木)과 약초 중에는 민들레가 함성이 높고, 가축 중에는 오리가 그러하다. 우리 입맛도 단맛을 선호하고 짠맛을 기피하다 보니 체질인 함성이 감소되어 건강의 질이 약화되었다고 여긴다. 장기 중에서 심장과 소장이 함성(鹹

57) 이혜미, "한국산 천일염과 소금 꽃의 특성에 관한 연구," (목포대학교 석사학위 논문, 2013), 2.

性)이 높아 악성 종양으로부터 보다 안전한 것도 같은 이치이다.

태아가 생성될 때 모태의 체액에는 0.85%~0.9%의 염분이 필요하다. 그런데 소금섭취가 부족한 사람들의 체액 속 염분은 0.3%~0.5%에 불과하다. 모태의 염분이 부족하면 우선 태아에게 영향을 미친다. 태아가 생성될 때 가장 먼저 생기는 장기가 신장이다. 이 신장은 뇌와 뼈, 생식 기능 등을 관장하므로 모태의 염분 부족은 아기에게 관련 부위에 약한 인자를 전달하게 된다.[58]

신생아가 태어나면 3일 후 엄마의 젖이 나와 수유가 가능하다. 젖이 나오지 않는 3일 동안은 태변을 배설하고, 양수를 토해내며, 자신의 폐로 직접 호흡할 수 있도록 폐호흡에 적응해야 한다. 이와 같은 과정이 이뤄지지 않은 경우 몸에 쌓인 독소가 피부로 배출되는 것이 아토피 증상일 수 있다. 아토피에 연수기를 사용하는 것도 적절한 염기로 피부를 보호하려는 방법이고, 나아가 죽염과 물을 합당하게 섭취하고, 목욕을 꾸준히 실시하는 것도 필요하다.

우리 인체는 미네랄이 풍부한 좋은 소금인 천일염과 죽염[59]을 통해 건강을 돌보아야한다. 0.9%의 양수에서 건강한 것처럼 양질의 소금으로 우리 인체의 자연 치유력을 유지·향상시켜야 한다.

58) 함경식, 정종희, 양호철.『우리몸을 살리는 천연 미네랄 소금 이야기』(서울: 동아일보사, 2008), 111.

59) 죽염: 천일염은 좋은 소금이다. 그러나 소금 속에 오염물질이 존재할 수 있으므로 소금의 용융점인 830도 이상임을 고려하여 생대나무에 마른 소금을 넣고 1300~1600도로 가열하여, 생대나무의 유황성분을 소금에 옮긴 소금이 죽염이다. 죽염은 유황성분이 풍부하여 구운 계란 맛이 나며, 몸 속에 들어온 각종 화학물질과 중금속등을 대소변과 피부를 통해 인체 밖으로 배출 시키는 역할을 한다. 죽염은 짠맛도 덜하고, 유해성분을 제거한 좋은 소금으로 미네랄 소금이다.

06

사운드테라피

우주만물이 진동으로 치유되다.

파동의 본질은 에너지의 진동이다. 그리고 다른 에너지의 흐름에
영향을 미친다. 모든 물체는 고체든 액체든 끊임없이
움직이기 때문에 고유한 진동수를 가지고 있다.

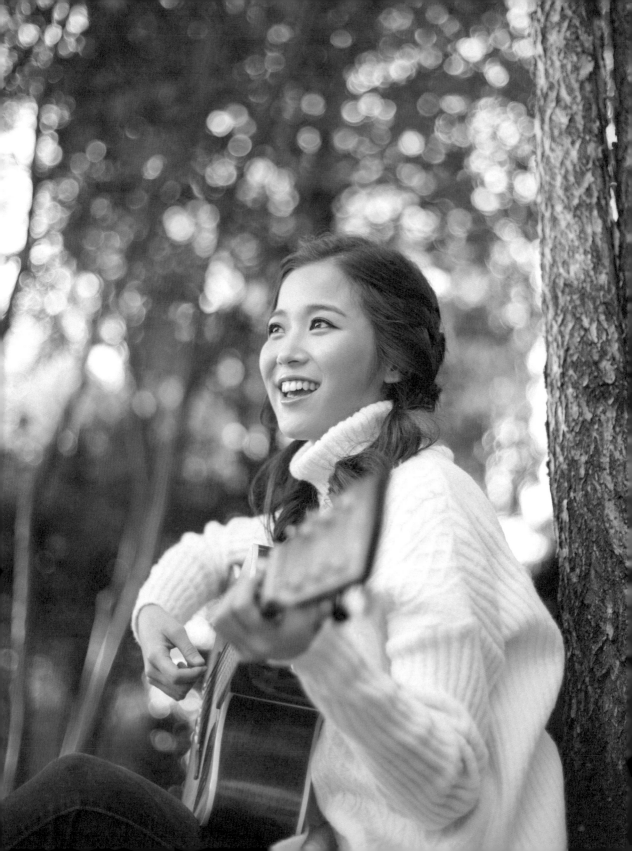

1. 파동과 소리

모든 생명체와 연결된 소리파동

우리는 일상생활 속에서 다양한 소리를 듣게 된다. 소리를 통해 의사표현, 감정 표현등 교감이 가능하다. 이렇듯 인간의 삶과 함께 하는 소리는 두드리거나 문지르거나 불거나 팅기거나 하는 행위를 통해 우리의 귀에 들려오는 모든 떨림 즉 진동에 의하여 만들어지고 떨림을 통한 에너지가 파동의 형태로 물질을 따라 전달되는 것을 의미한다.

소리란 1초 동안 움직이는 진동수이다. 이는 음향적 떨림으로 공기의 파동이며 정보전달 매개체이다. 소리 발생은 음원의 운동인 진동이 필요하다. 진동체 측정을 위해서는 진폭, 운동의 방향, 운동의 속도를 알아야 한다. 진동수(n)는 단위 시간(매초) 중의 진동 수를 말하는 것이다. C =256(물리용 진동수)이란 C가 매 초 256회 진동한다는 뜻이다.

소리의 물체가 아무리 크게 진동해도 순간적으로 한 번만 움직인다면 소리(音)가 되지 못하며 반드시 진동이 연속돼야 한다. 그러나 연속된 진동이 모두 소리(音)로 들리는 것이 아니고 귀에는 1초간 보통 20~20,000회 Hz를 가청범위로 여긴다. 1초 동안 진동하는 파동 횟수를 그 소리의 진동수라고 말하고 있다.

파동은 보태기 간섭과 빼기 간섭 그리고 맥놀이 주파수를 지니고 있다. 똑같은 파장을 가진 두 개의 파동이 만났을 때 기준선을 중심으로 이 두 파동을 겹쳐 놓으면 산은 산끼리, 골짜기는 골짜기끼리 만난다. 그리고 서로 보태져서 본래 파동보다 높이가 두 배인 파동이 만들어진다. 이와 같이 두 파동이 만나 진폭이 커지는 경우를 '보태기 간섭'이라고 한다. 그와 반대로 산과 골짜기가 서로 반대로 만난다. 이것들을 겹쳐 놓으면 서로 상쇄되어 일직선이 된다. 이와 같은 현상을 '빼기간섭'이라고 한다. 맥놀이 주파수는 진동수가 다른 두 개의 파동이 겹쳐질 때 생기며, 일정한 진폭을 가진 기본음의 변조이다.

변조란 주파수와 진폭이 일정한 파동에 변화를 일으키는 것을 말한다. 두 개의 빠른 진동수의 차이로부터 처음 두 주파수보다 훨씬 느린 제3의 주파수가 없혀진 것이다.

파동의 본질은 에너지의 진동이다. 그리고 다른 에너지의 흐름에 영향을 미친다. 모든 물체는 고체이든 액체이든 간에 끊임없이 움직이기에 고유의 진동수(주파수)를 갖고 있다. 진동자라 하면 주기적이고 규칙적인 방식으로 움직이는 어떤 물건을 말한다. 진동자가 주기적인 운동으로 주위 환경을 변화시키므로, 일반적으로 진동자는 하나의 음파를 발생시킨다. 조율이 된 바이올린 한 대를 탁자 위에 올려놓고 다른 한 대로 G선을 연주하면 탁자 위에 놓인 바이올린의 G선도 울린다. 두 바이올린 사이에는 '서로 교감하는 공명현상'이 있다. 그 바이올린 선은 그것 고유의 진동수로 진동한다. 이것을 '자기 진동수'라고 한다. 두 대 모두 아주 정확히 조율이 된 바이올린이라면 양쪽 바이올린의 진동수는 같다. 파동의 진동수와 자신의 고유한 잔동수가 같다면 이러한 체계 속에서 전달되는 에너지는 당연히 가장 최적의 조건 상태에서 전달될 수 있다. 바로 이러한 체계 즉, 동조된 진동자로 이루어진 체계를 '공명체계'라고 부른다.

진동이 공명하게 하는 데에는 세 가지 조건이 있다. 진동하는 에너지원, 전달매체, 진동수신자이다. 우리의 몸은 이러한 체계를 갖춘 진동자이다. 우리 자신은 실제로 이런저런 소리파동을 통해 우주 전체의 모든 생명체와 연결되어 있다. 왜냐하면 인체는 진동체이며, 다양한 진동수에 반응하는 능력을 지닌 소리공명기이기 때문이다.

소리는 치유의 가장 오래된 형태이다. 그리스, 중국, 동인도, 티벳, 이집트, 아메리칸 인디언, 마야, 아즈텍 등 지역에서 고대 가르침과 치유의 주된 방법이 소리였다.

물리학이 말하는 소리의 진동은 공기 중의 원자와 분자들의 진동, 혹은 파동을 의미하며, 물리적으로 감지되지 않은 진동도 우리에게 지대한 영향을 미친다.

공명이란 어떤 진동이 진동파를 통해 다른 물체에 유사한 진동을 일으키는 작용인데 둘 이상의 물체가 비슷하거나 동일한 진동수를 가지고 있어서 쉽게 동조될 때 일어나는 것이다.

인체에 소리가 부딪히면 그 공명이 이롭거나 해로운 작용을 한다.

신체 내의 모든 세포들은 소리 공명체로서 인간의 다양한 감정과 정신적·영적 상태도 소리의 진동에 대한 반응이다. 인간은 생화학적, 전자기적 에너지 시스템으로 우리의 생각과 감정은 몸의 생화학적 작용에 영향을 미치는 다양한 주파수의 전자기 신호를 일으킨다. 부정적인 생각이나 감정은 우리의 오라장에 정체된 에너지 패턴을 만들어낸다. 생체 전기에너지는 근육의 활동에 의해 다양한 주파수로 생성되고, 신성한 소리를 사용함으로써 그것을 바꾸거나 강화시키고, 균형을 맞출 수 있다. 이것은 공명이라는 작용에 의해 일어난다.

소리치유는 이와 같은 원리를 이용하여 목소리, 음악, 자연의 소리를 통해 통증을 감소시키거나 정신적, 구조적, 화학적 에너지 기능을 향상시켜 자연치유력을 강하게 한다. 그렇기 때문에 질병예방과 건강증진에 활용하는 것이다.

우리 인체는 매우 복잡하고 미세하게 조율된 악기와 같아서 모든 원자, 분자, 세포조직, 장기들도 신체적, 감정적, 정신적, 영적인 삶의 주파수를 지속적으로 제공한다. 우리는 개인과 우주의 놀라운 진동망(Network of Vibration)속에 있다. '작은 부분이 어긋나면 전체가 어그러진다'는 관점에서 본다면 미세한 부조화가 생겨도 인체에는 매우 큰 영향을 미친다. 소리 치유의 3요소는 Frequency(진동수), Resonance(공명, 공진), Intention(의도, 목적)이다.

1. Frequency(진동수)

- 소리는 물질의 진동적 움직임의 결과로 존재이다.
- 실제 동조시킬 주파수를 찾는다.
- Healing information이다.
- '우주 자체는 7음계로 이루어져 있다.' – 구르지예프

2. Resonance(공명, 공진)

- 물체의 고유진동수가 같아지면 진폭이 커지는 현상이다.
- Health = Harmony of the resonance(공명의 하모니)이다.
- Healing = Correct resonance frequency(정확한 공진 주파수)이다.
- Symphony of Orchestra(오케스트라 심포니)이다.

3. Intention(의도, 목적)

- 의식 : 정보를 처리할 수 있는 능력이다.
- Healing의 모든 걸 결정한다. 방향이 중요하다.
- Frequency shifting(주파수 이동)이다.
- Consciousness encoded into the sound(의식이 소리로 암호화함)
- 치유 : Low frequency ⇨ Hi frequency(낮은 진동수 ⇨높은 진동수)

파동은 물질과 정신에도 깊이 관여한다. 소리 파동은 우리 몸에서 가장 구체적이고 강력한 파동현상이다. 세계적인 소리치유 분야 연구자와 기법들을 꼽을 때 알프레드 토마티스 기법과, 한스 제니의 사이매틱스를 꼽을 수 있다. 다음으로 동양적인 소리치유와 튜닝포크 씽잉볼에 대해 설명하고자 한다.

2. 알프레드 토마티스 기법

들어야 말한다

토마티스는 세계 최초로 듣기(Hearing)와 귀 기울여 듣기(Listening)의 차이를 밝혀 그 쓰임을 확립한 학자다. 그는 우리가 들을 수 있는 주파수의 소리만을 발성할 수 있다는 법칙을 발견하여 소리치료에 응용하고 있다. 청각통합훈련(Auditory Integration Training, AIT)의 시조라고 할 수 있는 프랑스 이비인후과 의사 겸 파리가톨릭대학의 음성심리학 교수인 토마티스 박사(Alfred Tomatis)는

1957년, 뉴턴의 운동법칙처럼 다음과 같은 세 가지 듣기 법칙을 주장했다.

첫째, 우리 목소리엔 들리는 소리의 주파수만 존재 한다. 둘째, 듣지 못하는 소리의 주파수라도 들을 수만 있으면, 즉시 무의식적으로 그 주파수의 소리가 목소리에 포함된다. 셋째, 일정기간 듣기 훈련을 통하여 듣기와 말하기를 교정할 수 있다.

토마티스 교수는 이런 주장을 근거로 전자 귀(Electronic Ear)를 발명하여 청각으로 인한 학습장애, 언어장애, 주의력결핍, 자폐증, 우울증, 불면증, 이명증(귀 울음), 청력손실 등을 치료했다. 알프레드 토마스티의 주장으로 노래는 입으로 하는 것이 아니라, 귀로 듣는 것이라고 했다.

3. 한스 제니의 사이매틱스

우주만물은 파동의 모양새를 갖는다

1967년, 한스 제니는『Cymatics 1』즉, 그리스어로 파동이란 뜻의 Kyma에서 유래를 출간했다. 그리고 사이매틱스(http://www.cymaticsource.com)는 '우주만물은 진동하는 파동과 파장에 의해 다양한 모양을 갖게 된다'고 주장했다. 인체를 진동과 파동의 측면에서 다시 보게 했다. 즉, 인체의 각 장기와 부위들의 고유 진동수를 찾아 그 소리를 들려줌으로써 공명을 통해 자연치유력이 회복된다고 여겼다.

한스 제니 박사는 의사, 미술가, 피아니스트, 철학자, 역사가였다. 그는 만족할 줄 모르는 호기심을 발휘하며 많은 분야를 연구했다. 그는 고국 스위스는 물론 전 세계 곳곳을 널리 여행했으며, 여행 중 선구적인 과학자들을 만났고, 또 강연도 했다. 특히 자연속의 동물을 관찰했다. 그러고는 그 동물들과 아주 친밀한 교감을 나누는 작업에 매달렸다.

한스 제니가 기체, 액체, 고체에 진동을 주었을 때 다양한 형상들이 형성되는 실험을 증명해 보여주었다. 물질이 소리나 진동에 반응하며 아름다운 시각적 이미지를 만들어내는 것뿐만 아니라 우리도 이와 같이 복잡하게 얽혀있는 진동 매

트릭스의 일부라는 이론을 전개했다. 특정 진동이 만들어내는 아름다운 형상과 마치 살아 있는 듯 끊임없이 움직이는 파동패턴이 물질에 구현된 생생한 현장을 볼 수 있게 해주었다.

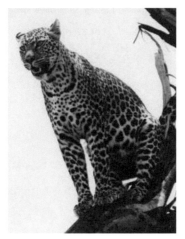

표범의 문양

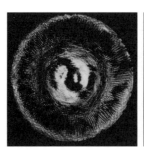

사이매틱스를 통한 표범 입체문양

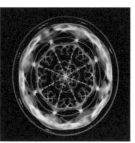

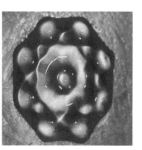

사이매틱스
원형의 석송 파우더가 진동에 의해 회전하며 태극 모양이 회전한다.

사이매틱스
원형의 석송 파우더가 진동에 의해 문양이 만들어졌다.

사이매틱스
육각 모양의 물 입자

4. 동양의 소리치유

음악은 챠크라와 공명

모든 존재는 움직인다. 그리고 그 움직임에는 진동이 있다. 그러므로 삼라만상은 진동하고, 각자의 고유한 주파수를 발하며 독특한 진동을 갖고 있다. 물질은 눈에 보이지만 진동은 눈에 보이지 않는다. 가청이거나 비가청 모든 자연에 존재하는 생명체들은 소리에 의해 공명하며 생명을 이어가고 있다. 우리 인체의 소리든 우주의 소리든, 우주의 소리든 그 소리를 들을 수 없는 것은 인간이 귀로 들을 수 있는 음파의 범위가 20㎐ 이상에서 2만㎐ 이하 영역의 진동 횟수이기 때문이다. 소리의 크기는 4~130phon 정도의 영역에 불과하다. 너무 커서 듣지 못하고 너무 작아도 듣지를 못하게 된다.

그러나 이와 같은 소리의 원리를 실용적으로 인체에 활용한 것이 소리치유이다. 소리치유의 기원은 기원전부터 제사를 드리거나 환자의 치료, 종교적 행사를 거행 할 때 사용되었다. 성경에도 '하나님께서 부리시는 악령이 사울에게 이를 때 다윗이 수금을 들고 와서 손으로 탄즉 사울이 상쾌하여 낫고 악령이 그에게서 떠나더라.' (사무엘상16:23)는 구절이 있다.

국악의 오음인 궁(도) 상(레) 각(미) 치(솔) 우(라)는 우리의 전통을 통해 인체의 모든 장기를 공명시켜 질병 치유에 활용했다.

그 한 예로서 아이들 소변보게 할 때 '쉬'하거나 근거 없는 말로 당황하게 되면 '치~'하게 되는 것도 연관성이 있다. 궁상각치우를 동양사상 오행과 서양음계, 장부로 배속하면 다음과 같다.

오음(五音)		궁	상	각	치	우
오행		토(土)	금(金)	목(木)	화(火)	수(水)
신체장기	장	비장	폐	간	심장	신장
	부	위장	대장	담	소장	방광
서양음계		도	레	미	솔	라

오음과 오행, 장부 관계

위의 도표에서 간의 치유를 원한다면 각음으로 소리를 낼 경우 간이 공명을 일으켜 진동하게 되는 원리다. 이와 같이 우리 인체는 각각 고유의 진동수를 가지고 있다. 그러기에 각 장부에 합당한 소리파장을 공명하면 자연스럽게 건강증진에 도움이 된다. 소리를 이용한 치유방법은 두 가지로 살펴볼 수 있다.

첫 번째는 자신이 직접 악기를 연주하거나 아니면 스스로 입으로 소리를 내서 그 소리에 실린 주파수가 인체를 공명시키는 능동적인 방법과 또 하나는 치유사가 특별한 소리를 들려주는 수동적인 방법이다.

우리 인체 내의 모든 세포들은 소리의 공명체이다. 그러므로 세포들은 몸 밖의 어떤 소리에도 반응하는 능력을 가지고 있다. 그리고 비슷한 진동수를 가진 세포들이 모여 만들어진 장기는 특정한 소리의 진동에 대해 집단으로 반응한다. 따라서 소리치유는 인체의 근육이나 장기에 조화로운 소리의 진동을 활용하는데 이는 인체의 근육이나 장기 세포를 강화시키고 균형을 유지, 회복시켜주므로 자연치유력 증진에 이바지하게 된다.

서양에서도 고대부터 천연의 소리 및 사람 음성을 통해 질병을 치료하는 요법이 전해 내려오고 있는데 이러한 음악치료의 역사는 오래되었다. 고대, 중세, 16~18세기를 지나 19세기에 이르러서 음악치료는 새로운 양상을 보이기 시작했다.

19세기, 정신적·육체적 질환에 대한 관심이 늘어났다. 이에 따라 의사들은 보조적인 치료방법에 관심을 갖게 되었다. 쇼메(Chomet) 박사는 1846년 파리과학 아카데미의 논문발표에서 병의 예방이나 치료의 보조적 수단으로서 음악을 사용할 것을 강조하고 있다. 20세기에 들어서면서 미국을 중심으로 발전된 음악치료의 이론과 실제는 여러 가지 면에서 과거의 음악치료와는 구별되고 있다.

최근에는 데드 엔드류(Ted Andrews)나 스테벤 헬펀(Steven Halpern), 캐로라인 마이스(Caroline Myss) 등에 의해 새로운 음악치료의 양상이 이루어지고 있다. 이들은 동양사상에 근거한 챠크라 음악을 음악치료의 새로운 도구로 등장시켰다.

한편 고대 동양의 선현들은 지구를 대우주, 인간을 소우주라 표현했다. 이는 자연과 인간의 일치와 조화, 순응의 사상을 의미하기도 한다. 이와 같은 자연과 그 이치를 응용한 것이 오행(五行)이다. 이 오행은 음과 양이 변화되어 가는 여러 가지 모습이다(윤선회 , 1995). 또 동양의 요가수행자들은 수 천년동안 인체 전체를 고려한 치유(Holistic Healing)를 위해서 챠크라 시스템을 이용해 왔으며, 인간의 질병은 흔히 신체, 마음, 감정에 앞서 챠크라에 징후가 나타난다는 사실을 알고 있었다.

뿐만 아니라 그들은 챠크라 시스템이 균형을 유지하고 있지 않은 상태에서는 누구도 완전히 질병을 치유할 수 없다는 것을 알고 있었다.

데드 엔드류(2001)는 챠크라 음악의 파동이 인체의 경락(임맥과 독맥) 그리고 일곱 챠크라를 통해 서로 공명(공진)함으로써 인체의 에너지리듬을 균형 있게 조성시키는 역할을 한다고 했다. 각 챠크라에 공명할 수 있는 음악은 챠크라와 공명함으로써 에너지의 흐름이 원활하게 된다. 그리하여 신체 각 부위와 조화를 이루어 질병의 치유효과는 물론 질병에 대한 예방이 이뤄진다고 발표했다.

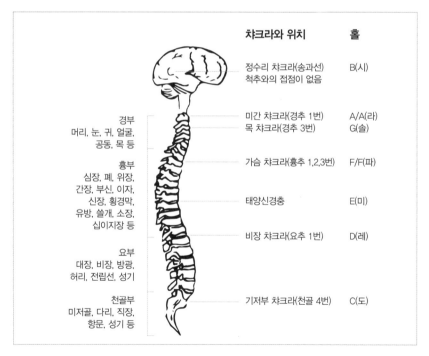

〈척추상 챠크라의 접점 위치와 음 (Ted Andrews, 2001)

아래는 일곱 챠크라의 이름과 신체적 · 생리학적 상응위치를 나타내고 있다. [괄호 안은 각 챠크라의 산스크리트어 이름이다- (Ted Andrews, 2001)]

챠크라 1. (Muradhara earth) 기저부 챠크라이며, 인체에서 순환기와 생식기 작용과 관련이 있으며 다리, 발, 골반의 활동에 영향을 준다.

챠크라 2. (Svadhistana water) 비장 챠크라이다. 신체에서 척수의 가장아래 부분에 위치하며 생리학적으로는 부선의 기능과 연결되고 신체 전반의 근육계통과 관련된다.

챠크라 3. (Manipura fire) 태양신경총 챠크라이다. 배꼽 뒤 척수 속에 위치하며, 소화계통, 간장 · 쓸개(취장)등의 장애성 질환에 영향을 준다.

챠크라 4. (Anahata air) 가슴챠크라이다. 신체에서 심장 뒤의 척수 속에 위치하며, 면역계통, 심장과 순환기계통에 영향을 준다.

챠크라 5. (Visshudha : sound) 목챠크라이다. 호흡계통과 소화기관 계통, 갑상선 등에 영향을 준다.

챠크라 6. (Ajna : light) : 미간 챠크라이다. 내분비계통 신경세포에 영향을 준다.

챠크라 7. (Sahasrara thought) : 정수리챠크라이다. 두개골과 두뇌전체에 위치하며, 생리학적 위치는 뇌하수체이고 신경 계통과 골격계통 전반에 영향을 준다.

모든 소리의 파동은 챠크라를 통해 들어온다. 이때의 파동은 챠크라 내 에너지 흐름의 균형을 잡아주고 이 균형이 잡힌 파동은 척추뼈로 전달된다.

척추뼈는 매우 뛰어난 소리 공명기여서 소리의 진동을 탐지해 그것을 신경통로를 통해 장기(臟器)와 세포에 전달시킨다. 척추의 맨 아래에 있는 제1챠크라에서 시작해 위쪽으로 올라가면서 각각의 에너지 중심은 고유의 바탕음(으뜸음)에 공명(공진)한다. 그런 후 에너지의 체내 분배는 신경계와 순환계를 통해서 일어난다. 이렇게 하여 모든 장기와 조직과 세포는 다양한 용도의 에너지를 공급받는다. 챠크라는 표현된 에너지를 받아 그것이 신체·감정·영혼의 다양한 기능에 쓰이도록 분배를 돕는다.

모든 세포와 세포가 모여진 조직, 조직이 모여진 기관, 기관들이 모여서 이루어진 인체, 이 인체에서 이뤄진 각 부위마다 독특한 에너지를 발산한다. 고유의 에너지가 발산된다는 것은 독특한 고유진동이 있음을 뜻하는데 이는 곧 인체의 각 부위별, 장기별 주파수가 있음을 볼 수 있다. 이 독특하면서도 감지하기 힘든 고유의 에너지를 측정하고자 노력해 온 결과 MRA, QRS, MIRS, BI, BRT 등 많은 파동기계가 개발됐다. 이러한 노력으로 감지하기 힘든 고유의 미약에너지를 '파동'으로 설명할 수 있고 응용될 수 있다는 결론에 이르렀다.

특히 챠크라와 관련된 부분에 있어 요즘 유행하는 파동의학(波動醫學)의 선구자인 일본의 에모토 마사루 박사는 MRA, QRS 등 파동기구를 사용하여 인간이 7층의 다층구조(多層構造)로 되어 있다는 사실을 밝혀냈다. 이는 인간의 몸에 내재되어 있는 7개의 챠크라, 즉 에너지 센터를 규명해낸 것이다.

5. 튜닝포크 테라피

1) 챠크라

우리 몸은 7개의 챠크라로 구성되어 신체 에너지 균형을 이루며 상호작용을 할 수 있도록 돕는다. 다양한 원인으로 챠크라의 기능에 이상이 발생되면 인체의 구조적, 화학적, 정신적 에너지적 부조화 증상이 발생해, 육체적 불편함과 마음의 불안정이 발생한다. 이와 같은 부조화를 소리파동으로 사이클을 조율하면, 인체의 구조적, 화학적, 정신적 에너지 문제를 해결할 수 있다는 취지가 챠크라 튜닝포크 테라피이다. 양자의학적 관점으로 소리파장을 맞추면 스스로 공명하고 공진하여 자정 능력이 회복되어 자연치유력이 증진된다는 것이다.

7개의 챠크라 기능과 특성을 정리하면 아래와 같다. 특정 챠크라의 기능 약화는 관련 부위와 영적 이상을 초래한다. 특정 챠크라의 이상 유무를 분석하기 위해서는 각자에게 주어진 기감능력이 최대한 발휘되어야하고, 초보자들의 경우

지표근육을 정해 근력테스트나 O-RING 테스트를 통하여 분별할 수도 있다.

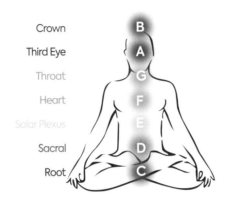

Chakra	Note
7th–Crown	B(시)
6th–Third Eye	A(라)
5th–Throat	G(솔)
4th–Heart	F(파)
3rd–Solar Plexus	E(미)
2rd–Sacral	D(레)
1st–Root	C(도)

챠크라	명칭	고유주파수	컬러 / 소리	몸과 관련	위 치	영적 특징
제7 챠크라	크라운 (Crown Chakra)	172.06 Hz	바이올렛 / B음	신경계통, 두뇌기능	정수리 (백회)	신성,자아통합, 지혜, 영감
제6 챠크라	이마 (Brow Chakra)	221.23 Hz	로얄블루 / A음	뇌하수체, 내분비, 귀, 눈	인당	깨달음, 직감,통찰, 창작, 집중, 평화
제5 챠크라	목 (Throat Chakra)	141.27 Hz	블루 / G음	갑상선, 목, 구강, 기관지	갑상선	언변, 대화, 신뢰,친절, 평화, 균형
제4 챠크라	가슴 (Heart Chakra)	136.10 Hz	그린 / F음	순환계, 면역체계	단중	연민,용서,이해, 사랑, 정열, 정직, 성실
제3 챠크라	태양신경총 (Solar Plexus Chakra)	126.22 Hz	옐로우 / E음	위장, 비장, 간장, 췌장	중완	권위,욕망,행복, 기쁨, 인정
제2 챠크라	천골 (Sacral Chakra)	210.42 Hz	오렌지 / D음	부신, 비장, 이자, 신장	하단전	건강, 욕망, 즐거움, 성적
제1 챠크라	기저부 (Root Chakra)	194.18 Hz	레드 / C음	생식계, 방광, 자궁, 다리	회음	성공, 인내, 안정, 용감

7 챠크라와 건강(컬러와 아로마)

(1) 기저부 챠크라 (Root Chakra)

1. **육체적 건강** : 척추 맨 아래 미저골 부위(생식기와 항문 사이)에 위치하며 순환계와 생식계의 작용과 사지의 기능에 연결된다. 고환, 난소, 다리, 발과 골반에 영향을 준다.

2. **정신적 건강** : 생명을 증진시키는 에너지 중추이다. 적절한 자극은 두려움을 해소시킨다.

3. **챠크라 문제시 발생하는 정서적 건강** : 민감하다. 공격적이다. 교활하다. 충동적이고 당돌하다. 무모하다. 열광한다. 소유욕 많고 보수적이다. 생각 없이 행동한다. 권력을 의식하며 지나치게 활동적이다. 만족을 갈구한다. 착취하는 성향이 있고 섹스에 집착한다.

4. **Red 컬러테라피** : 빈혈, 중풍, 무기력증, 기관지염, 변비, 내분비 장애, 천식에 도움이 된다. 그러나 감정장애, 흥분, 정신질환, 고열, 신경염, 화농성 염증은 피하는 것이 좋다

5. **아로마테라피** : Frankincense, Myrrh, Rosewood, Vetiver, Patchouli

(2) 천골 챠크라 (Sacral Chakra)

1. **육체적 건강** : 부신의 기능과 연결되어 있다. 생식계의 기능과 근육계통에 영향을 준다. 비장, 방광, 이자, 신장의 활동에 영향을 준다. 신체의 해독작용에 영향을 미치는 중추이다.

2. **정신적 건강** : 감정과 정서에 영향을 미치는 중추이다. 의식과 창조력과 연결되어 있다.

3. **챠크라 문제시 발생하는 정서적 건강**: 이기적이고 교만하다. 호색적이다. 허영기가 있다. 타인을 불신한다. 다른 사람이 어떻게 볼까 걱정한다. 타인과 원만하지 못하다. 신분을 중시한다. 권력을 추구하며 실속 없이 부풀린다.

4. **Orange 컬러테라피** : 신장 질환, 생리불순, 감기, 정신적 탈진, 자궁 탈출, 간질 발작, 담석, 갑상선 항진, 류머티즘, 관절염, 장 질환, 천식 및 호흡기 질환

5. 아로마테라피 : Jasmin, Rose, Ylang Ylang, Sandalwood

(3) 태양신경총 챠크라 (Solar Plexus Chakra)

1. 육체적 건강 : 소화계통, 부신, 위장, 간장, 쓸개와 관련. 소화 섭취를 도와준다. 두뇌의 좌 반구와 연결된다. 위장 질환과 소장의 장애, 심인성 질환을 바로 잡을 수 있다.

2. 정신적 건강 : 원격지각 능력, 심령 에너지, 이성적인 사고와 관련이 있다. 이 중추를 활성화 시키면 영혼의 재능을 발휘할 수 있다.

3. 챠크라 문제시 발생하는 정서적 건강: 인정을 받지 못하는 느낌, 냉담하다, 완고하다, 집단의 힘을 두려워한다. 고립감. 시각이 좁다. 실행을 못한다. 끊임없는 변화를 추구한다. 비판적이다.

4. Yellow 컬러테라피 : 소화 장애, 변비, 습진, 당뇨병, 탈진, 가스 팽만, 반신불수, 간질환, 우울증, 다리 마비, 신장 질환. 노란색이 금기시 되는 질병은 급성염증, 심계항진, 헛소리, 환각증의 극도의 흥분 상태, 설사, 신경통, 흥분.

5. 아로마테라피 : Vetiver, Juniper Berry, Neroli, Mandarin, Lemon, Grapefru

(4) 가슴 챠크라 (Heart Chakra)

1. 육체적 건강 : 흉선과 면역계통에 영향을 미친다. 심장과 순환계통에 연결되어있고 소화질환과 심장 질환과 연관이 있다. 두뇌 우반구의 기능과 세포 재생의 기능과 관련이 있다.

2. 정신적 건강 : 삶속에서 이해와 공감을 일깨우고 표현하게 하는 중추이다. 적절히 자극하면 만물의 심층적 힘에 대한 통찰을 열어주고 타인의 정서와 성격에 대한 이해를 열어준다.

3. 챠크라 문제시 발생하는 정서적 건강 : 분노, 타인의 확인을 기대. 자신의 의지를 지키지 못한다. 불안증. 사랑을 소유하려한다. 타인의 인정을 요구한다. 자기중심적이고 소유적이다. 시기와 부러움, 자기 불신. 삶에 대해

회의적이다.

4. **Green 컬러테라피** : 후두염, 척추장애, 복통, 말라리아, 악성종양, 정신질환,
   탈진, 신경통, 매독, 장티푸스, 궤양, 불면증, 성급함.

5. **아로마테라피** : Bergamot, Rose, Melissa, Jasmin, Geranium

(5) 목 챠크라 (Throat Chakra)

1. **육체적 건강** : 목, 식도, 입, 치아, 갑상선, 부갑상선과 연결된다. 호흡계통,
   기관지, 발음기관, 소화기관의 기능에 영향을 미친다.

2. **정신적 건강** : 두뇌의 우반구 기능과 창조적 작용과 연관된다. 이곳을 자극하
   면 투청 능력과 텔레파시가 가능하고 의식이 열려 자연현상의 법칙을 통찰
   한다.

3. **챠크라 문제시 발생하는 정서적 건강**: 타인을 지배하려 한다. 우월한 사람
   에게 항상 복종한다. 고정관념에 사로잡혀 있다. 전통에 집착한다. 항상 규
   율과 감독을 요구한다. 잘난 체하고 자기 만족에 빠진다. 변화에 저항한다.
   광포하다. 엄격하고 완강하며 권위적이다.

4. **Blue 컬러테라피** : 대머리, 히스테리, 신경질, 불면증, 배변장애, 가려움증,
   화상, 백내장, 황달, 수두, 홍역, 후두염, 콜레라, 생리불순, 복통, 신장질환,
   류머티즘, 쇼크, 열병, 위장병, 피부질환, 편도선, 갑상선 치염, 두통. 블루가
   금기시 되는 질병은 감기, 마비, 통풍, 심계항진, 고혈압, 근육약화.

5. **아로마테라피** : Blue Chamomile, Myrrh

(6) 이마 챠크라 (Brow Chakra)

1. **육체적 건강** : 뇌하수체와 내분비계 기능에 영향을 미친다. 면역체계와도
   연관된다. 두뇌의 시냅스에 영향을 주며 두뇌의 좌우반구 기능의 균형을
   잡아준다. 부비강, 눈, 귀, 얼굴 전체와 연결된다.

2.**정신적 건강** : 높은 차원의 투시력과 에너지의 여성적인 건강과 연관된 중

추이다. 고차원의 선명한 지각능력을 열어준다. 상상력, 창조력과 관련 있다.

3. **챠크라 문제시 발생하는 정서적 건강**: 근심에 빠져있다. 의식이 없는 상태를 두려워한다. 타인의 재능을 부러워한다. 끈기가 없다. 약속에 늦는다. 미신적이고 비능률적이다. 미래를 두려워한다. 타인을 얕잡아 본다. 타인의 시선에 과민하다. 실천력이 부족하다.

4. **Royal Blue 컬러테라피** : 충수염, 갑상선 기능항진증, 천식, 정신질환, 기관지염, 비장 질환, 신경질환, 경련, 청력상실, 강박관념, 건망증, 중풍, 폐렴, 소화불량, 호흡기 질환, 눈과 귀의 질환.

5. **아로마테라피** : Rosemary, Juniper Berry, Clary sage

(7) 크라운 챠크라(Crown Chakra)

1. **육체적 건강** : 신경계통과 골격계통 전반과 연결된다. 송과선, 모든 신경통로에 영향을 준다. 두뇌 좌우반구 기능의 균형과 연관된다.

2. **정신적 건강** : 영적 핵심과 이어져 우주의 높은 차원의 힘과 공명되게 한다. 영적 자아를 현재 환경속의 현실적 자아와 통합시킨다.

3. **챠크라 문제시 발생하는 정서적 건강** : 오해 받고 있다는 느낌을 갖는다. 오랫동안 사람을 사귀지 못한다. 힘으로 사람을 압도하려 한다. 비판적이다. 수치스러워 한다. 자기 부정, 자기 폄하의 감정이 있고 부정적 자아를 갖는다.

4. **바이올렛컬러테라피** : 방광질환, 뇌진탕, 골격장애, 복부경련, 신장 질환, 뇌척수막염, 두피 질병, 정신질환, 좌골 신경통, 신경장애, 피부질환, 종양, 류머티즘.

5. **아로마테라피** : Jasmin, Rose, Sandalwood, Lavender, Rosewood, Frankincense

2) 챠크라 튜닝 포크테라피

챠크라 튜닝 포크는 아유르베다 챠크라 이론을 기반으로 하고 있다.

1st Root	Muladhara (also Earth Day)	194.18 Hz
2nd Sacral	Svadhisthana (also Synodic Moon)	210.42 Hz
3rd Solar Plexus	Manipura (also Sun)	126.22 Hz
4th Heart	Anahata(also Earth Year)(also OM Fork)	136.10 Hz
5th Throat	Vishuddha (also Mercury)	141.27 Hz
6th Third Eye	Ajna (also Venus)	221.23 Hz
7th Crown	Sahasrara(also Platonic Year)	172.06 Hz

7가지 챠크라 튜닝포크

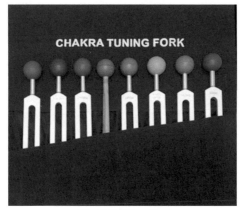

챠크라 튜닝포크 세트

1. ROOT / Muladhara/ BASE −194.18 Hz

ROOT 챠크라: 본능, 보안, 생존과 기본적인 인간의 잠재력과 관련이 있다. 챠크라는 성기와 항문 사이의 영역에 위치하고 있으며 치골과 미골에 효과적이다. ROOT 튜닝포크는 이와 관련된 구조적, 화학적, 정신적, 에너지적 부조화를 조정하는데 이바지한다.

2. SACRAL / Svadisthana − 210.42 Hz

SACRAL 챠크라: 생식과 관련된 다양한 성 호르몬을 생산하는 고환 또는 난소와 연관된 챠크라이다. 210.42Hz 주파수는 성적 에너지를 자극하고 육감적인 소통을 지원한다. 또한 여성의 생리 사이클과 비뇨기계와 연관되는 챠크라이다. SACRAL 튜닝포크는 이와 관련된 구조적, 화학적, 정신적, 에너지적 부조화를 조정하는데 이바지한다.

3. SOLAR PLEXUS / Manipura − 126.22 Hz

태양신경총 튜닝포크: 우리의 태양광 발전시스템으로 태양과 같은 주파수이다. 이 챠크라는 신진대사와 소화와 관련되어 있다. SOLAR PLEXUS 튜닝포크는 이와 관련된 구조적, 화학적, 정신적, 에너지적 부조화를 조정하는데 이바지한다.

4. HEART / Anahata − 136.10 Hz

HEART 챠크라: 휴식과 면역체계, 혈액순환, 영성과 헌신과 관련된 챠크라이며, HEART 튜닝포크는 이와 관련된 구조적, 화학적, 정신적, 에너지적 부조화를 조정하는데 이바지한다.

5. THROAT / Vishuddha − 141.27 Hz

THROAT 챠크라: 갑상선, 목(기관지, 식도 등)과 관련된 성장과 성숙에 영향을 갖게 된다. THROAT 튜닝포크는 이와 관련된 구조적, 화학적, 정신적, 에너지적 부조화를 조정하는데 이바지한다.

6. 3RD EYE / Ajna − 221.23 Hz

3RD EYE 챠크라: 송과선과 관련된다. 뇌의 송과선은 수면과 각성을 조절하는 멜라토닌 호르몬을 생산하는 선(腺)이다. 3RD EYE 튜닝포크를 사용하여 직접 귀에 소리를 듣게 하거나 눈썹 사이, 제 3의 눈에 이 튜닝 포크를 사용하면 뇌와 송과선에 관련된 구조적, 화학적, 정신적, 에너지적 부조화를 조정하는데 이바지한다.

7. CROWN / Sahasrara − 172.06 Hz −

CROWN 챠크라: 순수의식과 관련되며, 내분비시스템인 호르몬의 소통과 분비를 담당한다. 또한 시상하부를 통해 중추신경계와 연결되어 뇌하수체를 조절하게 된다. CROWN 챠크라는 의식, 명상, 통합 에 도움이 되며, 기쁨과 행복을 제공하는 챠크라이다. 크라운 튜닝포크는 순수의식을 고취시키고, 시상하부, 뇌하수체를 조절하여 진정한 기쁨과 행복을 누리게 해준다.

6. 경락 튜닝포크

주변 공기 진동시키는 자연치유법

우리 인체는 자연과 동화되어 발생된 기운이 각각의 정해진 통로를 통해 운행하게 된다. 자연과 동화되었다는 개념은 코를 통해 우주의 기운을 호흡 하는것과 입을 통해 대지의 기운 섭취하는 것, 그리고 마음의 중심을 잡고 정립하는 것을 의미한다.

우리 몸은 5장6부 12경맥과 임·독맥을 합한 14개의 경락으로 구성되어 있다. 이런 관점에서 시작된 튜닝포크는 우리 인체의 12장부와 임맥과 독백이 공명하는 각각의 고유 주파수가 있다. 우리가 생활을 하면서 우주와 공감하는 호흡에 이상이 발생되거나, 바른 음식이 제공되지 못해 인체의 고유 파장이 어긋나게 되는 경우, 다양한 이유로 마음에 불편함이 발생되는 경우 우리 인체의 장기마다 고유 주파수가 손상되는 경우, 이로 인해 피곤이 축적되게 마련이다. 더 나아가 약해진 장부와 관련된 통증이 유발된다. 이후 몸살이 발생되고 더 심해지면 다양한 질병이 나타나 인체에 더 강한 경고를 주게 된다.

경락 튜닝 포크는 사운드와 진동치유요법의 핵심이다. 경락 튜닝포크는 14경락과 관련된 장상학적 증상완화와 스트레스 해소에 유용하다. 경락흐름 활성화로 울결된 기의 흐름들 원활하게 한다. 경락튜닝포크는 14경락과 관련된 근육들을 풀어줌으로서 통증을 경감하거나, 관절의 가동 범위를 증가시켜준다.

튜닝포크는 어린이부터 성인에 이르기까지 모든 사람의 건강 증진에 활용될 수 있으며, 심지어 애완동물에게도 적용할 수 있다. 튜닝포크는 진동과 주파수를 맞추는 채널링이 중요하며, 튜닝포크를 두드려 그 자체를 진동하여 경락을 치유하거나 진동 주파수로 주변 공기를 진동하여 치유할 수 있다.

튜닝포크 사용 방법은 튜닝 포크를 가볍게 눌러 튕긴 후 가장 큰 소리를 얻는 방법, 고무망치를 사용하여 소리를 크게 하여 사용하는 방법이 있다. 점선면의 점을 이용하여 경결된 부위나 경혈점에 소리와 진동을 주는 방법, 선을 이용하여 경락의 유주 방향대로 소리와 진동을 주는 방법, 면을 이용하여 기가 울체되거나 근육이 뭉친 부위에 소리와 진동을 주는 방법 등이 있다.

경락 튜닝포크는 자연치유사, 테라피스트, 푸드테라피스트, 명상 연구사, 카이로 플랙터 등 다양한 치유사들이 활용할 수 있다. 튜닝포크는 인간의 모든 삶의 수준을 높일 수 있는데, 인체의 모든 세포와 장기, 기관에 소리와 주파 조정 효과를 통해 전반적인 신체 건강을 향상시킬 수 있다. 더불어 고통과 스트레스 감소, 신경계 균형, 염증 감소, 육체와 심신의 이완 유도, 변형된 내부 기관의 조화에 영향을 미친다.

우리의 몸은 소리와 진동이 빠른 도체와 같은데 60%가 물로 구성되어 있다. 우리 인체의 심장 박동과 맥박이 각 혈액, 신경, 세포에 보내져 생명활동을 영위하게 하는 것이다.

예를 들어 담경의 흐름이 원활하지 못해 〈황제내경〉의 오계 맥에서 설명하는 바와 같이 현맥이 발현되었을 때 쓸개에 해당되는 GB – Gall Bladder 튜닝포크를 활용하여 소리를 들려주거나, 직접 담경의 경혈점에 접촉하여 흔들림(vibrational healing therapy)을 주어 담경락의 고유 주파수와 공진하게 되면 담경 흐름이 활성화되고 궁극적으로는 현맥(弦脈)이 사라지게 된다는 개념이다. 이와 관련된 사항을 도표화하면 다음과 같다.

14경맥과 기맥, 그리고 장상학을 연결시켜 이해하기를 기대한다.

	경락/장부	영문	고유주파수	장상학	기맥(氣脈) (황제내경-촌구인영맥)
1	임맥(CV)	Conception Vessel	60 Hz	전면 흉복부, 극상근,	
2	독맥(GV)	Governing Vessel	100.90 Hz	배부, 경추, 흉추, 요추, 대원근	
3	위장(St)	Stomach	126.90 Hz	입, 대흉근, 유방, 슬관절, 기육(살), 혈액(혈해), 광배근, 침(연액)	대맥(代脈)
4	비장(Sp)	Spleen	264.90 Hz		
5	심장(H)	Heart	289 Hz	순환, 혈압, 혈관, 피부알러지, 태열, 어깨, 견갑하근 혈액(빈혈, 현기증), 무릎, 영양부족, 대퇴직근	구맥(鉤脈)
6	소장(SI)	Small Intestine	316 Hz		
7	방광(B)	Bladder	343.80 Hz	소변, 발목, 종아리, 오금, 뒷골, 안압, 혈압, 비골근 허리, 생식기, 대요근, 뼈, 골수, 귀, 침(타액)	석맥(石脈)
8	신장(K)	Kidney	383.70 Hz		
9	심포(HP)	Heart Protecto	477 Hz	생명력, 저항력, 면역력, 호르몬, 중둔근, 흉선 소원근, 신경계, 정신계, 스트레스, 자율신경, 소원근	상화맥 (相火脈)
10	삼포(TH) (TW)	Triple Heater Triple Warmer	496 Hz		
11	담낭(GB)	Gall Bladder	506.80 Hz	소화, 근육, 무릎외측, 전삼각근 눈, 목, 편도선, 편두통, 대흉근흉골근	현맥(弦脈)
12	간장(LV)	Liver	1032 Hz		
13	폐장(Lu)	Lung	2287 Hz	코, 피부, 손목, 가슴, 항문, 전거근, 결장(상,하), 대퇴근막장근,	모맥(毛脈)
14	대장(Li)	Large Intestine	4230 Hz		

기맥과 튜닝포크테라피 ㅣ

1) 치유방법

〈황제내경〉에서 설명하고 있는 촌구, 인영 기맥진단을 통해 기맥을 체크하여 약한 장부를 분별하거나, 근력테스트를 통해 14장부의 약한 부위를 찾아 해당 튜닝포크를 활용하여 변형된 고유 주파를 조율한다. 조율방법은 특정 혈위에 튜닝포크 진동을 울려주거나, 경락의 유주방향에 따라 시작점에서 울리기 시작하여 종점에서 마치는 방법을 거듭하여도 된다. 또 다른 방법은 고유 주파가 손상된 장부를 찾아 튜닝포크를 울려 몸에서 주파를 인지하게 하며, 귀에서도 그 주파를 충분히 인지할 수 있도록 들려준다.

예로서 소장의 파장에 이상이 발생된 경우 섭취한 음식물의 영양분을 충분히

번호	장부	약어	기맥(氣脈)	장상학
1	Lung (폐)	LU	촌구 - 모맥	호흡, 천식, 코, 피부,
2	Large Intestine (대장)	LI	인영 - 모맥	배변, 항문, 가스, 배앓이
3	Stomach (위장)	ST	인영 - 홍맥	소화, 유방, 입, 턱관절
4	Spleen (비장)	SP	촌구 - 홍맥	혈당, 비만, 복부통,
5	Heart (심장)	H	촌구 - 구맥	흉통, 순환, 엘보, 알러지(햇볕, 자외선)
6	Small Intestine (소장)	SI	인영 - 구맥	영양, 오십견, 무릎, 배란통, 혈액(생리, 빈혈)
7	Bladder (방광)	B	인영 - 석맥	소변, 하체, 허리, 혈압, 귀(이명)
8	Kidney (신장)	K	촌구 - 석맥	생리, 뼈(골수), 자궁,
9	Heart Protector (심포)	HP	촌구 - 상화맥	단중(흉통), 다한증, 엉덩이, 꼬리뼈
10	Triple Heater(삼초) Triple Warmer	TH TW	인영 - 상화맥	신경성두통, 수면장애, 심리불안, 신경
11	Gall Bladder (담낭)	GB	인영 - 현맥	고관절, 편두통, 소화장애
12	Liver (간장)	LV	촌구 - 현맥	눈, 간염, 근육(이갈이,사시)
13	Conception Vessel (임맥)	CV	임신, 앞면 복부	몸 앞면 전체
14	Governing Vessel (독맥)	GV	독립, 전부 척추	몸 뒷면 전체

기맥과 튜닝포크테라피 II

받아들이지 못하므로 영양불균형이 초래되어 혈액생성에 어려움이 발생되므로 빈혈, 현기증이 수반되며 기혈이 유주하는 상완과 견갑골, 견외유혈에 이상으로 어깨 부위의 불편함과 통증이 수반된다. 더불어 대퇴직근 이상으로 계단을 오르내릴 때 통증을 호소하게 되는데 튜닝포크 중 소장튜닝포크를 울려 소장과 공명하면 그와 관련된 증상들이 감소된다. 경락(메리디안)튜닝포크는 궁극적으로 인체파동의 조화와 조정을 통하여 구맥이 사라지게 한다.

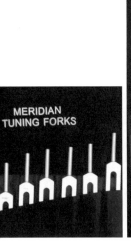

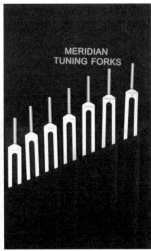

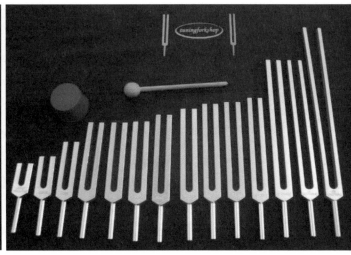

7. 튜닝포크 활용방법

22가지 공명, 공진

1. 특정 챠크라에 튜닝포크를 통해 소리 공명·공진한다.

2. 특정 반사신경(reflex) 포인트에 튜닝포크를 통해 소리 공명·공진한다.

3. 이상이 발생되거나 통증근육에 튜닝포크를 통해 소리 공명·공진한다.

4. 혈자리(Acupuncture point)에 튜닝포크를 통해 소리 공명·공진한다.

5. 지압점(Acupressure point)에 튜닝포크를 통해 소리 공명·공진한다.

6. 이상이 의심되는 뼈와 머리에 튜닝포크를 통해 소리 공명·공진한다.

7. 신체의 특정 영역에 튜닝포크를 통해 소리 공명·공진한다.

8. 인체의 각 오라층에 튜닝포크 파장으로 공명·공진한다.

9. 음료와 차를 마시기 전에 잔에 든 물에 튜닝포크의 파장으로 공명·공진한다.

10. 음식을 먹기 전에 튜닝포크의 파장으로 공명·공진한다.

11. 인체의 경락 시스템(Meridian system)에 튜닝포크 파장으로 공명·공진한다.

12. 직접적인 힐링에 맞추어 튜닝포크 파장으로 공명 · 공진한다.

13. 공간 안에 부정적이고 침체된 에너지를 제거하기 위해서 튜닝포크 파장으로 공명·공진한다.

14. 방전된 에너지를 충전하기 위해서 튜닝포크 파장으로 공명·공진한다..

15. 심적 안정을 유도할 때 튜닝포크 파장으로 공명·공진한다.

16. 발바닥의 용천혈에 튜닝포크 파장으로 공명·공진한다.

17. 손바닥의 노궁혈에 튜닝포크 파장으로 공명·공진한다.

18. 위장을 비롯한 14경맥의 모혈 반사신경 점에 튜닝포크 파장으로 공명·공진한다.

19. 등 뒤의 반사신경 점에 튜닝포크 파장으로 공명·공진한다.

20. 애완동물과 야생동물에 튜닝포크 파장으로 공명·공진한다.

21. 화초와 작물, 식물들에 튜닝포크 파장으로 공명·공진한다.

22. 생수, 식수에 튜닝포크 파장으로 공명·공진한다.

8. 씽잉볼 테라피(Singing Bowl Therapy)

씽잉볼 테라피는 인도, 네팔, 티베트 등지에서 서기 2000년 이전부터 전래된 치유법이다. 재료는 7가지 금속인 금, 은, 철, 수은, 주석, 구리, 납 등 합금으로 만들어 진다. 보통 7~10cm 정도의 크기지만 사람이 들어갈 만큼 커다란 씽잉볼을 비롯해 아주 작은 크기까지 다양하다. 씽잉볼은 우주만물의 모든 존재가 고유의 파동으로 이루어져 있음을 근간으로 하는데, 씽잉볼 고유 파동이 여러 원인에 의해 원형의 파장이 손상되거나 변질되어, 부정적 방향으로 변형되었다면 이로 인해 우리 인체의 항상성이 깨어져 병약해지고 정신적으로는 우울하게 된다. 이와 같은 상황에서 씽잉볼이 합당한 소리 진동체를 만들어 육체적이나 정신적 균형을 회복하는데 도움을 준다. 에너지 치유전문가라면 인체 파동을 분석하여 합당한 씽잉볼 진동을 공진해주므로 그 문제점을 해결하는데 도움을 줄 것이다.

인체와 씽잉볼의 소리 진동의 공진은 스트레스 조절, 집중력 향상, 생명에너지 축척, 경혈의 흐름 활성화, 5장 6부의 조화와 균형, 챠크라 활성화, 오라 확장 및 명료화, 좌우뇌의 균형, 창의성 향상에 유익하다. 경험에 의하면 씽잉볼은 오래된 탁기와 부정적 에너지, 영적인 눌림, 어두운 영들을 제거하는데 큰 효과가 있다.

씽잉볼 사용 방법은 크게 두드림과 문지름 방법이 있다. 두드리는 방법으로는 해머와 스틱을 사용하거나 인체의 일부인 주먹으로 두드리는 방법도 가능하다. 문지른 방법은 스틱 부분에 가죽을 덧댄 스틱을 이용하는 것이 좋다. 개인을 대상으로 하는 경우 누운 상태에서 씽잉볼을 옆에 놓거나, 필요한 인체 부위에 올려놓고 진동 하는 방법, 아니면 앉거나 서거나 눕거나에 관계없이 필요한 씽잉볼을 공진하여 귀와 몸으로 느끼게 하는 방법이 있다.

우리 인체의 70%가 물이며 물은 가장 에너지 전이가 가장 빠르다. 그러므로 소리 진동으로 에너지 전이를 통해 인체의 조화와 균형을 꾀할 수 있다. 피부와 기육, 근육, 뼈(골격)까지 가장 필요한 소리 진동으로 공지하여 독자 여러분 모두 건강한 삶을 살아가길 기대한다.

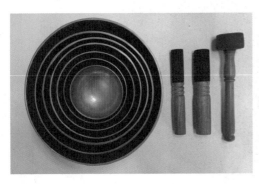

씽잉볼과 스틱, 햄머

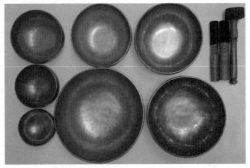

씽잉볼과 스틱, 햄머

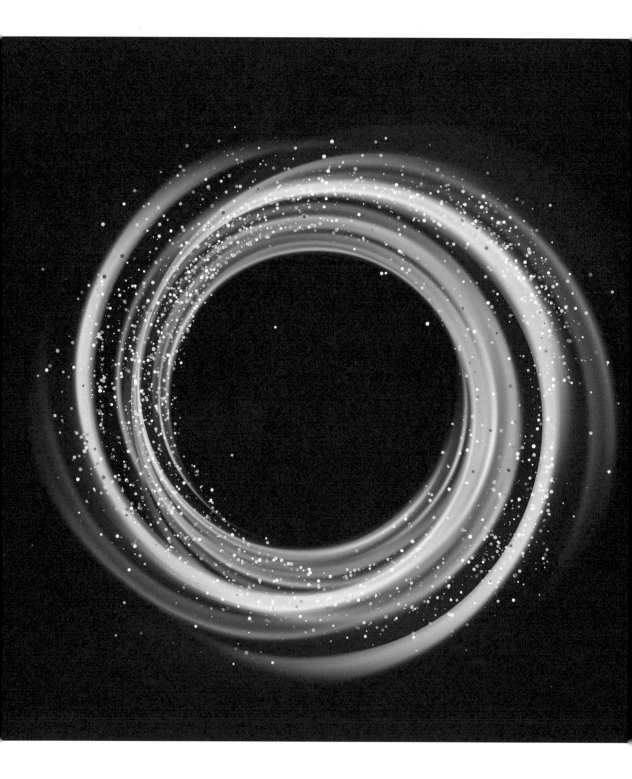

07

에너지테라피(Energy Therapy)
근원의 에너지로 치유하다

에너지테라피는 자연·우주 공간 안에 존재하는 특정한 에너지를
선하게 사용하여 영·육·혼의 조화와 균형을 돕는 모든 방법을 통칭한다.

1. 에너지(Energy)란?

에너지는 현대인에게 삶의 전반적인 범위에 있어 매우 중요한 핵심 키워드이다. 무형적 에너지를 유형적으로 리딩하고, 배분과 흐름을 조절하는 것은 경제, 정치 등 사회 전반에 큰 영향을 끼친다. 나아가 인간의 생체정보시스템에서도 에너지 인식 및 리딩, 에너지의 확보와 에너지의 공급, 그리고 에너지의 활용법은 우리 건강에도 큰 영향을 끼친다. 에너지를 동양에서는 '기(氣)'라고 하며 '프라나(Prana)', 가(Ka), 마나(Mana), 오라(Aura), 오르곤(Orgone), 뉴마(Pnuma), 루아(Ruah) 등 다양한 이름으로 불리며 생명의 치유에너지(healing energy)로서의 기능을 한다.

에너지는 우주 전역에 흩어져 존재한다. 이 흩어진 에너지 파동은 합치거나 간섭하면서 파동패턴을 이루어 에너지 문양을 만든다. 에너지 문양은 정보체로, 인체를 비롯한 모든 물질은 정보를 담은 정보 집합체라고 볼 수 있다. 우리 인체가 본연의 모습으로 아름답게 존재하기 위해서는 조화와 균형이 필요하다. 이를 위해서는 에너지 문양의 틀이나 패턴을 조정할 수 있는 새로운 정보인 치유에너지가 필요하다. 치유에너지는 소멸되어가는 것들에 생기를 불어 넣는 창조와 재생의 힘인 창조적 재생력을 갖고 있다.

에너지는 사랑의 생명이다. 우리는 사랑한다는 말의 의미가 갖는 치유력을 믿는다. 엄마 손은 약손처럼, 사랑의 손길은 심신 안정과 만족감을 준다. 숲속 초록의 치유력, 낙엽이 타는 냄새의 치유력, 양철지붕의 빗소리에서 오는 치유력, 봄나물의 상큼한 맛 치유력, 미소의 치유력, 평화의 치유력, 밝은 색채의 치유력, 신선한 공기의 치유력, 봄날 따듯한 햇볕의 치유력, 나무의 치유력, 기도의 치유력, 향기의 치유력, 움직임의 치유력, 심금을 울리는 쩡한 눈물의 치유력 등 이루 헤아릴 수 없는 것들이 진정한 치유자(대상)로서 우리를 둘러싸고 있다. 이러한 치유력의 원천은 모두 좋은 정보와 에너지를 갖고 있다. 이처럼 우리를 이완시키고 편안하게 인도하는 것이 에너지이다.

2. 에너지테라피(Energy Therapy)

에너지테라피는 자연·우주 공간 안에 존재하는 특정한 에너지를 선하게 사용하여 영·육·혼의 조화와 균형을 돕는 모든 방법을 통칭한다.

중요한 요건은 자연 안에, 우주 안에, 공간 안에, 시간 안에 존재하는 특정의 기운을 자기 자신이 필터가 되어 적절하게 정화·증폭·농축해 적용하는 것이다. 그러므로 우리는 에너지를 리딩하는 능력을 갖추도록 노력해야 한다. 그리고 에너지를 올바르게 적용할 대상을 찾아 적절한 에너지 크기와 질감으로 송기하는 능력을 키워야 한다.

에너지테라피는 태초부터 인간의 존엄성에 대한 인식의 요구로 시작되어 지금도 깨어있는 자들이 생명에너지를 통해 세상에 이로움을 전하고자 연구, 적용하고 있다. 누군가에게 도움이 되겠다는 의지와 애정만 있다면 특별한 도구 없이 실천 가능한 방법이 에너지테라피이다. 어둠에서 사물을 확연히 볼 수 없듯 에너지테라피를 위하여 영적으로 밝은 빛을 자신의 깊은 곳을 향해 비춰 자신의 모습을 보고, 자신의 단점을 제거하도록 노력하는 영적 밝음 행위가 요구된다. 영적 밝음 상태에서 몸과 마음의 불균형으로 어려움에 처하거나 새로운 경험과 성장을 원하는 사람에게 시간과 장소, 거리의 원근에 관계없이 치유가 가능하다. 이러한 치유 과정에서 치유사인 자신의 몸과 마음에도 균형이 생기고, 나아가 지혜와 사랑의 힘을 키울 수 있는 치유법이 에너지테라피이다.

에너지테라피는 정화되고 순수한, 그리고 밝고 사랑이 많은 에너지를 필요한 사람에게 줄 수 있어야 한다. 그러기 위해서 에너지테라피스트는 항상 자신의 몸과 마음을 돌아보아야 하며, 자신의 에너지 상태를 우주로부터 자양 받을 수 있어야 한다.

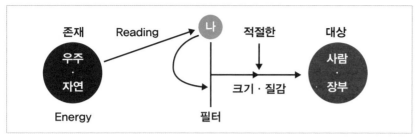

에너지 테라피 모형도

생명에너지의 충만은 사람 마음에 활력을 주고, 정신을 맑게 빛나게 하며, 직관을 발달시킨다. 자신의 내면에서 언제나 알 수 없는 만족과 행복의 원천이 흐르는 것을 느끼게 되어 영적으로도 안정된다. 성격과 인생관과 삶의 태도까지 긍정적 변화가 가능하다.

에너지 형태론인 '기가 모이면 형태를 이루고, 흩어지면 형태가 사라진다'는 이론에 의미가 있다고 여기며, 물리학자들이 물질을 에너지 응집체로 주장하는 이론과 서로 통한다고 여긴다. 동양에서는 생체 에너지에 대해 물리를 튼 수행자들이 수련을 통해 인체내부에 모으고 운용하여 인체 밖으로 발산하여 치유에 활용하였다. 이에 비해 서양의 에너지 치료사들은 에너지 체계를 다루는 기법을 치료에 활용하므로 에너지 치료의 대중화가 가능하게 하였다.

3. 에너지테라피스트(EnergyTherapist)

우주 가운데 존재하는 기(氣), 에너지, 프라나 등 몸과 마음을 연결하는 매개체로 활용하여 도움을 주는 이가 치유사(테라피스트)이다. 에너지테라피스트는 우주에 흩어져 있는 에너지를 리딩하고, 적용하는 정도를 직관으로 인지하여, 적절하게 조정, 치유하는 전문가이다.

에너지테라피스트는 자신의 에너지로 치유하는 것이 아니라 단지 자신은 우주

정보에너지의 필터가 되어 자연에너지를 적절히 흘려보내는 행위자다. 그런데 자신의 에너지 고갈을 호소한다면 이는 치유사의 수행이 부족하기 때문이다.

좋은 신체와 심성이 좋은 사람이 많은 노력과 지도로 정보 포커싱을 통해 우주의 고차원적 정보와 공명을 치유 대상에게 정보 채널링(channeling)할 때 좋은 테라피스트가 될 수 있다. 미국의 스테판 움브레이트 박사는 '마음을 집중함으로서 내담자의 에너지 체계에 조화와 균형을 이루는 것'을 강조했다.

챠크라는 우리에게 일어났던 생각과 기억들, 그리고 행위와 느낌들을 기록하고 저장하는 시스템이다. 그런데 이 시스템에 오류가 발생됐을 때 에너지테라피스트는 에너지테라피를 통하여 챠크라 시스템에 저장된 오류들을 수정함으로써 인간의 기억체계인 의식과 무의식, 태생기의 사건과 유전적인 기록, 혹은 생애 이전의 패턴까지도 수정할 수 있다.

테라피스트의 치유의도는 우주와 자연의 파동에너지를 모아 테라피스트의 정신과 몸의 의식통로인 챠크라를 진동시켜 시간과 공간의 제한 없이 언제, 어디서, 누구에게나 그 파동을 방사하여 공명을 일으킬 수 있다. 이러한 공명을 통해서 환자는 왜곡되었던 자신의 챠크라 부조화를 조화롭게 변경시킬 수 있다.

에너지테라피스트는 양자의학의 '비국소성 원리'를 기본으로 우주와 내가 하나이며, 어느 곳에서는 우주의 에너지를 감사하게 사용할 수 있는 능력배양이 관건이다.

에너지테라피스트(Energy Therapist)의 유익

건강을 유지하는데 에너지테라피스트는 일반인들보다 유리한 점이 있다. 에너지테라피스트는 음식에 해로운 화학성분이 없는지, 필요한 미네랄과 각종 영양성분을 포함하고 있는지, 보다 쉽게 상했는지 여부, 또 나에게 합당한 등을 인식할 수 있기 때문이다.

오감 멀티테라피를 적용함에 있어 눈으로 보는 컬러에너지, 코로 맞는 향기에너지, 귀로 듣는 소리에너지, 입으로 먹는 음식에너지, 피부로 느끼는 감각에너지의 적합성을 활용하여 점검할 수 있고 에너지의 균형을 맞추는데 사용할 수 있다.

완전한 건강을 이루기 위해서는 육체적·정신적(감정적)·영적으로 균형이 맞아야 한다. 건강하지 않다면 치유를 소망하는 몸에 소리와 반응에 귀를 기울여서 감각적인 능력으로 제일 유익한 에너지를 적용해야한다.

원인 모를 통증과 고통이 느껴진다면 그 원인이 무엇인지? 근육의 문제인지? 신경의 문제인지? 감정의 기억 때문인지? 마음의 상처 때문인지? 음식으로 인한 불균형인지? 장부의 불균형 때문인지? 에너지가 미약한 것이 원인인지? 더 크게는 성장과 깨우침을 원하는 하나님의 계획인지를 발견할 수 있어야 한다. 진정한 에너지테라피스트는 타인의 에너지 조율에 앞서 자기 자신의 에너지 조율을 위해 노력해야 한다. 자기 자신의 에너지 컨트롤과 건강관리가 테라피스트의 가장 큰 유익함이 아닐까 싶다.

4. 에너지테라피 방법과 원리

에너지테라피는 기혈의 통로를 정화하고 흐름을 활성화시킨다. 또한 흩어진 생명체의 주파수 파장을 조율하며, 밝고 맑은 마음을 갖게 한다. 그뿐만 아니라 영적 평안을 가능하게 하고, 내면의 질서를 바로잡아 행복한 삶을 가능하게 한다. 나아가 온전한 생명력을 불어 넣어준다.

두발 자전거를 처음 배울 당시로 돌아가 보자. 상식적으로 두 바퀴를 넘어지지 않고 설 수 없을 것 같지만 자신 있게 페달을 밟으면 쓰러지지 않는다. 달음박질로 달려가는 것보다 훨씬 빠르게 목적지에 다다를 수 있다. 에너지테라피도 다르지 않아서 처음에는 불가능할 것 같지만 몇 번을 반복한다면 그 실력은 점점 더 향상될 것이다.

필자는 에너지와 에너지테라피가 자신의 일부가 되어야 한다고 본다. 그래야 언제 핸들을 틀고 페달을 밟고 기어를 바꾸어야 할지를 생각할 필요조차 없이 자연스럽게 운용할 수 있게 되어야 좋은 에너지를 필요한 사람이 사용할 수 있게 돼야 한다고 여긴다.

필자는 에너지테라피의 방법을 서양적인 것과 동양적인 것으로 구분한다.

서양적 에너지테라피는 『테라퓨틱터치』, 『퀀텀터치』, 『기적의 손 치유』 등에서 주장하는 내용이고 동양적 에너지테라피는 우주창조의 근원이 기로서 파동적 순환으로 우주와 함께 하고 있다고 보인다. 모든 생명체는 기의 질서정연한 결정체이며, 생명체는 생명에너지가 몸 안에 일정한 법칙 아래 끊임없이 순환하면서 개체의 생명을 유지시킨다.

파동에너지와 물질과의 관계에서 파동에너지는 질량이 변하지 않으면서 여러 가지 형태로 존재한다. 다만 진동수가 많아짐에 따라 그 형태가 물질에서 소리, 소리에서 파동, 그리고 빛으로 나타난다.

에너지테라피 원리

모든 사람은 치유를 도울 수 있는 능력을 타고 났으며, 그 능력의 원동력은 사랑이다. 사랑은 모든 생명체와 소통하고 우리의 진실한 본성을 전달 할 수 있기 때문이다. 그러므로 사랑은 에너지테라피의 근본이며 생명에너지의 핵심이다.

에너지는 생각에 영향을 받는다. 에너지테라피스트의 긍정적 생각과 약한 이들을 섬기려는 의지력은 강력한 에너지장을 만들어내고, 그 에너지장으로 치유가 필요한 부위를 감싸 공명하여 치유된다. 이러한 에너지테라피 치유 능력은 학습으로 가능하며 임상과 수련을 통해 더욱 정밀해진다.

에너지테라피스트는 아픈 사람의 몸이 스스로 치유할 수 있도록 공명을 유지하는 역할을 하는 것이고, 나머지는 각자의 몸에 내재된 자연치유력으로 회복되는 것이다. 이를 위해서는 공명과 동조 현상이 필요하다. 아픈 부위에 필요한 주파수 파장 에너지를 송기할 때 공명하여 치유가 일어난다. 그러니까 공명력을 발휘하여 일정 기간 파장 에너지를 유지해야한다. 더불어 내담자는 치유가 일어나는 과정을 믿어야 하는데, 이는 에너지테라피를 적용할 때 순간적인 고통이나 다른 괴로운 증상을 유발할 수 있기 때문이다. 그러나 이 모든 것은 치유의 일부분이다. 생명에너지와 치유 과정이 매우 복잡한데 여기에는 우리의 생각과 이해를 뛰어넘는 지혜가 스며 있음을 알 수 있다.

에너지테라피에서 중요한 부분이 호흡이다. 호흡은 생명에너지를 증폭시킨다. 호흡과 집중을 통해 그 힘이 몇 배 이상 증가해 생명에너지를 레이저처럼 모을 수 있다. 집단치유도 가능하다. 경험상 한 명보다는 두 명, 두 명보다는 더 많은 인원의 호흡과 집중이 훨씬 더 강력한 힘이 만들어냄을 보았다. 마치 중보 기도의 힘과 같다. 만인이 각각의 재능이 다르듯 에너지테라피스트들의 능력도 다양하다. 그러므로 육적인 에너지 조율에 능한 사람이 있는가하면, 영적·심리적 에너지조율 능력이 발달된 사람이 있다. 개인의 영적 능력의 확장은 생명에너지를 증폭시킨다. 때문에 기도와 묵상이 에너지테라피스트의 덕목이라 할 수 있다.

생명에너지는 타고난 몸의 지적 능력으로 치유한다. 그러므로 치유사(에너지테라피스트)는 자신과 내담자의 '몸의 지성'이 전하는 말에 귀를 기울이고 에너지 흐름에 따라야 탁기 등을 몰아낼 수 있다.

에너지테라피스트는 치유 활동을 하면서 동시에 자신이 치유회복됨을 경험하게 되며, 원격치유로 원거리에서도 효과적으로 이뤄질 수 있고, 여러 형태의 치유 방법을 쉽게 그리고 효과적으로 적용할 수 있기를 바란다.

5. 서양적 에너지테라피

서양적 에너지테라피는 서양에서 행하는 치유법들을 의미한다. 여기에서 모두 설명하는 것은 한계가 있기에 킬리언 사진(kirian photogaphy)과 테라퓨틱터치(Therapeutic Touch), 그리고 다우징(Dowsing)에 대해 그 핵심만을 설명하고자 한다.

1) 킬리언 사진(Kirlian Photography)
킬리언카메라는 셈욘 데비드비취 킬리언(Davidovitch Kirlian)에 의해 1939년 공식적으로 발명되었다.

킬리언 사진은 촬영된 물체 주위에 가시적인 '아우라(Auras)'가 나타났으며, 킬리언은 초기 실험에서 2개의 나뭇잎을 놓고 촬영했다. 그는 이렇게 찍은 사진을 통해서 큰 차이를 발견하였다. 이미지 중 하나는 강한 발광성이 보였고, 다른 하나는 발광성이 매우 약해 빛을 보기 힘들 정도였다. 발광성이 강한 이미지는 에너지가 균형 잡힌 식물의 이파리에서 나온 것이고, 발광성이 약한 이미지는 불균형된 식물에서 나온 것을 깨달았다. 그는 이 사진을 통해 사람의 영적, 정서적, 신체적 상태에 대한 중요한 통찰력을 제공 할 수 있다고 보았다. 이후 그는 이 사진들이 정서적, 신체적 상태를 정확하게 예측할 수 있고 질병을 진단하는 데 사용될 수 있다고 주장했다.

에너지테라피스트는 치유 과정에서 체온이 상승하고 자연스럽게 손에 온기와 열기가 발생되고, 땀이 촉촉하게 나오게 된다. 바로 이 땀이 아우라를 증가시키는 매개체가 됐는데 치유자의 손은 기분 좋은 땀이 날 정도의 온기가 필수적이다. 다음은 킬리언 사진들인데, 발광력이 강한 치유 에너지가 발생되도록 에너지 조절이 이뤄지기 바란다.

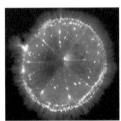 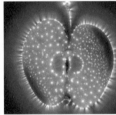 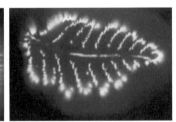

레몬 – 킬리언 사진　　　사과 – 킬리언 사진　　　나뭇잎 – 킬리언 사진

2) 테라퓨틱터치(Therapeutic Touch)[60]

치료적 접촉(Therapeutic Touch)은 1972년 미국 뉴욕대학의 간호학 박사인 돌로레스 크리거(Dorlores Krieger)와 도라 쿤즈(Dora Kunz)의 공동연구로 시작되었다.

크리거 박사는 기존의 힐러들이 환자의 몸에 손을 대지 않고, 손만을 환자의 몸 가까이 대고 오라(Aura:동양에서는 氣)를 넣어주는 사실에 관심을 갖고, 시술자의

60) 중앙일보 2002년 6월 28일자 신문 소개의 글 재 편집

정신력과 환자의 질병치유와의 관계를 적극 연구하기 시작했다.

실제로 크리거 박사는 이 같은 과정을 전제로 '치료적 접촉'을 통해 환자의 혈액 속의 헤모글로빈이 증가될 수 있다는 임상 대조 연구결과를 얻었고 이를 의학계에 발표했다.

이때부터 힐링(Healing)에 관한 의학계의 본격적인 연구들이 시작되었다. 간호학계의 관심으로 많은 대학의 간호학과에서 간호사들에게 교육되고 있는데, 치료적 접촉 요법은 아직은 널리 알려져 있지는 않지만 동양에서의 기치료(氣治療)요법과 매우 유사하다. 서양에서도 '치료적 접촉'이라는 용어는 주로 학문적으로 사용되는 용어이고, 일반에게는 보통 힐링(Healing)이라는 말로 널리 알려져 있다.

크리거 박사의 치료적 접촉(Therapeutic Touch) 요법은 환자의 헤모글로빈 수치를 높여줄 뿐만 아니라, '치료적 접촉'을 통해 인간과 자연, 인간과 인간이 에너지를 보충하는 것이 치유 효과를 발휘하므로, 서로에게 유익하다고 주장했다.

'진정한 치료'는 시술자가 피시술자에 대한 깊은 관심에서 접근해야 한다. 상담자에 대한 걱정, 빨리 낫기를 바라는 마음 자체만으로도 내담자는 그 메시지를 전달받아 육체적 · 심리적 안정을 되찾는다. 그러면서 쾌유의 속도 역시 빨라지게 된다.

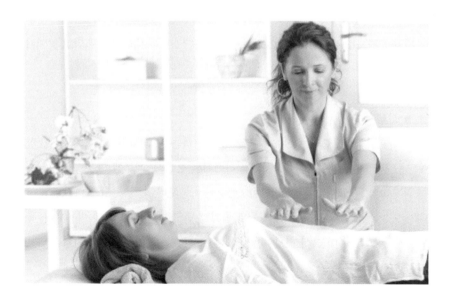

치료적 접촉의 효과는 무엇보다 심신안정이라는 측면을 생각해 볼 수 있다. 편안한 상태를 유지하고 치유를 하면, 두통 같은 통증, 긴장, 정신적 불안정 상태가 완화되어 효과적이다. 테라퓨틱터치는 교감(交感)을 중요시하는 에너지테라피로서 효과를 의심하거나 또는 거부감이 있는 사람은 적용하지 않는 것이 좋다. 약간의 구토와 어지럼증을 호소하는 경우도 있는데, 이런 증상이 계속 지속되지 않는다면 치유가 되는 과정이므로 걱정할 것은 없다.

치료적 접촉(Therapeutic touch)은 4단계 진행이 바람직하다.

첫째는 집중(Centering)단계로 테라피스트의 집중이 이루어지는데, 필요한 것들을 조율하는 과정이다.

둘째는 평가(Assessment)단계로 테라피스트가 내담자의 몸 위에 손을 움직이는 단계이다. 신체에서 5~15Cm 정도 간격을 두고 손으로 머리에서 발끝까지 천천히 일정한 경로를 따라 이동하면서 피시술자와 시술자가 함께 신체에서 통증 또는 이상하다는 느낌이 있는 곳을 찾는다.

셋째는 처치(Treatment)단계는 손으로 에너지를 리딩하여 뭉쳐진 부분이나 막힌 곳을 테라피스트가 마음속으로 그곳을 떠올리고, 그곳의 부정적 에너지를 손으로 쓸어 몸 밖으로 내보낸다는 생각을 하면서 내담자가 편안해질 때까지 반복한다.

넷째는 평가(Evaluation)단계로 처치 후, 테라피스트는 내담자에게 막힌 곳이나 뭉쳐진 곳의 증상 정도와 느낌 등을 확인한다.

3) 다우징(Dowsing)

다우징은 인간이 가지고 있는 에너지를 측정하는 도구로서 '생명의 원천'인 살아있는 생명의 '뇌파를 통한 잠재의식'하에서 생성된다. 때문에 다우징을 사용하는 다우저의 뇌파는 알파파로 유지로 측정이 가능하다. 신성한 힘이 나타나는 막대기 또는 지팡이로 농사를 위한 물의 줄기를 찾고, 광물을 찾는데 이용했다. 출애굽기 4장 17절 '너는 이 지팡이를 손에 잡고 이것으로 이적을 행할지니라'라는 말씀에서 모세가 다우징을 활용했다고 주장하는 학자들도 있다. BC15세기 중엽에 그리스 역사의 아버지 헤로도투스는 나무로 된 Y자 모양의 가지를 이용하여 물을 찾았다는 문헌이 다우징 최초 기록 문서이다.

독일의 물리학자 슈만박사는 지구의 고유진동수가 7.83Hz라고 밝힌 바 있다. 이는 인간이 대지의 품안에서 느끼는 좋은 공명주파수로 수맥이 흘러가면서 암반층과 마찰을 일으키며 비정상적인 파동을 발생시킨다. 그리하여 이 수맥파는 사람의 뇌파를 교란시켜 유해한 영향을 끼치게 된다. 컴퓨터에 스피커를 켠 상태에서 핸드폰이 가까이 가면 전자파 간섭으로 찌찌직 소리가 나는 원리와 같다.

수맥파에 대해 네델란드의 지질학자 트롬프 박사는 68년 유네스코에 제출한 보고서에서 '탐사자는 수맥위에서 몸 전체로 반응을 느끼며 혈압과 맥박이 상승한다'고 했다.

다우징은 생체물리학적 효과법(The Bio Physical Effect Method)이라고 하며 BPE- Method라고 명칭하고 있다. 프랑스에서는 라디에스테이지(Radiestheesie)로 호칭하며 방사자력이 물체에서 나와 추나 나뭇가지에 생체물리학적 효과를 준다고 주장하고 있다. 다우징 종류는 ㄱ자형 막대(L-rod), I자형 막대(I-rod), Y자

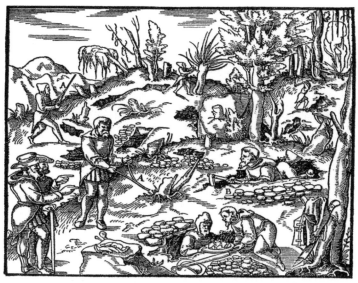

다우징하는 풍경(출처 '다우징의 새세상' 해미쉬밀러 원저)

형 막대(Y-rod), 추(Pendulum)등이 있다. 나아가 몸의 손이나 팔등의 근육을 이용하는 인체 막대도 가능하다. 어깨에 힘을 빼고 내려 중력에 맡기고 의념에 따라 답을 구하는 방법이 한 예가 된다. 다우징은 의식이 모르는 정보를 얻게하는 도구이다. 다우징은 전체의식에 접근하는 방식으로 개인의 이득이 아닌 경우 대부분 답을 얻을 수 있다. 다우징을 활용하기 위해서 다우징은 우뇌를 활용하여 우주의 지식과 의사소통하는 원리이다. 그러므로 본인의 의지를 내려놓고 그저 자연스럽게 수용하면 무의식에 따른 정보의 인식의 결과를 이해하고 수용하여 적용할 수 있다.

다우징의 움직임은 특별한 사전 연습 없이도 본인의 강한 의지를 내려놓은 후 합당한 자세로 천천히 걸으면 막대가 저절로 움직이는 경험을 하게 된다. 합당한 자세란 막대가 움직이는데 제한이 없도록 수평을 유지하고 손으로 강하게 잡지 않는 것이다. 이러한 자세로 조금만 연습하면 누구나 몸의 근육에 변화가 생기게 되고, 미세한 근육의 변화는 다우징 도구에 확대 반영되어 쉽게 인지하게 된다.

다우징은 수천 년 전부터 활용됐다. 과거에는 지하의 수맥, 온천, 광물 등을 찾는 용도로 활용했는데 인체의 건강과 관련하여 아픈 부위 찾기, 혈자리 찾기, 음식 찾기, 한약 찾기, 오라 에너지 점검하기 등 다양한 목적으로 활용이 가능하다.

다우징(L-rod)을 잘하는 방법[61]을 정리하면 다음과 같다.

1. 내안에 모든 것에 반응하며 답을 주는 존재 또는 시스템이 있다는 사실을 인정한다.

2. 질문하는 내용의 개념을 명확히 한다.

3. 내가 곧 자연이며 우주인 우아일체(宇我一體)임을 자각한다.

4. 다우징을 든다.

5. 원하는 질문을 한다.

6. 질문 후 첫 번째 답을 정답으로 한다.

7. 정답이 맞는 답인지 묵상한다

다우징(Pendulum)을 이용하는 방법은 다우징의 뇌파가 알파만파로 채널링돼 있다면 의념하는 대로 펜듈럼이 움직인다. 왼쪽으로 돌아라!, 오른쪽으로 돌아라!

61) "도안계 풍수지리" 설영상 지음, 북스힐 73

앞뒤로 움직여라! 좌우로 움직여라! 하고 지시하는 대로 움직이는지 확인한다. 그 다음 단계로 다우징하려는 목적에 맞게 지시한다. 예를 들어 운동 후 다리 골절이 의심된다면 골절이 되었다면 오른쪽으로 돌아라!하고 지시하고 의심부위에 펜듈럼을 다우징해 보라. 오른쪽으로 돌았다면 이번에는 골절부위에서는 왼쪽으로 돌아라!라고 지시하면 골절 부위에서 왼쪽으로 돌 것이다.

다우징 때 유의사항은 편견을 버리고 우리 모두가 소유하고 있는 우주의 지식과 우뇌를 원활히 사용하는 것이다. 그리고 질문할 때는 마음을 깨끗이 비워 감정적·정신적으로 안정된 상태를 유지해야 한다. 항상 보호의 빛을 주변에 놓아 자신을 보호하는 것도 잊지 말아야 한다.

(1) 다우징 활용법

다우징은 우리가 가지고 있는 에너지를 측정하는 방법이다. 즉, '뇌파를 통한 잠재의식'으로 지하의 수맥, 온천, 광물, 인체의 건강과 관련해 아픈 부위, 혈자리, 음식, 한약, 오라, 모혈, 분실물 등 다양한 에너지 점검과 찾기 등의 목적으로 활용이 가능하다. 다우징은 몸의 미세한 근육의 움직임을 크게 확대시켜 보여주므로 변화 인식이 쉽다. 다우저가 알고자 하는 정보를 의념으로 입력하여 그 답을 구하면 해당 주파수를 다우징에 반응으로 나타난다. 이는 작은 반응을 확대시켜 눈으로 볼 수 있게 하는 초감각적 지각의 훌륭한 수단이다. 다음은 다우징을 이용하여 지기(地氣)와 천기(天氣)와 관련된 기운 찾기와 이상 장부를 찾고, 그 장부를 돕는 오감멀티테라피 재료들을 찾는 방법을 정리하고자 한다.

① 수맥파와 지기

지기 중 수맥파는 감마파로 모든 조직과 물질을 쪼개고 나누어 무력하게 만드는 특성을 가지고 있다. 건물의 크랙, 도로의 긴 줄이나 깨진 것 등 수맥파의 감마파의 영향인 것이다. 이곳에서 장기적으로 생활하거나 잠을 자게 되면 건강상 나쁜 영향을 받게 되므로 이곳은 반드시 벗어나는 것이 필요하다. 수맥파를 찾는 방법은 L-rod를 가볍게 수평으로 들고, 팔을 주먹하나 정도로 벌린 상태에서 자기

의지를 내려놓고 수맥을 떠올리며 천천히 걷는다. 수맥이 있는 곳은 L-rod가 크로스(Cross)되어 겹치게 된다. 겹치는 선이 수맥 라인이고, 다음으로는 수맥의 폭을 떠올리고 걷게 되면 다시 크로스 되는 점이 있다. 이렇게 반복하여 선을 연결하면 수맥의 폭이 된다. 이렇게 파악한 수맥파에서는 장기 거주나 수면을 피하도록 한다. 땅에서 발생되는 기운을 지기라 하고 지기하면 대표적으로 수맥파를 연상하게 되는데 지기는 하나가 아니라 수맥파와 더불어 형기지기(形氣地氣), 물형지기(物形地氣), 환형지기(環形地氣), 상방향원주형지기(上方向圓柱形地氣), 하방향원주형천기(下方向圓柱形天氣), 고정천기(固定天氣)가 있다.[62]

형기지기는 산봉우리, 능선, 계곡, 물의 흐름과 방향 등의 땅이 모양이 갖는 지기로 생기와 살기로 구분된다. 산 모양을 오행에 따라 목산, 화산, 토산, 금산, 수산으로 구별하는데 화산과 수산은 기운이 흩어지므로 좋은 산으로 분류하지 않는다. 물형지기는 지형의 모양이 호랑이, 사자, 봉황 등을 닮아 지명이 된 곳이 있다. 이처럼 땅의 모양이 갖는 기운을 물형지기라 하며 이 역시도 생기와 살기로 구분된다. 환형지기는 땅의 기운 흐름이 고리나 도우넛 형태를 이루고 있는 기운을 칭하며, 생기와 살기로 구분된다. 상방향 원주형 지기는 원형의 기운이 땅속에서 하늘로 수직 방향으로 올라가는 지기로서 생기와 살기로 구분된다. 하방향원주형천기는 원형의 기운으로 하늘에서 땅으로 수직 방향으로 내려오는 지기로서 생기와 살기로 구분된다. 고정천기는 자연적으로 발생되는 지진, 태풍, 해일, 번개와 인위적인 굴삭, 땅 파기 등의 토목공사가 특정 시점의 행성의 별들 중 가장 영향력이 큰 별들과 합쳐져서 생기는 특정 시점의 고정된 천기를 뜻한다. 고정천기도 생기와 살기로 구분된다.

지기(地氣)와 관련된 다양한 맥파 중에서 생기는 우리가 활용해서 도움을 받고, 살기는 피하는 지혜가 필요하다.

② 다우징과 건강

다우징은 정확하고 간결하게 그리고 허허롭고 사심 없는 마음으로 입력하면

62) 지기 이론은 설영상 선생님의 이론 정리함.

원하는 답을 그 즉시 출력시켜주는 힘을 가지고 있다. 그러므로 이를 활용하여 현재 약한 장부를 찾고, 그 장부와 관련된 경락 중 정체된 혈을 찾을 수 있다. 또 합당한 음식이나 컬러, 소리, 향기, 느낌, 생각 등을 찾아 활용이 가능하다. 다우징은 내안에 우주가 있고, 내가 알기 이전의 정보를 알려주는 참'나'가 있기 때문에 가능하다. 익숙한 것은 편리한 것이다. 익숙하지 않은 것은 불편한데 그 불편함은 성장과 향상의 밑거름이 된다. 서툴러도 지속된 훈련과 연습이 나를 전문가로 만들어줄 것을 믿는다.

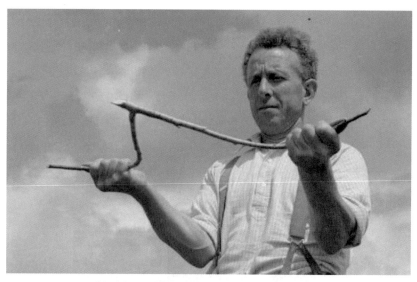

다우징하는 풍경(출처 '다우징의 새세상' 해미쉬밀러 원저)

6. 동양적 에너지테라피

1) 태양계와 몸의 에너지 공명 호흡과 자세

천문학적 차원에서뿐만 아니라 인체의 기(氣)라는 관점에서도 매우 중요한 의미를 지닌다. 그래서 소천계인 태양계와 대천계인 우주전체는 모두 인체에게 아주 중요한 영향을 끼친다. 소천계의 기의 근원은 태양으로 달과 오행성은 태양에서 빛을 반사시켜 또 다른 기를 생성하여 인체의 몸과 마음에 영향을 준다. 천기수행이란 결국 이러한 태양계나 우주에서 오는 별빛에너지를 공명하여 마음과 몸을 일깨우는 것이다. 그리고 소천계인 태양과 달(음양)그리고 오행성의 빛(오행)은 동양의학에서 음양 오행론의 근간이 된다. 때문에 건강이란 이들 해와 달빛의 원활한 소통을 의미하며 인류는 오래 전부터 우주에 대해 큰 관심을 가져왔다. 우주의 질서는 언제나 인간의 삶과 매우 밀접한 관계에 있었기 때문이다. 우주는 행성들의 빛이 몸에서 조화를 이루는 것으로 만일 이들 에너지 중 어느 것 하나가 모자라거나 과하면 그 균형이 깨어져 질병이 생긴다. 이를 분석하고 다시 그 에너지의 균형을 잡아주도록 안내하는 학문이 동양적 에너지 테라피라고 할 수 있다. 다음의 소천계, 즉 태양, 수성, 금성, 지구, 달, 화성, 목성, 토성을 왼손 손가락으로 각 사진에 대고 오른손으로 근력테스트를 해보자.

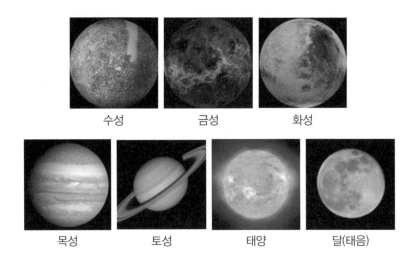

| 수성 | 금성 | 화성 |

| 목성 | 토성 | 태양 | 달(태음) |

오행성 가운데 금성에서 힘이 약하게 나온다면 이는 금(금성)의 기운이 약한 것이 아니라 너무 강해 몸의 균형이 깨진 것이고 상대적으로 목(목성)의 기운이 약해서 간과 담이 약해진 상태이다. 태양과 달 중에서 반드시 기운 하나가 약하게 나온다. 만약 태양에서 기운이 약하게 나온다면, 이는 몸에 열이 많은 사람이다. 반대로 달에서 기운이 약하게 나온다면 이는 몸에 열이 적어 한(차가움)이 지배적인 사람이다.

금성의 기운에서 힘이 약해지고 태양의 기운에서 약해진다면 이는 간과 담에 열로 인한 증상으로 분석된다. 그래서 몸이 늘 피곤하고, 눈의 피로, 측두근 편두통, 근육 이상이 잦아지게 된다.

또 다른 예로 오행성 중 목성에서 기운이 약하다면 이는 목의 기가 몸에 과해진 것으로 그 에너지를 더 이상 수용할 수 없다는 신호이다 그러므로 상대적인 토(토성)의 기가 약해져 소화기의 병을 일으키는 상태로 이에 태양에서 힘이 약해진다면 소화기의 열증으로 진단할 수 있다. 증상으로는 잇몸이 붓고 피가 나거나 입에서 악취가 나고 입속이 자주 헐며 얼굴에 기름기가 많이 생기고 폭식을 자주 하게 된다. 달에서 힘이 약해졌다면 이는 소화기의 한증으로 위하수가 일어나며 대변이 묽고 복통이 있거나 입맛이 없고 소화가 되지 않으며, 다리에 힘이 없어 오래 서 있지 못하게 된다.

이와 같이 소우주인 몸 안에서 그 균형이 깨어졌을 때 필요한 에너지를 공명하여 에너지의 균형을 회복하는 방법은 다양하다. 하지만 본 저서에서는 몸의 자세와 호흡으로 균형을 이루는 방법을 설명하고자 한다.

호흡은 천기와 지기의 주파수와 나를 일치시키는 방법이다. 먼저 8초 호흡[지기(地氣)호흡]으로 4초 동안 들이마시고 4초 동안 내쉬어 지구대기권 안에 있는 지기(地氣)와 뇌파를 일치시키는 방법이 있고, 다음은 소천계(태양계)인 천기(天氣)와 뇌파를 일치시키는 16초 호흡으로 8초 동안 들이마시고 8초 동안 내쉬는 호흡법이 있다. 천기호흡은 난이도가 있어 4초 동안 들이마시고 4초 동안 멈췄다가 4초 동안 내쉬고 4초 동안 멈추면 된다. 몸의 자세는 태양의 빛에너지가 오행성의 궤도의 각에 의해서 오행의 빛으로 전환되듯 몸의 자세에 따른 각으로 인해 필요한 오행의 빛에너지를 공명할 수 있다.

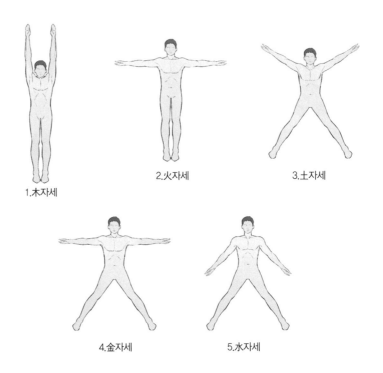

1.木자세
2.火자세
3.土자세
4.金자세
5.水자세

위 자세들은 오행성 궤도의 각과 일치한다.

1번 자세는 목성의 에너지와 공명하며 성장하는 힘, 부드러움과 생명력이 샘솟는 힘을 갖는다.

2번 자세는 화성의 에너지와 공명하며 폭발하고 발산하는 힘, 열정과 자유의 생명력을 갖는다.

3번 자세는 토성의 에너지와 공명하며 모이고 뭉치는 힘, 견고한 중용의 생명력을 갖는다.

4번 자세는 금성의 에너지와 공명하며 수축과 긴장 그리고 단단한 힘, 지도력과 의리 그리고 생명력을 갖는다.

5번 자세는 수성의 에너지와 공명하며 유연함과 흩어지는 힘, 인내와 축적의 생명력을 갖는다.

금성에서 오링테스트 후 힘이 약한 경우 금(金)의 기(수축하고 긴장하는 금성의 기)가 과도해 목성의 기(부드러움과 성장하는 힘)를 갖는 간과 담을 약하게 만든다. 그러므로 목(木)의 기를 담는 1번 자세와 과도한 금(金)의 기운을 상쇄시키는 화(火)의 기를 담는 2번 자세로 16초 1회 호흡(천기호흡)법을 실시한다.

목성에서 오링테스트 후 힘이 약해진 사람의 경우 토(土)의 기(모이고 뭉치는 토성의 기)가 약해 토성의 기운을 흡수하는 3번 자세와 목성의 기운을 상쇄시키는 금성의 기운을 담는 4번 자세로 16초 호흡법을 실시한다.

인간의 몸이 소우주라 말하는 것은 관념의 대상이 아닌 자연계에 실존하는 에너지의 작용으로 이를 치유에너지로 인식한다면 인간의 자연치유력을 일으키게 하는 특별한 힘이 있다고 여겨진다.

2) 12율려 소리치유

성경 히브리서 11장 3절에 '믿음으로 우리는 이 세상의 모든 것이 하나님의 말씀으로 창조되었으며 보이는 것이 보이지 않는 것으로 만들어졌다는 것을 압니다'라는 말씀이 있다. 여기서 말씀이란 소리파동으로 에너지를 갖고 있다는 의미이고 음률이란 특정주파수를 가진 소리로 에너지의 한 형태이다. 피아노의 가운데 페달을 밟으면 건반의 공명제어 장치를 제거할 수 있다. 이때 제일 낮은 '도'를 눌렀을 때 가장 높은 '도'음까지 모든 '도'음이 동시에 울려 공명하게 된다. 파동은 건반의 1옥타브(12음계)처럼 12배수로 공명하게 된다. 파동이 소리의 단계를 넘는 전파일 때에도 그 배수가 12배수 일 때는 소리와 전파가 공명할 수 있고 소리와 빛도 공명할 수 있다. 예로 '도'음이 빛의 노란색과 공명하는 이유가 그렇다.

조선시대에 중국의 5음계를 발전시킨 12율려인 황종(黃鍾:C)·대려(大呂:C♯)·태주(太簇:D)·협종(夾鍾:D♯)·고선(姑洗:E)·중려(仲呂:F)·유빈(蕤賓:F♯)·임종(林鍾:G)·이칙(夷則:G♯)·남려(南呂:A)·무역(無射:A♯)·응종(應鍾:B)이 있다.

성현(成俔)의 〈악학궤범〉 1권에 의하면, 12율 가운데 홀수인 황종·태주·고선·유빈·이칙·무역을 양률이라 하고, 짝수인 대려·협종·중려·임종·남려·응종을 음려라고 한다.

피아노 한 옥타브의 흰건반과 검정건반을 합하면 12개의 음인데 실제로 인체의 12장부의 주파수와 일치한다. 그리고 각 음마다 각 장부를 공명하여 에너지를 축적시키는 힘이 있다.

십이 율려	황종	대려	태주	협종	고선	중려	유빈	임종	이칙	남려	무역	응종
5음계	궁		상		각		변치	치		우		변궁
1옥타브	도		레		미	파		솔		라		시
일치장부	위	폐	대장	간	담	심포	삼초	심장	소장	신장	방광	비

궁, 상, 각, 치, 우 음을 하나씩 들으면서 오링테스트를 해보자. 가령 5음계에서의 '각'음, 피아노건반에서 '미'음에서 근력이 약하다면 이는 내 몸 안에 목기(木氣)의 기운이 과도하다는 증거이며 이로 인해 상극관계인 토기(土氣)가 약해 소화기에 병이 난 상태라고 분석할 수 있다. 그러므로 '각'음을 지속적으로 공명하게 되면 불균형이 더욱 심해진다. 이 경우 약해진 토기(土氣)를 공명할 수 있는 5음계의 '궁'음, 피아노건반의 '도'음과 과도한 목의 기운을 상쇄시켜줄 수 있는 금기(金氣)와 공명하는 '상'음, 피아노 건반에서 '레'음을 사용하여 에너지의 균형을 맞출 수 있다.

아토피의 경우도 화기(火氣)가 왕성하여 금기(金氣)가 약한 상태로 분석됐다면 대부분 5음계의 '치'음, 건반의 '솔'음에서 근력이 약해진다. 이 경우도 마찬가지로 약한 금의 기운과 공명하는 '상'음, 피아노 건반에서 '레'음을 사용해 약해진 금(金)의 기능을 바로잡아주고 화(火)의 기운을 상쇄시키는 수(水)의 기운인 5음계의 '우'음, 건반의 '라'음을 공명시켜 에너지의 균형을 바로 잡을 수 있게 되는 것이다.

사람이 어떤 노래를 들을 때 그 모든 행동과 삶이 노래의 음률처럼 되는 까닭도 바로 음률(파동)이 각 세포들을 공명시켜 에너지의 균형을 변형시키기 때문이다. 세포는 파편적으로 모래알 같이 제각각 독립적으로 존재할 수 없고 60조개의 세포를 결합하고 구성하는 생명의 질서(원리)가 존재한다. 우리 인체는 결코 기계와 같은 것이 아니어서 질병도 기계론적 사고방식이나 과학주의를 넘어서는 것이다. 따라서 동양적 에너지테라피는 인간의 본래모습을 찾으려할 때 현대인의 육체적·정신적 어려움들이 진정으로 치유될 수 있을 것이라 생각한다.

3) 나선 에너지테라피

모든 생명체들은 나선운동을 한다. 새싹이 나선형으로 돌면서 대지를 뚫고 나오고 자연적으로 흐르는 모든 것들도 나선운동을 하면서 앞으로 나아간다. 생명체의 모든 혈관도 나선형 구조로서 온몸을 돌고 있으며 지구뿐 아니라 태양계 그리고 모든 은하계 역시 나선형으로 돌고 있다. 예로부터 사람의 머리는 우주의 기를 받는 통로라고 했는데 머리에 있는 가마를 보면 역시 나선형으로 회전하고 있는 것을 보게 된다. 아래 사진은 좌측그림은 좌나선형 은하, 우측그림은 우나선형 은하가 있다.

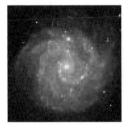 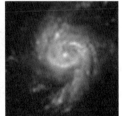

좌나선형 은하   우나선형 은하

각각의 그림에 손을 대고 근력테스트를 실시해보면 좌나선 그림에서는 힘이 빠지고, 우나선 그림에서는 힘이 강해진다. 이는 태양계의 행성들이 우회전하고 우리의 은하계가 우나선 운동을 하기 때문이다. 수돗물을 높은 곳에서 아래로 떨어뜨리면 그대로 떨어지는 것이 아니라 반드시 우회전을 하면서 떨어지고, 목욕

63) 독일의 우주물리학자 O.S. 슈만(Schuman)이 1952년에 발견하여 발표한 이론으로서 그의 이름을 붙여 〈슈만 공명 주파수〉라고 부른다. 이것은 지구의 고유한 진동 주파수로서 지구와 지구상공 55km의 지구를 둘러싸고 있는 전리층 사이에서 공명하고 있는 주파수를 말하는데, 평균적으로 늘 7.8Hz를 유지한다고 한다. 이를 '어머니 지구인 가이아(Gaia)의 뇌파', '지구의 심장박동'이라고도 한다. 그런데 인간이 뭔가에 몰입했을 때 뇌파의 평균 주파수 역시 7.8Hz로서 지구의 주파수와 정확히 일치한다고 하는데, 이것은 임신한 어머니와 배속의 아기의 심장이 같이 뛰듯이 지구와 인간이 일체(一體)임을 암시해 주는 것이라고 할 수 있겠다. 때문에 인간의 심장과 뇌의 박동수도 이에 맞추어서 공명하고 있다고 하며, 지구는 천둥번개를 이용하여 쉼 없이 공명주파수를 일정하게 유지함으로써 우주와 교감하여 그 에너지를 받아들인다고 알려져 있다. 인체가 7.8Hz에 공명하기 위해서는 4대4 호흡이 필요하다.

탕물이 빠져나갈 때 수채 구멍의 물도 우회전을 하면서 빠지게 된다. 인간뿐만 아니라 지구상에 존재하는 모든 생명체는 우나선으로 감겨 있다. 기(氣)가 나선운동을 하게 되면 반드시 방향성을 갖게 되는데 플레밍이나 암페르의 오른나사의 법칙에 의하면 직류전류는 오른손 네 손가락이 감기듯 우회전할 때 기(氣)는 엄지손가락 방향(직각)으로 움직인다고 했다.

오른손의 손가락을 둥글게 하고 엄지손가락을 직각으로 펴서 머리의 백회혈에 대고 슈만공명[63]인 4초 동안 들숨, 4초 동안 날숨인 8초 호흡을 5회 실시 후 근력 테스트를 해보자. 힘이 강해지는 사람이 있고 약해지는 사람이 있는데 오른손 엄지손가락의 방향이 아래를 향하므로 이 기(氣)는 위에서 아랫방향으로 우회전하며 내려간다. 이때 힘이 강해지는 사람은 기가 아래에서 위로 우회전하며 상승하는 사람(열이 많고 성격이 급하여 주로 혈압, 당뇨, 중풍 등이 생기기 쉬운 사람)으로 아래로 향하는 우나선기와 만났을 때 조화를 이루어 근력이 강해지는 것이다. 반대로 근력이 약해진 사람의 경우에는 기가 위에서 아래로 우회전하며 하강하는 사람(몸이 차고 허약하며 소화기가 약한 사람)으로 아래로 향하는 우나선기와 만났을 때 더욱 과부하가 심해져서 근력이 빠지게 되는 것이다.

대뇌 작용이나 신경계의 작용은 교류에너지에 의해 작동되나 간뇌를 비롯한 자율신경, 경락의 작용은 직류에너지에 의해 작동된다. 대뇌의 작용(교류에너지)이 활발하면 간뇌의 작용(직류에너지)이 약해져 몸의 조율기능이 떨어지게 되나 대뇌의 작용이 줄면 간뇌의 작용이 활발해져서 몸을 회복시키는 기능이 왕성하게 된다.

직류에너지는 인체의 상하 전후좌우로 작용하게 되는데 태양으로부터 직접 지구에 오는 에너지는 아래에서 위로 상승해 인체의 양미간의 인당혈에서 그 에너지를 공명한다. 태양으로부터 반사된 달빛은 위에서 아래로 하강해 인체의 수구혈(인중)에서 그 에너지를 공명한다. 태양과 달은 상승과 하강(수직)에너지를 담당하며 인체의 열과 한을 다스리는 건강의 첫 번째로 중요한 직류의 기(氣)에너지이다.

수성에 반사된 태양에너지는 인체의 뒤에서 앞으로 직진하는 기이며, 하복부에 있는 중극혈에서 그 에너지를 공명하고 화성에 반사된 태양에너지는 인체의 앞에서 뒤로 직진하는 기로 양젖꼭지 사이 단중혈에서 그 에너지를 공명한다.

수성과 화성은 인체의 전후 에너지를 담당하여 원기를 회복시키고 수분대사와 혈액순환과 심리상태를 조율한다.

목성에 반사된 태양의 에너지는 인체의 좌측에서 우측으로 직진하는 기이며 배꼽 밑 관원혈에 공명하고 금성에 반사된 태양의 에너지는 인체의 우측에서 좌측으로 직진하는 기이며 목 정중앙아래의 천돌혈에 에너지를 공명한다.

목성과 금성은 인체의 좌와 우의 에너지를 담당하며 근육의 수축과 이완, 호흡기계를 조율한다. 토성에 반사된 태양의 에너지는 중용의 기이며, 중완혈에서 공명한다.

인체 밸류스케일에 해당되는 천돌혈, 단중혈, 중완혈, 관원혈, 중극혈의 공명도의 크기에 따라 선천적인 체질의 유형을 구분할 수 있다.

7. 장석종 박사의 에너지테라피

에너지는 기, 프라나, 오라 등으로 표현되는 무형의 것이다. 즉, 개개인의 관념과 트레이닝 정도에 따라 다양하게 느껴지고 표현하게 된다.

그간 연구한 바에 따르면 에너지는 긍정과 부정의 것으로 인지된다. 긍정의 에너지는 따듯하고, 평안하고, 채도와 명도가 높은 밝은 색상이고, 온몸에 행복감이 전율되고, 호흡이 가볍고, 절대자의 권위 안에 거하는 기쁨의 느낌으로 깃털에 쌓인 듯한 느낌이다.

그러나 부정의 에너지는 가슴이 답답하고, 손끝 발끝이 싸늘하게 식어오고, 어깨는 무겁고, 채도 명도가 낮은 회색이나 검정의 무채색이며, 온몸이 모공에 소름이 돋고, 짙은 어둠에 쌓인 듯 기분이 가라앉고, 어두운 세력에 포위를 당한 느낌으로 빨리 벗어나고 싶은 느낌이다. 이렇게 긍정과 부정의 에너지는 눈을 감고 에너지를 느껴도 세포나 근육, 근막을 통해 그대로 감지된다. 때로는 몸속 깊은 곳에서 느끼고, 심포경락인 손바닥 노궁혈에서 느끼고, 다양한 근육의 반응으로도 느끼게 된다. 우주와 자연의 에너지 중 긍정의 에너지를 응집할 때도 경험한 특정 기운을 의념으로 집중하면 필요한 에너지를 그대로 느끼게 될 수 있다. 그 에너지를 필요에 따라 적절히 송기, 방출이 가능하다.

예를 들어 에너지테라피에서 내 몸의 '간'에너지를 바라볼 때, 선홍색으로 간의 움직임이 편안하면 간의 건강은 양호하다. 그러나 검은색이 짙게 보이고 탁한 느낌이 들고, 어느 부위가 회색의 모양이 느껴진다면 간 기능에 이상을 가늠할 수 있다. 간 기능이 약하여 에너지테라피를 실시하려면 우주의 기운 중 간 기능을 가장 좋게 할 수 있는 에너지를 응집해서 간에 보낼 수 있다. 그러면 탁한 기운이 밝은 선홍색으로 변화되어 감지될 때까지 지속적으로 에너지테라피 송기가 필요하다.

에너지테라피에서는 체질분석·건강 분석 에너지테라피, 사물·인체·생각 정보의 청탁 분류 에너지테라피, 다우징(Dowsing)을 이용한 천기(天氣)·지기(地氣)·인기(人氣) 에너지테라피, 아우라(AURA)·챠크라(CHACRA)·경락(MERIDIAN)·모혈(ALARM POINT)을 이용한 에너지테라피를 소개하고자 한다.

1) 체질, 건강분석 에너지테라피

체질분류 방법은 매우 다양하다. 그중 에너지테라피를 통해 체질을 분류하는 방법을 해보고자 한다. 아래 체질분류 모형도에서와 같이 가운데 부위에 얼굴(전신) 사진이나 모발, 조갑(손발톱)을 놓고 근력검사나 다우징을 이용해 체질 분류를 실시하여 보자.

사진이나 모발, 조갑을 놓고 에너지테라피스트 의념에 따라 체질에 해당되는 형에 가장 강한 근력을 보이라고 하고 근력 검사를 실시한다. 그러면 체질에 해당되는 체질유형에 가장 강한 근력이 나타난다. 반대로 해당되는 체질에 가장 약한 근력이 나타나도록 의념하고 실시하면 의념 한대로 해당되는 체질에서는 가장 약한 근력이 나타나게 된다. 이와 같은 방법으로 현재의 건강분석도 가능하다. 아래에 현재건강분석 모형도를 첨부한다.

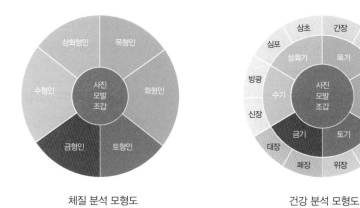

체질 분석 모형도   건강 분석 모형도

2) 청탁(淸濁) 에너지테라피

필자에게는 필링 겔(Peeling Gel) 징크스가 있다. 필링 겔은 각질 제거와 영양, 수분 공급으로 멋을 낼 수 있는 제품이다. 필요에 따라 필링을 한 날은 종일 기분이 다운되고, 맥도 다 풀리는 느낌이어서 무기력하게 보내는 나를 보게 된다. 그래서 왜 그럴까? 고민을 하게 되었다. 그 후 필링을 몇 차례 했는데 할 때마다 같은 결과였다. 원인을 찾으니 필링 겔을 생산할 때 탁한 에너지가 주입되어 생산된 것이 원인이었다. 아마 원료의 문제, 배합의 문제, 생산자의 컨디션 등이 문제였을 것이라 추측된다. 또 필자의 자녀가 샴푸만하면 피부가 가렵고 두드러기가 발생되어 에너지를 체크해 보니 샴푸에 탁기가 많은 것이 원인이었다. 원료가 좋고, 아이에게 잘 맞는 샴푸로 바꾸어 준 후로는 지금까지 그런 문제점은 나타나지 않는다.

우리가 생활필수품으로 사용하는 다양한 제품들이 있는데 음식이거나 건강식품, 화장품, 세제(비누, 샴푸, 린스), 인어 웨어(팬티, 런닝셔츠), 한약재, 주곡 및 잡곡, 야채, 과일, 차(Tea), 기호식품(와인, 커피)등 좋은 제품에는 탁기가 거의 없고 청기가 강하게 반응한다. 청탁 에너지를 구별할 수 있다면 저렴하면서 좋은 에너지를 갖춘 우수한 좋은 제품들을 선별하여 적절하게 사용할 수 있을 것이다.

좋은 제품은 탁기가 거의 없고 청기가 많아야 한다. 우리 인체에 아우라 (AURA)가 나타나듯 생필품이나 생활필수품 등에서도 기가 발현된다. 개인적으로 탁기(濁氣)는 제품으로부터 3Cm 이내여야 하고 0.5Cm 이내면 더욱 좋다. 청기 (淸氣)는 최소한 1m 이상으로 우수한 제품은 20m 이상은 돼야 한다고 여긴다.

청탁 에너지테라피는 공진단, 녹용, 인삼, 보석, 와인, 건강식품, 보이차, 고급 의류, 이불, 내복 등 인체에 밀접한 영향을 끼칠 수 있는 물건을 선별할 때 적절하게 사용 할 수 있다.

청탁 에너지테라피에서 어떤 물건에 탁기가 많다면 우주안의 청기를 모아 탁기를 감소시켜서 사용하는 방법도 활용해 볼 수 있다고 여긴다.

3) 아우라 에너지테라피[64]

아우라는 인간의 6개 몸(pancha kosha)과 관련 있는 것으로 우리를 에워싼 에너지와 의식의 층을 말한다. 챠크라는 오라를 통하여 우주와 소통하는 인체의 에너지와 의식의 통로로 7개의 중요한 챠크라가 존재한다.

오라는 사람의 몸을 둘러싸고 있는 빛으로 신비로운 에너지 층이다. 사람의 몸 주위 약 50cm에서 1m 정도까지 색채를 가진 것이 있으며, 보통 사람에게는 보이지 않지만 오라를 투시 능력이 있는 자는 사람마다 다양한 오라를 보게 된다. 오라의 좋은 예가 후광(後光)이다.

현대에 이르러 오라라는 말이 공통적으로 쓰이기 전까지 서양 여러 나라에서는 님버스, 할로, 오레올, 글로리, 계란 모양의 밝은 빛, 에헬체의 덮게, 바이오 파워, 오드 파워, 생물 전기장, 광휘체 라고 불렸고, 동양에서는 기(氣), 영체 후광, 광배 등으로 불렸다.

몸에서 12~15cm쯤 되는 위치에서부터 확대되는 이 에너지는 보통의 시력으로는 보이지 않으며 특수한 능력을 가진 사람에게만 보인다. 오라는 개개인마다 그 색채와 모양이 다르다. 또 색채 자체도 본인이 품고 있는 생각이나 감정의 정

---

64) http://www.ksjs.or.kr/ colinsa2.htm 내용을 재정리

도에 따라 변화한다. 따라서 오라는 그 사람의 건강상태나 생각을 나타내는 얼굴 같은 것이라 할 수 있다. 미국 제1의 오라투시능력자인 로잘린 브루에어 여사(바바라 브랜넌에게 오라 보는 법을 가르친 인물)는 20여 년 동안 에너지 치료가로 활동하는 동안 사람의 오라 곳곳에 어두운 부분이 생기기도 하고 구멍이 뚫려 있는 것을 본 일이 있었다. 그 구멍은 불건강한 신체의 전조이기도 하고, 병의 발생을 예고하는 것이라고 하였다.

오라 에너지테라피는 그 오라를 리딩하여 부조화되고 부정형적인 오라를 조정하여 조화롭고 정형화되게 채워주기 때문에 오라의 본래 기능을 회복하도록 돕는 치유라고 할 수 있다. 신체의 일부에 에너지를 넣어주면서 신체가 에너지를 흡수하는 양상과 에너지의 움직임을 봄으로써 건강상태를 알 수도 있었다. 오라의 모양과 색채가 회복되면 건강도 회복될 수 있다고 여긴다. 브라바츠키(Helena Petrovna Blavatsky,1831~1891)가 창시한 신지학(神智學)에서는 다음과 같이 7개의 층으로 오라가 이루어져 있다고 주장한다.

제1층 : 에텔층 ㄱ
제2층 : 감정층 ┤─ 육체의 오라
제3층 : 정신층 ┘

제4층 : 아스트랄 층

제5층 : 에텔템플레이트층 ㄱ
제6층 : 세레스티알 층 　 ┤─ 정신의 오라
제7층 : 케세릭 층 　 　 ┘

육체에 가장 가까운 층에서부터 제3의 층까지는 주로 육체와 관련이 있는 사항 즉 의, 식, 주, 금전, 인간관계 등 일상생활과 관련이 있다.

제4층은 육체와 정신을 잇는 다리로서 자기 사랑, 남에 대한 사랑, 궁합 등과 관계가 있다.

최후의 3개 층은 정신·영성과 관련되어 있으며, 직감, 투시, 이미지, 우주, 신과의 결합 등과 관련이 있다. 이들 7개의 에너지 층은 확실한 경계선으로 구분되어 있는 것이 아니라 서로 겹쳐져 전체 오라 층을 형성하고 있다.

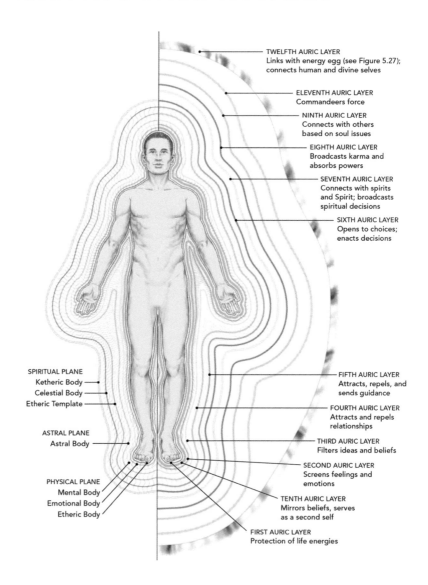

출처 : www.consciouslifestylemag.com

4) 챠크라 에너지테라피

챠크라는 아우라의 에너지를 수용하고 각 챠크라는 프라나를 흡수해 진동 주파수를 변경하므로 신체에 사용할 수 있다. 건강한 사람은 에너지가 자유롭게 흐르지만 챠크라의 불균형으로 인해 흐름이 원활하지 않을 때도 있다. 예를 들어 베이스 챠크라를 통해 흐르는 에너지가 강해서 흐름이 원활하게 되면 다른 챠크라에도 영향을 미친다. 그리고 만약 어떤 챠크라의 크기가 작고 어긋나게 되면 결국 신체에 문제를 일으킨다.

챠크라는 원뿔 모양을 하고 있는데 상단이 넓고 에테르 척수의 한 점으로 좁아진다. 각 챠크라는 앞면과 뒷면인 두 방향으로 향하게 되며 베이스 챠크라(Bass Chakra)와 크라운 챠크라(Crown Chakra)만이 한 방향으로 향한다. 크라운이 하늘을 향해 올라가 영적인 에너지를 얻게 되고, 베이스 챠크라는 지구인 아래를 향해 본질적 에너지를 얻게 된다. 앞장의 컬러테라피 부분의 챠크라 이론을 참고하면 각 챠크라의 기능을 이해하는데 도움이 될 수 있다. 챠크라의 에너지를 리딩하여 에너지를 송기하여 균형을 꾀하면 우리 인체는 보다 더 건강해질 것이다.

에너지를 송기한다는 것은 우주에너지 파동과 공명하는 것이다. 그리고 우주 자연에너지를 슈만공명인 4대4 호흡을 통해 뇌파를 알파파로 조정해 송과체를 활성화하고 에너지테라피스트의 손에서 생체자기에너지를 방출함으로써 비정상적이거나 파손된 부위를 회복시키는 것을 의미한다.

예를 들어 가슴챠크라(Heart Chakra) 에너지가 미약하다면 우주 자연에너지 중 가슴챠크라와 공명되는 주파수를 찾아 슈만공명으로 뇌파 중 알파파로 채널링한다. 그리고는 송과체를 활성화하고 에너지지테라피스트의 손에서 방출되는 가슴챠크라에너지를 송기·전사하여 가슴챠크라를 채워 충만하게 하면 된다.

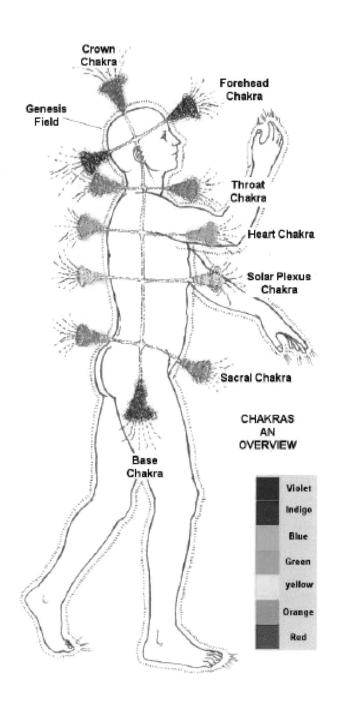

Crown
Chakra

Forehead
Chakra

Genesis
Field

Throat
Chakra

Heart Chakra

Solar Plexus
Chakra

Sacral Chakra

CHAKRAS
AN
OVERVIEW

Base
Chakra

	Violet
	Indigo
	Blue
	Green
	yellow
	Orange
	Red

Five Senses Multi-Therapy

5) 경락(Meridian) 에너지테라피

Human body meridians

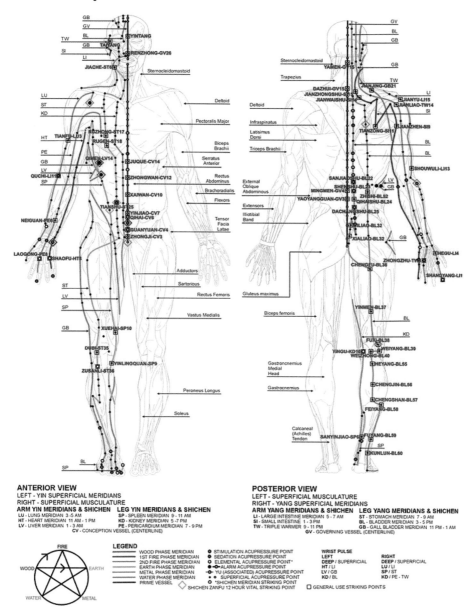

ANTERIOR VIEW
LEFT - YIN SUPERFICIAL MERIDIANS
RIGHT - SUPERFICIAL MUSCULATURE
ARM YIN MERIDIANS & SHICHEN   **LEG YIN MERIDIANS & SHICHEN**
LU - LUNG MERIDIAN 3 -5 AM   SP - SPLEEN MERIDIAN 9 - 11 AM
HT - HEART MERIDIAN 11 AM - 1 PM   KD - KIDNEY MERIDIAN 5 -7 PM
LV - LIVER MERIDIAN 1 - 3 AM   PE - PERICARDIUM MERIDIAN 7 - 9 PM
                    CV - CONCEPTION VESSEL (CENTERLINE)

POSTERIOR VIEW
LEFT - SUPERFICIAL MUSCULATURE
RIGHT - YANG SUPERFICIAL MERIDIANS
ARM YANG MERIDIANS & SHICHEN   **LEG YANG MERIDIANS & SHICHEN**
LI - LARGE INTESTINE MERIDIAN 5 - 7 AM   ST - STOMACH MERIDIAN 7 - 9 AM
SI - SMALL INTESTINE 1 - 3 PM   BL - BLADDER MERIDIAN 3 - 5 PM
TW - TRIPLE WARMER 9 - 11 PM   GB - GALL BLADDER MERIDIAN 11 PM - 1 AM
                    GV - GOVERNING VESSEL (CENTERLINE)

LEGEND
WOOD PHASE MERIDIAN	STIMULATION ACUPRESSURE POINT
1ST FIRE PHASE MERIDIAN	SEDATION ACUPRESSURE POINT
2ND FIRE PHASE MERIDIAN	ELEMENTAL ACUPRESSURE POINT*
EARTH PHASE MERIDIAN	ALARM ACUPRESSURE POINT
METAL PHASE MERIDIAN	YU (ASSOCIATED) ACUPRESSURE POINT
WATER PHASE MERIDIAN	SUPERFICIAL ACUPRESSURE POINT
PRIME VESSEL	*SHICHEN MERIDIAN STRIKING POINT
	SHICHEN ZANFU 12 HOUR VITAL STRIKING POINT

WRIST PULSE
LEFT		RIGHT	
	DEEP / SUPERFICIAL		DEEP / SUPERFICIAL
HT / LI		LU / LI	
LV / GB		SP / ST	
KD / BL		KD / PE - TW	

☐ GENERAL USE STRIKING POINTS

12경락도 출처 : https://en.wikipedia.org

우리의 몸과 마음은 뇌에서 조절된다. 뇌는 여러 가지 호르몬 작용과 신경 활동을 통해 몸과 마음을 통제하고 조정하는 인체의 관제탑 역할을 한다. 손은 이러한 뇌와 밀접한 관계를 맺고 손과 뇌 사이에는 수많은 신경회로가 연결되어 있어 손으로부터의 감각 정보가 뇌로 전달된다. 손끝에서 느끼는 미세한 정보까지도 놓치지 않고 뇌에 전해진다. 그리고 반대로 뇌에서 일어나는 의식 반응들은 고스란히 손으로 전달된다. 따라서 손은 '제2의 뇌' 또는 '외부화된 뇌'로 불리기도 한다. 경락의 시종점이 모여 있는 부위가 손이다. 그러니까 손에서 기감을 발휘하여 에너지를 리딩하고 에너지를 송기 한다.

경락은 입으로 섭취한 음식과 코로 호흡한 공기로 생성된 인체 기운이 흘러가는 기의 길이다. 부모님 사랑으로 수태된 시점과 복중 10개월 동안 형성된 체질에 따라 경락의 발달 등이 어느 정도 결정된다. 발생학적으로 폐경락 흐름이 미약한 체질은 기시점에 해당되는 엄지손가락의 손상혈이 약해서 엄지손가락이 짧은 단지증이 생길 수 있고, 심장과 소장이 선천적으로 약한 체질의 경우에는 경락의 기시점인 5지 손가락의 소충 소택혈이 원활하지 못하여 다른 사람에 비해 손가락이 짧거나 휘거나 변형이 생기기도 한다.

대장경락의 종점은 코 부위의 영향혈이다. 에너지테라피로 영향혈의 기운이 부족함을 파악했다면 이는 대장의 흐름이 원활하지 못함을 보여주는 증거다. 이때에는 우주에너지 가운데 대장에너지와 공명하는 에너지를 응집해 대장 경락에 송기하면 대장의 에너지가 채워지면서 코 문제는 회복 될 수 있다. 에너지테라피원리는 이와 같은 원리이므로 에너지 분석, 에너지 응축, 에너지 송기, 에너지 충기 정도가 확인된다. 이어서 에너지가 부족할 때 송기를 반복해서 지속하다보면 자기만의 적정한 기준점을 찾게 된다.

그리고 경락의 기시점과 유주(흐름)를 파악한 뒤 통증, 이감각, 소양증 등이 발생되는 부위가 12정경과 8기경 중 어느 경락인지 파악할 정도의 실력을 갖춰야 한다. 12경락도를 참고하여 다시 한 번 경락의 흐름을 확실히 숙지하기를 바란다.

6) 모혈(Alarm Point) 에너지테라피

모혈(募血)은 임독맥을 포함한 6장6부의 에너지가 집중해 모여 있는 혈점을 말한다. 각 장부의 에너지가 모인 혈점이기에 모혈 분석을 통해 장부의 음양허실한 열부침지삭 등 상황을 충분히 이해할 수 있다. 한국에서는 모혈(募血)이라고 칭하지만 미국에서는 장부의 이상 정도를 알려준다고 해서 알람 포인트라고 칭한다.

에너지테라피스트는 저마다 발달된 감각이 있게 마련인데, 그들은 그 감각을 활용하여 모혈을 분석한다. 그러고는 모혈이 약한 부위에는 앞에서 설명했듯 우주에너지로 모혈을 채워 충기(充氣)하면 장부의 기운이 회복된 후 여러 나쁜 증상들이 점차 줄어든다. 이런 방식으로 건강이 완전히 회복된다. 상담 경험이 많은 에너지테라피트들은 기혈이 막혀 있는 부위의 느낌을 다음과 같이 표현한다. 온몸이 나른해진다, 탁기가 느껴져 가슴이 답답하거나 두근거린다, 호흡이 불편해진다. 현기증이 있다, 어깨가 무거워진다, 눈꺼풀이 무거워진다. 손이 차가워진다. 그래서 에너지테라피스트들은 보호 받도록 꾸준히 기도해 왔다. 자신을 보호할 투구와 흉패를 부착하고 전신갑옷을 입고, 영원한 밝은 빛이 함께 하도록 자리를 내어드리고 나아가야 한다. 모혈 점검시 혈점을 가볍게 누르게 하고 근력검사를 해보니 약화된다면 그 부위는 치유가 필요한 부위이므로 에너지테라피를 실시하도록 해야한다.

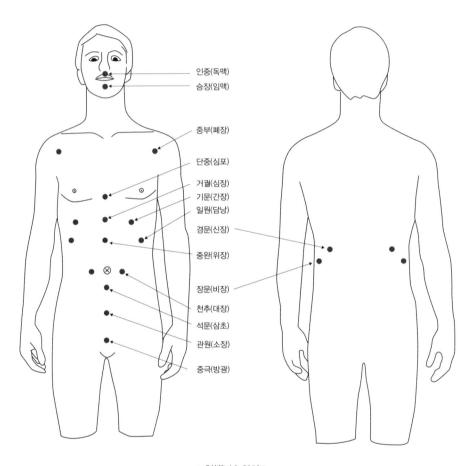

인중(독맥)
승장(임맥)

중부(폐장)
단중(심포)
거궐(심장)
기문(간장)
일월(담낭)
경문(신장)
중완(위장)

장문(비장)
천추(대장)
석문(삼초)
관원(소장)
중극(방광)

모혈(募血) 위치도

구분	장부	모혈	위치	주증상
1	수태음 폐경	중부	어깨뼈 오훼돌기(coracoid process of scapula) 조금 아래 좌우1개씩	호흡, 피부, 코
2	수양명 대장경	천추	배꼽에서 빗장중간선 (midclavicular line)까지의 가운데. 좌우1개씩	변비, 설사, 항문
3	족양명 위경	중완	검상돌기(xiphislernal joint)와 배꼽의 중간	소화, 위산, 안검순동, 역류성식도염
4	족태음 비경	장문	11번 갈비뼈 끝(몸의 옆면), 좌우1개씩	당뇨, 저혈당, 사지무력증, 입술
5	수소음 심경	거궐	앞 정중선을 따라 복장뼈의 말단에 있는 검상돌기(xiphoid process)끝에서 조금 아래(배꼽에서 검상돌기까지를 8등분했을 때 6/8 지점)	심계항진, 심하통, 수면장애, 가슴통,
6	수태양 소장경	관원	앞 정중선을 따라 배꼽에서 치골결합 맨 위쪽까지를 5등분 했을 때 3/5 지점	영양흡수, 혈액, 대퇴직근, 무릎통증
7	족태양 방광경	중극	앞 정중선을 따라 배꼽에서 치골결합 맨 위쪽까지를 5등분 했을 때 4/5 지점	소변, 부인과, 전립선, 발목, 뒷골, 뼈
8	족소음 신경	경문	열두째 갈비뼈의 끝. 좌우1개씩	신허요통, 원기,
9	수궐음 심포경	단중	앞 정중선 (남자의 경우) 젖꼭지 사이 지점	울화, 중둔근(허리펴는근육), 꼬리뼈, 면역
10	수소양 삼초경	석문	앞 정중선을 따라 배꼽에서 치골결합 위쪽까지를 5등분 했을 때 2/5 지점	상초, 중초, 하초 피로, 기분, 어깨
11	족소양 담경	일월	젖꼭지 아래로 7, 8번 갈비뼈 사이 지점, 좌우1개씩	근육통, 인체 정측면 두통, 소화
12	족궐음 간경	기문	젖꼭지 아래로 6, 7번 갈비뼈 사이, 좌우1개씩	눈, 담즙생성, 인후, 근육(인대, 건)
13	임맥	승장	아래턱과 아랫입술의 중간	복부 앞면 이상 증후
14	독맥	인중	코와 윗입술의 중간	경추, 흉추, 요추(허리통증)

모혈(募血) 명칭과 위치, 주증상표

7) 아로마 오행 에너지

허브는 푸른 풀을 의미하는 라틴어 'herba'에서 유래됐다. '향과 약초'라는 뜻으로 이 말을 사용했다. 열매, 잎, 줄기, 뿌리 등 약, 요리, 향료, 살균, 살충 등에 사용되는 인간에게 유용한 모든 식물 즉, 허브는 '향이 있으면서 인간에게 유용한 식물'을 가리킨다.

아로마테라피(Aromatherapy)란 Aroma(향기, 방향)와 Therapy(치료, 요법)의 합성어이다. 향기 나는 식물(Herb)의 꽃, 열매, 잎, 줄기, 뿌리 등에서 추출한 휘발성 정유(에센셜오일)의 에너지(氣)를 이용해 몸과 마음과 영혼을 건강하게 하고 우리 몸 안에 있는 자가 면역력을 증강시켜주는 자연치료법을 의미한다.[65] 약에만 의존하지 않고 자연의 소재를 이용해서 인간이 본래 갖고 있던 자연 치유력(자가 면역력)을 높여 병의 원인이 되는 스트레스나 심신의 불균형 상태를(신체적, 정신적, 감정적, 영적인 차원에서) 치유 개선의 효과까지 가져다주는 전인 치료(Holistic)요법이다.

아로마테라피로 에센셜 오일, 플로럴 워터, 케리어 오일등이 활용되는데 각각의 에너지가 다르므로 개인마다 활용 방법이 달라야 한다. 그래서 주장하는 부분이 '체질 아로마'이다. 체질 아로마의 필요성은 같은 아로마임에도 불구하고 선호도 관련한 호불호가 극명한 경우를 많이 보기 때문이다. 다음은 에센셜 오일, 워터, 케리어 오일에 대한 에너지 분포도로서 필자가 각각의 에너지를 체크해 정리했다. 에터지지테라피로 아로마테라피를 적용할 때 참고하기 바란다.

65) 윤정식, 김수경, 『생활의 향기 Herb』 (서울: 꿈과희망, 2013), 9.

N	품명	목	화	토	금	수	상화
1	라벤다 에센셜오일	○○	○○	○○	○○	△	○○
2	페퍼민트 에센셜오일	○	△	○	○○	△	○
3	유칼투스 에센셜오일	△	△	△	○○	△	○○
4	레몬 에센셜오일	○○	△	△	△	△	○○
5	로즈마리 에센셜오일	△	△	△	△	○○	△
6	제라늄 에센셜오일	○○	△	○○	△	△	○○
7	프랑킨센스 에센셜오일	○○	○○	○○	○○	○○	○○
8	그레이프후룻 에센셜오일	○○	○○	○○	○○	△	△
9	일랑일랑 에센셜오일	○○	○○	○○	○○	○○	○○
10	티트리 에센셜오일	△	△	△	△	△	○○
11	로즈엡솔루트 에센셜오일	○○	○○	○○	○○	○○	△
12	진저 에센셜오일	○○	○○	○○	○○	△	○○
13	버가못 에센셜오일	○○	○○	○○	○○	○○	△
14	유자 에센셜오일	○○	○○	○○	○○	○○	○○
15	전나무 에센셜오일	△	△	△	△	○○	△
16	캐모마일로먼 에센셜오일	○○	○○	○○	○○	○○	△
17	캐모마일저먼 에센셜오일	○○	○○	○○	○○	○○	○○
18	로즈 워터	○○	○○	○○	○○	○○	○○
19	로즈마리 워터	○	○○	○	○	○	△
20	캐모마일 워터	○	○○	○○	○	○	△
21	라벤더 워터	○	○	○○	○	○	△
22	네롤리 워터	○○	○	○	○○	△	△
23	전나무 워터	△	△	△	△	○○	△
24	호호바 오일	○○	○○	○○	○○	△	△
25	스윗 아몬드 케리어오일	△	△	○○	△	△	△
26	이브닝프림로즈 케리어오일	△	△	△	△	△	○○
27	로즈힙 케리어오일	○○	○○	○○	○○	○○	○○
28	윗점 케리어오일	○○	○○	○○	○○	○○	△
29	포도씨 케리어오일	△	△	△	△	△	○○

범례 : ○○ 에너지 큼, ○ 에너지 유효, △ 에너지 미약

7) 나에게 가장 좋은 에너지테라피 적용하기

기감으로 기맥을 느끼고 가장 좋은 에너지를 만들어 치유하기
내게 가장 좋은 에너지를 만들어 송기해 부족함은 채우고, 과함은 줄이고, 부조화는 조화를, 불균형은 균형으로 회복해 궁극적으로는 자신의 삶이 세상에 이로움과 선함을 전할 수 있기를 기대하며, 다음의 절차에 따라 적용하여 보자.

1. 내 몸 바라보기

내안에 우주가 있다.

그 우주를 담은 넉넉한 웃음을 짓는다.

웃음 지으며 가장 편안한 호흡을 한다.

호흡하는 자신을 바라본다.

행복함에, 그리고 감사한다.

지금도 나를 보호해 주는 절대자가 함께하니 평안하다.

2. 몸 균형 맞추기

가볍게 팔을 벌리고 온 몸의 에너지를 감지한다.

가슴으로부터 양손에 치유의 밝은 하얀 빛을 보낸다.

양손에 감지되는 무직한, 따듯한, 평안한, 찌릿한, 움직이는 기운을 느낀다.

3. 특정 기운 만들기

가장 약한 장부를 찾는다(기맥, 에너지 체크 방법 등 동원).

가장 약한 장부를 건강하게 하는 특정 에너지를 만든다.

만든 기운을 송기한다[단중혈 송기(送氣), 이상부위 직접(送氣)].

나를 가장 행복하게 만드는 에너지 만들기

나를 가장 부유하게 만드는 에너지 만들기

나를 가장 기쁘게 만드는 에너지 만들기

나를 가장 평안하게 만드는 에너지 만들기

4. 타인 기운 측정과 송기

가장 약한 장부를 건강하게 하는 특정 에너지를 만든다.

만든 기운을 송기한다 (단중혈 送氣, 이상부위 직접 送氣).

특정 기운 송기 전후를 비교

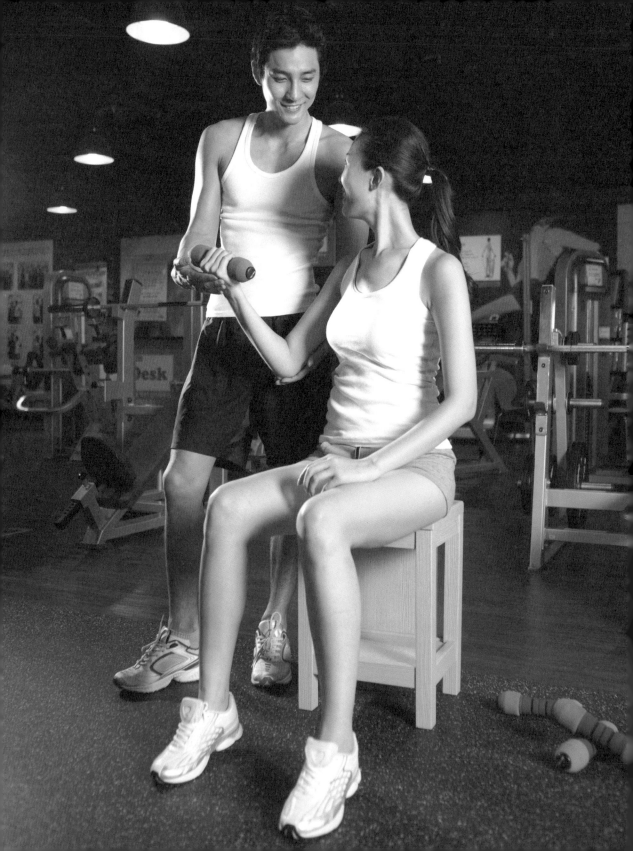

08

근육테라피
인체의 부조화 상태를 분석하고 치유하다

근육테라피는 응용근신경학의 일부이며
동양적인 기억 흐름인 경락적 치유 방식과
서양의 신경적 관점이 결합된 치유방식이다.

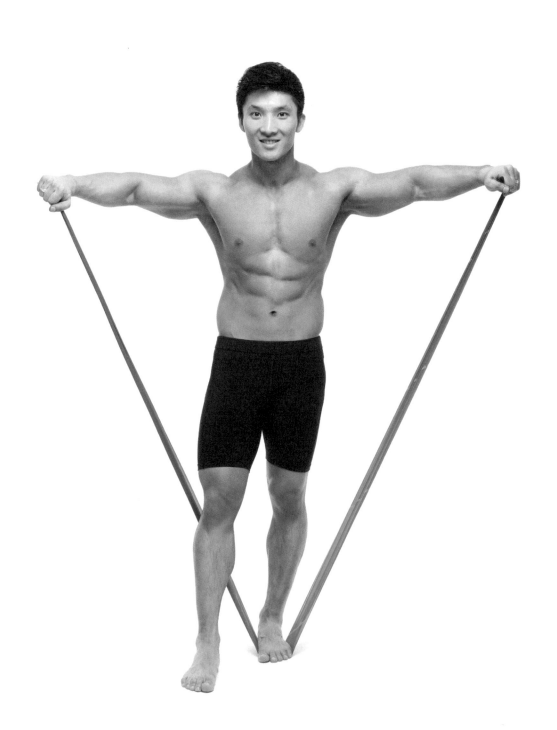

1. 근육테라피란?

인체의 부조화 상태 복합치유 방식

근육테라피는 우리 인체의 근육을 통해 건강 정도와 인체의 부조화 상태, 통증의 원인 등을 분석하고 파악하여 그 원인이 되는 근육과 관련된 척추와 신경림프, 신경혈관, 경락, 5장6부, 해당근육을 자극해 인체의 부조화상태를 제거해 구조적, 화학적, 정신적, 에너지적 문제를 해결하는 융합치유방식이다.

근육테라피는 응용근신경학의 일부이며, 동양적인 기의 흐름인 경락적 치유 방식과 서양의 신경적 관점이 결합된 치유방식이다. 앞에서 설명한 것과 같이 인체의 구조적 건강, 화학적 건강, 정신적 건강, 에너지적 건강 등 전인적인 관점으로 바라보고 문제를 해결하고자 하는 노력의 결과로 탄생된 분야이다.

근육과 관련된 산업안전보건법에 정의된 근골격계 질환은 '반복적인 동작, 부적절한 작업자세, 과도한 힘의 사용, 날카로운 면과의 신체접촉, 진동 및 온도 등의 유해 요인에 의하여 발생하는 건강장해인데 목, 어깨, 허리, 상·하지의 신경·근육 및 그 주변 신체조직 등에 나타나는 질환을 의미한다'(산업안전보건법, 2009)고 정의하고 있다. 근골격계 질환이란 기술 발달과 생산방식의 변화 과정에서 발생하는 직업적 유해 요인이 직접적 또는 개인적, 사회경제적 요인들과 복합적으로 단기적·장기적으로 작용하여 신체의 활동과 관련된 근육, 건, 신경, 관절 및 그 주변 신체조직에 나타나는 질환이다. 목, 어깨, 팔 등의 상지는 물론 요통과 하지의 유사 질환도 포함하는 직업성 질환을 말한다. 또한 근골격계 질환은 흔히 직업병으로 분류되곤 하는데, 근골격계에 부담되는 작업으로 인해 발생하는 질환으로 목과 허리, 상·하지의 신경, 근육 주변 신체조직 등에 나타나는 불편함, 통증, 상해 등을 유발하는 질환을 칭하기도 한다.

근육테라피에서는 문제의 원인을 찾기 위한 근력검사(Muscle monitoring)와 5

장6부와 관련된 대표근육 14개(종합적으로는 42개) 근육과 문제 해결을 위한 척추반사(Spinal Reflex), 신경림프반사 (Neurolymphatic Reflexes), 신경혈관반사 (Neurovascular Reflexes), 경락 추적 (Tracing the Meridian)등의 치유 방법에 대해 설명하고자 한다.[66]

2. 근력검사(Muscle monitoring)

1) 근력 검사란?

근육은 인체의 중요한 커뮤니케이션 시스템(Communication system)으로 뇌(Brain), 척수(Spinal cord), 신경(Nerve)과 연결되어 정보를 처리한다. 근력검사란 근육의 힘이 아닌 신경계의 근육 조절 능력을 평가하는 것으로 단순한 근육의 힘을 의미하지는 않는다.

근육검사의 일차적인 초점은 근육반응을 검사해 에너지의 흐름이나 균형을 검사하는 것이며, 이를 모니터링하여 근력의 강약(Strong or Weak), 잠김과 열림(Lock or Unlock), 긍정과 부정(Yes or No) 등의 디지털 커뮤니케이션(Digital Communication)을 측정하는 방법이다.

근력 이상은 다음과 같은 경우에 유발되며 이를 통해 인체의 구조적, 화학적, 정신적, 에너지적 이상 유무를 검사하여 근육테라피에 적용할 수 있다.

- 근막기능이상
- 말초신경압박
- 척추관절의 구심로 차단
- 신경학적 조직체이상
- 내장신체조직의 기능이상
- 영양부족
- 화학적 독소 영향

66) 〈Touch for Health: The Complete Edition〉 John this, Matthew this 를 참고함

- 뇌척수액 분비와 순환이상
- 뇌막조직의 긴장성
- 경락계의 불균형
- 림프, 순환계이상
- 정신적 스트레스 등등
- 특정 음식에 대한 알러지
- 감정의 불균형 등

2) 방법과 주의점

근력검사(Muscle monitoring)시 검사를 원하는 근육을 분리된 자세(Isolated position)로 근력 검사를 실시해야 한다. 그리고 검사할 근육을 수축시킨 상태에서 수축된 근육을 진전시키는 방향으로 저항해 강약, 잠김과 열림, 긍정과 부정 등을 검사해야 한다.

근력검사시 준비사항은 검사자의 몸과 마음을 평안하게 유지해야 하고, 검사자나 상담자의 시계나 목걸이 등 금속을 제거해야한다. 이어 최대한 편안한 자세에서 근력검사를 실시해야 한다.

반드시 신경계 부조화 현상(Neuro-disorganization)검사와 탈수증상(Dehydration)검사가 기본이다. 신경계부조화현상 검사는 배꼽(신궐혈 Navel)과 신장의 유부혈(Ki-27) 좌우를 스위칭해 좌우의 균형을 확인하고, 배꼽(신궐혈 Navel)과 임맥의 승장혈(CV-24), 독맥의 인중혈(GV-27)을 스위칭해 상하 균형을 확인하고, 배꼽(신궐혈 Navel)과 CV-2, GV-1을 스위칭하여 전후의 균형을 확인하는 것이다. 탈수증상(Dehydration)검사는 우리 인체의 약 60~70%가 물로 구성되어 있으므로 생명 활동에 필요한 수분(물)을 충분히 섭취한 후 재검사를 해야 한다.

신경계 부조화 현상(Neuro-disorganization)검사와 탈수증상(Dehydration)검사는 근력검사를 통해 쉽게 확인이 가능하다.

근력 검사시 다음 사항은 주의가 필요하다.

- 통증부위(Pain area)

- 아탈구(Subluxation)

- 신체 자세(Body posture)

- 눈의 위치(Eye position)

- 탈수(Dehydration)

- 약품(Medication)

- 신경계의 부조화(Neurological disorganization)

- 통증성 접촉을 피함(Avoid painful contact, Timing, pressure, position)

- Impression 금지

- 혈관, 중요 경혈 자극 조심

- 환자의 자세변화, Trick, 보상

- 얼굴의 표현(Facial expression)

- 손가락이 환자의 심장을 향하지 않게 함

3) 근력검사의 종류와 형태

1. 대표 근육검사(Specific muscle test)

몸에 있는 각 근육들을 검사해 구조적, 화학적, 정신적, 에너지적 상태를 진단하며 미시적으로는 14개 근육을, 거시적으로는 42개 근육을 사용해 이상 유무를 측정할 수 있다.

2. 지표근육 검사(Indicator muscle test)

강하면서 기능적으로 문제가 없는 하나의 근육을 사용해 구조적, 화학적, 정신적, 에너지적 상태를 진단하는 방법이다.

3. 치료적 접촉(TL-Therapy Localization)

– 어느 부위에 이상이 있는지 근력검사를 통해 찾는 검사법(1974년).

– 기능 이상 부위(Facilitated area)에 손 접촉시 근력검사시 지표 근육의 변화상을 평가.

- 기능 이상이 있을 때 피부에 전기적, 신경적, 화학적, 에너지적 변화가 있다.

- 특정 문제가 있는지 알려 주지는 않는다.

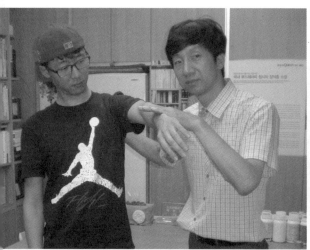

팔검사

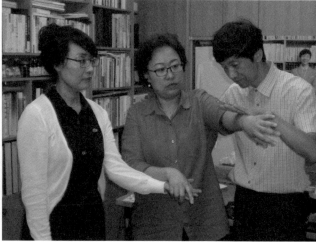

대리검사(제3자 검사)

4) 근력 검사 형태

일반적인 경우 팔검사를 통하여 근력을 검사하게 된다. 검사대상자가 근력이 전혀 없어 근력검사에 응할 수 없는 어린아이, 중환자, 의식 불명자인 경우 제3자를 통해 대리 검사를 이용할 수 있다.

3. 근력이상조절 방법

1) 척추반사(Spinal Reflex)

각 근육별 대칭된 근육 중 양쪽의 근육이 모두 약한 경우에 관련된 척추 관절에 고정(Fixation)이 있다. 이 경우에는 보통 아탈구(Subluxation)는 하나의 척추

관절에 문제가 있으며, 고정은 2~3개의 관절에 문제가 있다. 이 반사 부위는 각 근육에 해당되는 극돌기 위에 있으며 극돌기 위를 위, 아래로 적당히 자극을 하면 두 근육 중 하나의 문제가 해결된다.

2) 신경림프반사(Neurolymphatic Reflexes)

1930년대 프랭크 채프맨은 신경림프반사 법칙을 발견해 특정 장기와 내분비선의 상관관계를 설정하였다. 굿하트(Goodheart)가 장기와의 연관관계가 설정되어 있던 채프맨반사를 특정 근육과 연결을 시켰다. 신경림프를 자극하므로 문제 근육의 이상이 해결된다는 관점이다. 치료는 손가락 끝으로 둥글게 마사지해주며, 안구를 눌렀을 때 견딜 수 있을 정도의 가벼운 힘을 사용해 마사지하는 것이 효율적이다. 때에 따라 더 강하고 깊은 자극과 오랫동안의 자극이 필요하기도 하며 최소 15초~1, 2분 정도 필요하며 정확히 진단한 후 림프 반사점을 치료하면 놀라운 결과를 가져온다.

3) 신경혈관반사(Neurovascular Reflexes)

1930년대 초반 테레노스 베넷이 다양한 장기나 구조물의 혈관계에 영향을 미치는 것으로 생각되는 지점들을 머리 부위에서 발견했다. 1966년 중반에는 베넷 반사를 자극함으로써 근육 검사상 근육의 기능이 향상된다는 것을 발견했다. 1974년 TL이 개발되면서 신경혈관 반사의 활성화 여부를 더욱 자세히 진단할 수 있게 되었다. 그 결과 베넷 반사점이 더욱 발전되었다. 3~4주까지의 태아는 심장이 없고 태반으로부터 혈액을 공급받게 되는데 혈관근육의 박동을 통해 혈액이 순환되며 대부분 머리와 몸통의 앞면에 위치하고 있다. 매우 가볍게 접촉해서 자극하며 신경혈관 반사가 활동적으로 치료되는 과정에서 피부에서 맥박이 느껴진다. 맥박이 쉽게 느껴지지 않는다면 맥박이 느껴질 때까지 피부를 살짝 여러 방향으로 당겨본다. 맥박이 느껴지면 그 반사에 20초 이상 유지하며 정확하게 접촉할 경우 국소적 혈액순환의 증가와 멀리 떨어진 부위의 혈액 순환까지 증가된다.

4) 경락 추적(Tracing the Meridian)

각 근육과 관련된 장부의 경락 시작점부터 끝나는 부위까지 신체에 손을 대지 않고 10cm 정도 이내에서 경락이 흐르는 방향대로 이동시키며, 에너지 흐름을 인지하며 반복해 5회 이상 진행한다.

5) 근육 조정 치유법

근육테라피에서 약한 근육을 반드시 손으로 자극해야만 효과가 있는 경우가 있다.

상황에 합당하게 가벼운 마사지(jiggling)와 강한 압력(Hard Heavy Pressure) 기법을 활용 하게 되는데 가벼운 마사지(Jiggling)는 근육의 시작점과 정지점을 동시에 잡고 실시한다. 강한 압력(Hard Heavy Pressure)은 미세 손상이 일어났을 때, 근육의 부착 부위에 강한 압력으로 마사지한다. 시작점이 효율적이지만 정지점도 필요할 수 있다.

근육 이상으로 발생되는 다양한 증상들을 개선하게 위해서는 근육의 본질인 장부를 분석해야 하며, 그 방법으로 모혈을 검사하거나 근육자체를 평가해야 한다.

근육이 약하다고 판정된 경우 해당 근육의 좌우 모두가 약한 경우는 척추반사(Spinal Reflex)를 진행한 후, 신경림프반사(Neurolymphatic Reflexes), 신경혈관반사(Neurovosculur Reflexes), 경락 추적(Tracing the Meridian), 근육 기시 정지부 치료법을 적용하는 것이 필요하다.

4. 장부와 근육

1. 극상근(Supraspinatus, 임맥)

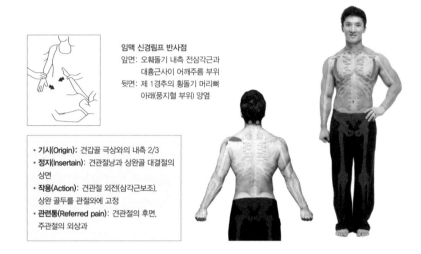

임맥 신경림프 반사점
앞면: 오훼돌기 내측 전삼각근과
　　　대흉근사이 어깨주름 부위
뒷면: 제 1경추의 횡돌기 머리뼈
　　　아래(풍지혈 부위) 양옆

• **기시(Origin)**: 견갑골 극상와의 내측 2/3
• **정지(Insertain)**: 견관절낭과 상완골 대결절의
　상면
• **작용(Action)**: 견관절 외전(삼각근보조),
　상완 골두를 관절와에 고정
• **관련통(Referred pain)**: 견관절의 후면,
　주관절의 외상과

　극상근은 임맥과 관련된 근육으로 그 진단은 모혈인 승장에서 가능하다.
　극상근의 시작점은 견갑골 극상와의 내측 2/3에서 시작되어 견관절낭과 상완골 대결절의 상면에서 끝난다. 임맥과 관련된 극상근 이상은 어깨부위 깊숙한 통증이 수반되고 팔을 혼자 들어 올리지 못하며 머리를 빗거나 칫솔질, 면도하는 행위를 할 때 팔을 들어 올리는 동작이 불편하고 통증이 수반된다. 극상근 이상은 어깨처짐 현상과 팔을 뒤로하는 열중쉬어자세의 어려움, 수면시 통증, 마치 곰을 엎고 있는 것과 같은 불편함이 있다. 신경혈관 반사점은 대천문과 전두골 융기부분이며 어린아이나 학생들이 극상근에 문제가 발생되면 학습장애가 올 수 있으며, 임맥은 여성들은 임신과 관련되는 경락이기도 하다. 극상근의 척추반사는 경추 1, 2번이고, 신경임프반사 전면부는 삼각근과 대흉근중간 어깨주름, 후면부는 천지혈 함몰부위이다. 신경혈관반사는 아이 숨골인 대천문과 전두골 융기부위이다. 치골의 위부분에서 신체의 정중선을 지나 턱과 아랫입술의 중간 승장혈까지 에너지 조정을 실시한다.

경락	근육	모혈	척추반사	신경림프반사		신경혈관반사	경락추적	근육조정	
				전	후			기시	정지
임맥	극상근	승장	C1-2	삼각근 대흉근 사이	C 1 횡돌기 양옆	대천문	회음~ 승장	견갑골 극상와 내측 2/3	상완골 대결절 상

2. 대원근(Teres Major, 독맥)

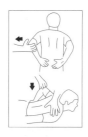

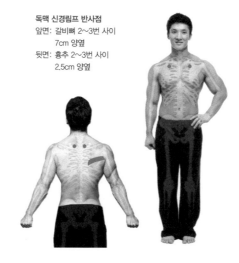

독맥 신경림프 반사점
앞면: 갈비뼈 2~3번 사이
7cm 양옆
뒷면: 흉추 2~3번 사이
2.5cm 양옆

- **기시(Origin):** 견갑골 하부의 외측
- **정지(Insertain):** 상완골소결절 바로 아래
- **작용(Action):** 견관절의 신전과 약간의 내회전
- **관련통(Referred pain):** 견관절의 후면 삼각근 후면에 통증

대원근은 독맥과 관련된 근육으로서 견갑골 하부의 외측에서 시작되어 상완골 소결절 밑에 부착된다. 대원근의 이상은 자동차운전시 핸들을 돌리는 동작이 어렵고, 후삼각근 통증이 수반된다. 모혈은 인중으로서 대원근에 문제로 인중의 에너지 흐름이 차단되거나 약한 경우 경추, 흉추, 요추의 흐름을 차단시켜 목(경추)불편함과 흉추 부위가 답답하고 소화의 어려움이 야기된다. 더불어 요추가 약하므로 요추부위 기허로 함몰되는 경우가 많다. 독맥은 기경8맥의 하나로 후계혈이 통혈이기도 하다. 대원근의 척추반사는 경추2번(T2), 신경림프반사 앞면은 늑골 2-3번 외측 7cm, 후면부는 경추 2~3번 양옆 2.5cm이다. 신경림프반사는 귀와 머리가 만나는 관자놀이인 태양혈이다. 경락추적은 꼬리뼈아래 장강혈에서 시작하여 척추를 따라 위로 올라 머리중앙을 지나 코와 윗 입술 중간인 인중혈까지 에너지 터치 조정을 실시한다.

장부\구분	근육	모혈	척추반사	신경림프반사		신경혈관반사	경락추적	근육조정	
				전	후			기시	정지
독맥	대원근	인중	T2	늑골 2~3 7cm	흉추 2~3번 2.5 cm	태양혈	회음~승장	견갑골 하부외측	상완골 소결절 밑

3. 대흉근 쇄골부위(Pectoralis Major Clavicle Part, 위경)

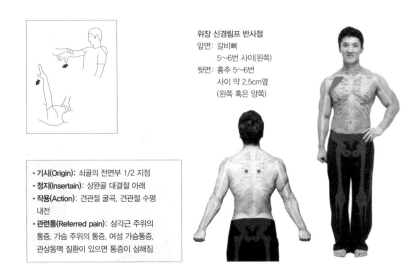

위장 신경림프 반사점
앞면: 갈비뼈
　　　5~6번 사이(왼쪽)
뒷면: 흉추 5~6번
　　　사이 약 2.5cm옆
　　　(왼쪽 혹은 양쪽)

- **기시(Origin):** 쇄골의 전면부 1/2 지점
- **정지(Insertain):** 상완골 대결절 아래
- **작용(Action):** 견관절 굴곡, 견관절 수평
  내전
- **관련통(Referred pain):** 삼각근 주위의
  통증, 가슴 주위의 통증, 여성 가슴통증,
  관상동맥 질환이 있으면 통증이 심해짐

　　　대흉근은 위장과 관련된 근육으로서 그 진단은 위장의 모혈인 중완혈에서 가능하다. 대흉근 이상은 가슴이 답답하고, 부정맥과 같은 느낌, 여성의 경우 가슴부위와 유두가 찌릿하여 마치 심장이 아픈 것으로 오인하는 경우가 많다. 장상학에서 유방을 토(土) 기운으로 여기는데 일리가 있다. 대흉근의 기시점은 쇄골부 전면부이고 종지부는 상완골 대결절 밑이다. 대흉근의 척추반사점은 T5-T6이며, 신경림프반사 전면은 늑골 5~6번 사이 흉골에서 가슴을 따라서 자극하고 후면은 흉추 5-6번 사이 2.5CM 옆을 자극하면 된다. 경락추적은 눈밑 중앙 승읍혈에서 출발하여 턱 쪽으로 내려갔다가 뺨을 거슬러 올라간 후 눈을 넘어 내려와 턱을 지나 목 앞쪽으로 왔다가 가슴 쪽으로 내려와서 복부를 통해 내려와 고관절을 가로질러 다리의 전외 측면을 따라 내려와 두 번째 발가락의 외측단 여태혈까지 에너지를 조정한다. 근력검사결과 양쪽이 동시에 약한 경우에 위산의 부족을 의미하며 이때는 아연의 결핍으로 발생된다. 이 근력이 약하면 흉쇄관절이 변위를 의미한다.

장부 구분	근육	모혈	척추반 사	신경림프반사		신경혈관 반사	경락 추적	근육조정	
				전	후			기시	정지
위장	대흉근	중완	T5	(왼쪽) 늑골 5~6 사이 흉골에서 가슴을 따라	흉추 5~6번 2.5 cm	전두골 흉기부위	승읍혈 ~여태	쇄골부 전면	상완골 대결절 밑

4. 광배근(Latissimus Dorsi, 비경)

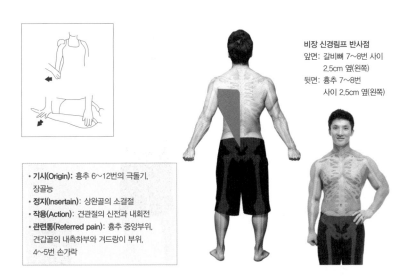

비장 신경림프 반사점
앞면: 갈비뼈 7~8번 사이
　　　2.5cm 옆(왼쪽)
뒷면: 흉추 7~8번
　　　사이 2.5cm 옆(왼쪽)

- **기시(Origin):** 흉추 6~12번의 극돌기, 장골능
- **정지(Insertain):** 상완골의 소결절
- **작용(Action):** 견관절의 신전과 내회전
- **관련통(Referred pain):** 흉추 중앙부위, 견갑골의 내측하부와 겨드랑이 부위, 4~5번 손가락

광배근은 어깨를 아래로 당기고 등을 곧게 펴는 근육으로 몸 앞을 가로질러 팔을 움직이는 모든 동작과 관련되며, 수영, 볼링, 골프, 야구 운동시 사용되는 근육이다. 광배근 불균형은 어깨, 골반 등의 변형을 초래하여 바른 자세에 영향을 준다. 광배근의 기시점은 흉추 7~12번의 극돌기와 장골능으로부터 시작돼 상완골의 소결절에 이어진다. 광배근 이상은 비장의 모혈인 장문혈에서 모니터링이 가능하다. 광배근 이상으로 발생되는 통증은 흉추 중앙부위, 견갑골의 내측하부와 겨드랑이 부위, 4~5번 손가락 등이며 지속적인 이상은 혈당문제가 발생될 수 있다. 광배근 치유는 척추반사는 T7번, 신경림프반사로 전면부위는 좌측 늑골 7~8번 사이 2.5㎝ 옆과 후면부위 흉추 7~8번 사이 2.5㎝ 옆을 자극하고, 머리부위의 신경혈관 반사점으로 측두부위 이첨(귀를 접으면 가장 높은 곳) 3㎝위에서 뒤로 0.5㎝를 자극해야 한다. 경락추적으로는 은백혈부터 대포혈까지 실시하고 광배근의 기시점을 자극하며 마무리한다. 이와 같은 광배근을 조율하면 비장으로 인해 발생되는 혈당조절, 임파울혈, 식욕부진, 오심, 복부통증, 복부팽만, 습사로 인한 사지의 피로, 묽은 변, 다리, 무릎, 대퇴 통증 개선에 유용하다.

장부구분	근육	모혈	척추반사	신경림프반사		신경혈관반사	경락추적	근육조정	
				전	후			기시	정지
비장	광배근	장문	T 7	늑골 7~8 2.5 cm	흉추 7~8 2.5 cm	측두골 이첨위 3cm 후방 0.5cm	은백 ~ 대포	흉추7~12번 극돌기, 장골능	상완골 소결절

5. 견갑하근(Subscapularis, 심경)

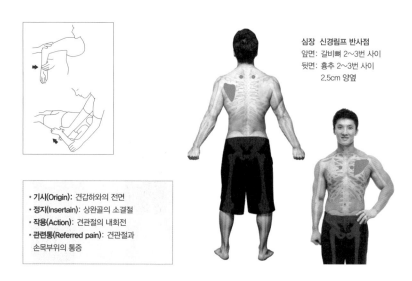

심장 신경림프 반사점
앞면: 갈비뼈 2~3번 사이
뒷면: 흉추 2~3번 사이
2.5cm 양옆

- **기시(Origin):** 견갑하와의 전면
- **정지(Insertain):** 상완골의 소결절
- **작용(Action):** 견관절의 내회전
- **관련통(Referred pain):** 견관절과 손목부위의 통증

견갑하근은 견갑하와의 전면에서 상완골의 소결절까지 연결된 근육이다. 견갑하근이상 증상은 가만히 있어도 어깨통증이 유발되고, 손목전체가 시리고 심한 통증이 존재하며, 팔을 뒤로 하기 어려우며, 손등중앙에 혹이 발생되기도 한다. 팔을 45도로 벌리면 손과 팔이 무거워지는 느낌이 드는데 60도로 벌리면 어느새 그 무게감은 줄어들게 된다. 이 경우 100도 정도 팔을 벌린 후 견갑하근을 편하게 마사지하면 훨씬 편안해진다. 견갑하근은 심장과 관련된 근육으로 강약 검사는 모혈인 거궐혈에서 가능하다. 척추반사는 T2번, 신경림프반사점은 전면부 늑골 2~3번 사이, 후면부위 흉추 2-3번 사이 2.5cm 양옆이다. 신경혈관반사는 아이들 숨구멍에 해당되는 대천문이다. 경락추적은 겨드랑이 극천혈부터 5수지 내측 소충혈끼지 기운을 조절하는 것이 필요하며, 근육조정을 위해서는 견갑하근의 시작점은 견갑골밑 오목한 전면부터 위팔 맨 위 쪽의 앞면인 상완골 소결절이다. 이 방법들을 통해 근육을 조절하면 얼굴부종과 상열감, 목마름, 심계항진, 가슴통증, 팔(주관절)의 통증과 저림, 새끼손가락 등의 경직 또는 통증, 변비 등 개선에 유용하다.

장부\구분	근육	모혈	척추반사	신경림프반사		신경혈관반사	경락추적	근육조정	
				전	후			기시	정지
심장	견갑하근	거궐	T2	늑골 2-3번 7 cm	흉추 2-3번 2.5 cm	대천문	극천-소충	견갑하와 전면	상완골 소결절

6. 대퇴직근(Rectus Femoris, Quadriceps, 소장)

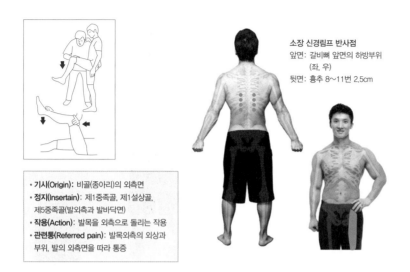

소장 신경림프 반사점
앞면: 갈비뼈 앞면의 하방부위
(좌, 우)
뒷면: 흉추 8~11번 2.5cm

- **기시(Origin):** 비골(종아리)의 외측면
- **정지(Insertain):** 제1중족골, 제1설상골, 제5중족골(발외측과 발바닥면)
- **작용(Action):** 발목을 외측으로 돌리는 작용
- **관련통(Referred pain):** 발목외측의 외상과 부위, 발의 외측면을 따라 통증

대퇴직근은 무릎을 펴는 근육이다. 때문에 대퇴직근 이상은 계단을 오르고, 내려갈 때 통증을 유발하게 된다. 대퇴직근은 소장의 일부인 공장(jejunum)과 회장(ileum)과 관련되며 서 있을 때 발생되는 소화불량과 관계된다. 대퇴직근은 소장과 관련되며 에너지분석은 소장의 모혈인 배꼽과 치골결합부위의 중간쯤의 관원혈에서 가능하다. 대퇴직근은 척추반사 T10, 신경림프반사는 전면부는 갈비뼈경계를 따라 길게 자극하고 후면부는 흉추8~11번 양쪽 2.5cm를 자극한다. 두부에 위치한 신경혈관반사는 정수리와 이첨중간지점 3cm 후방이다. 경락추적으로는 소택부터 귀옆 청궁혈까지 에너지를 전달하면 효과적이고, 근육조정치유는 장골의 전하방골극과 무릎부위의 경골조면을 자극하여야한다. 이와 같이 소장과 관련된 치유를 수행하면 어깨외측 통증, 팔의 통증 및 경직, 청력이나 이명의 문제, 영양소의 흡수불량, 크론씨 병, 유행성감기(설사, 구토), 소화불량, 설사, 배꼽 부위의 복부통증에 유용하다.

장부 구분	근육	모혈	척추 반사	신경림프반사		신경혈관 반사	경락 추적	근육조정	
				전	후			기시	정지
소장	대퇴직근	관원	T10	늑골 전면 하방부위	흉추 8-11 2.5 cm	측두골 후방부위	소택-청궁	장골의 전하 장골극	경골조면

7. 장, 단 비골근(Peroneus Longus &Brevis, 방광)

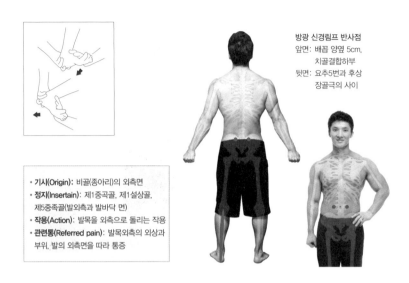

방광 신경림프 반사점
앞면: 배꼽 양옆 5cm,
　　　치골결합하부
뒷면: 요추5번과 후상
　　　장골극의 사이

- **기시(Origin):** 비골(종아리)의 외측면
- **정지(Insertain):** 제1중곡골, 제1설상골,
  제5중족골(발외측과 발바닥 면)
- **작용(Action):** 발목을 외측으로 돌리는 작용
- **관련통(Referred pain):** 발목외측의 외상과
  부위, 발의 외측면을 따라 통증

　　비골근은 발의 가동범위를 상부방향(위쪽)과 외측(바깥쪽)으로 움직이게 하여 발과 발목의 균형을 유지하는 근육이다. 비골근의 손상은 발목 힘이 부족하여 쉽게 넘어지거나 발목을 삐끗하게 된다. 비골근은 오금부위 위중, 위양혈자리 부위를 시작하여 비골 외측을 지나 제1중족골, 제1설상골, 제5중족골을 잃게 된다. 비골근은 방광과 관련된 근육으로 에너지 분석은 모혈인 치골뼈 위쪽으로 정확한 부위는 배꼽과 치골결합부위를 5등분하여 아래로부터 5/1지점이다. 척추 반사점은 T12번이고, 신경림프반사는 전면은 치골결합하부와 배꼽 양옆 5cm이고 후면은 요추 5번과 엉덩이뼈 튀어나온 뼈(후상장골극)를 자극하고, 신경혈관반사는 전발제와 눈썹중간 부위의 전두골 융기부위이다. 경락추적은 눈동자 내자부위의 정명혈부터 족5지 지음혈까지 에너지 흐름을 활성화시키면 된다. 근육조정은 비골근의시 정지를 자극하면 효과적이다. 이와 같은 방법을 동원하여 근육의 균형이 조화롭게 되면 소변과 관련된 빈삭, 빈뇨, 통증성 배뇨, 요실금, 방광 감염질환, 방광하수, 척추, 하부허리의 통증, 무릎통증, 다리통증, 발통증이 경감된다.

장부 구분	근육	모혈	척추 반사	신경림프반사		신경혈관 반사	경락 추적	근육조정	
				전	후			기시	정지
방광	비골근	중극	T12	배꼽옆, 치골결합하부	요추 5번과 후 상장골극 사이	전두골 융기부위	청명~ 지음	비골의 최측면	제1, 5종속 골제1설상골

8. 대요근(Psoas, Major, 신장경)

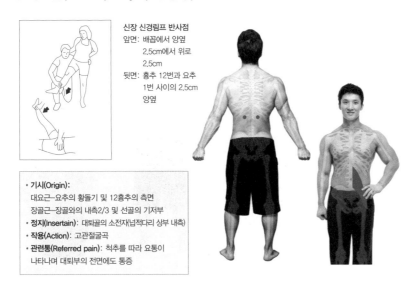

신장 신경림프 반사점
앞면: 배꼽에서 양옆
2.5cm에서 위로
2.5cm
뒷면: 흉추 12번과 요추
1번 사이의 2.5cm
양옆

- 기시(Origin):
  대요근—요추의 황돌기 및 12흉추의 측면
  장골근—장골와의 내측2/3 및 선골의 기저부
- 정지(Insertain): 대퇴골의 소전자(넙적다리 상부 내측)
- 작용(Action): 고관절굴곡
- 관련통(Referred pain): 척추를 따라 요통이
  나타나며 대퇴부의 전면에도 통증

대요근은 신장과 관련된 근육으로서 이 근육은 요통과 관련이 크며, 대요근 한쪽이 약하면 약한 쪽의 발목이 안쪽으로 돌아가거나 골반이 내려가는 원인이 된다. 이 근육은 요통환자에게 흔히 약해져있는 것을 볼 수 있으며 신허요통과 무관하지 않다. 신장은 필터링하는 장부로서 혈액 탁도가 높아져 이로 인해 종기, 습진 등 피부질환과 귀 건강 악화로 청력저하나 이명 등이 수반된다. 대요근 좌우측 양측모두 이상 시는 척추 12번(T12) 척추반사를 통해 한쪽 근육을 조정하고, 신경림프반사로 전면부는 배꼽 양옆 2.5cm 위 2.5cm를 자극하며 후면부는 흉추12번과 요추 1번 사이의 2.5cm 양옆을 자극한다. 머리에 위치한 신경혈관반사는 외후두융기 부위와 그 부위 좌우 4cm, 경락추적으로는 발바닥 앞쪽 중앙(용천)에서 시작하여 발의 내과 뒤쪽으로 위로 올라가 무릎의 내측을 거쳐 치골을 넘어 복부와 가슴을 지나 쇄골과 흉골이 만나는 점(유부)까지 기에너지 조절을 통하고, 근육조정은 대요근의 기시부인 요추의 횡돌기 및 12흉추의 측면부터 대퇴부 소전자까지 마사지를 한다. 대요근을 비롯한 신장의 기능이 향상되면 신장, 허리, 고관절 통증, 디스크, 무릎, 발목 통증, 요실금, 발의 통증이 개선된다.

장부/구분	근육	모혈	척추반사	신경림프반사		신경혈관반사	경락추적	근육조정	
				전	후			기시	정지
신장	대요근	경문	T12	배꼽 양옆 2.5cm 상방 2.5cm	T 12과 L 1의 2.5 cm 양옆	외후두융기 좌우 4cm	용천~유부	대요근, 장요근	대퇴골 소전자

9. 중둔근(Gluteus Medius, 심포경)

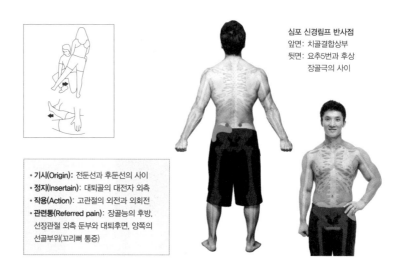

심포 신경림프 반사점
앞면: 치골결합상부
뒷면: 요추5번과 후상
장골극의 사이

- **기시(Origin)**: 전둔선과 후둔선의 사이
- **정지(Insertain)**: 대퇴골의 대전자 외측
- **작용(Action)**: 고관절의 외전과 외회전
- **관련통(Referred pain)**: 장골능의 후방,
  선장관절 외측 둔부와 대퇴후면, 양쪽의
  선골부위(꼬리뼈 통증)

중둔근은 다리를 벌리고 회전시키는 근육이다. 중둔근은 심포와 관련한 근육으로 에너지 정도는 심포장의 모혈인 단중에서 검사가 가능하다. 중둔근이 약화되면 엉덩이와 어깨가 높아지며, 원인 없이 다리가 저리고, 엉덩이가 뒤로 빠져 오리 궁둥이나 짝궁둥이가 되며, 이상근과 더불어 문제가 되는 경우 꼬리뼈통증이 심화되어 전전긍긍하는 경우를 보게 된다. 중둔근 이상은 지나친 스트레스나 중둔근 자체를 침습하는 주사를 자주 맞는 경우도 원인이 된다. 중둔근 이상은 월경성경련, 전립선, 발기력, 유방통과 연관성이 있다. 중둔근의 척추반사는 T12번, 신경림프반사 전면은 치골결합상부, 뒷면은 요추 5번 높이의 엉덩이뼈 가장 튀어나온 부위이며, 신경혈관반사는 정수리와 이첨 중간이거나 후방 1cm, 경락추적은 유두의 외측 천지혈에서 시작하여 팔의 중앙으로 내려가 중지 손가락의 내측 끝 중충혈까지 에너지 흐름을 강화시키며, 중둔근 근육조정까지 하고 나면 중둔근의 문제는 해결된다. 중둔근 이상이 회복되면 울화병, 가슴답답증, 한열왕래, 심계항진, 수면장애, 호르몬 이상, 순환 장애, 손바닥 점액성 땀, 손 악력저하, 우울감, 집중력 저하, 기억력 저하, 만성피로 등이 개선된다.

구분	근육	모혈	척추반사	신경림프반사		신경혈관반사	경락추적	근육조정	
				전	후			기시	정지
심포	중둔근	단중	L5	치골결합상부	요추5번과 후방 장골극 사이	측두골 후방	천지~중충	전둔선, 후둔선	대퇴골 대전자 외측

10. 소원근(Teres Minor, 삼초경)

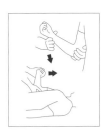

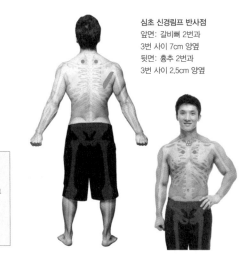

심초 신경림프 반사점
앞면: 갈비뼈 2번과
3번 사이 7cm 양옆
뒷면: 흉추 2번과
3번 사이 2.5cm 양옆

- **기시(Origin)**: 견갑골 극하와 1/3 지점과 외측
- **정지(Insertain)**: 상완골의 대결절 상부
- **작용(Action)**: 견관절의 외회전
- **관련통(Referred pain)**: 후삼각근 내에 깊숙한 통증

소원근은 팔을 회전시키는 근육으로 삼초와 관련되어 그 에너지는 삼초의 모혈인 석문혈에서 분석이 가능하다. 소원근은 어깨문제와 깊은 연관성이 있으며 소원근 이상시 팔을 내리면 손방향이 다르게 되며, 갑상선문제, 감정기복, 상초로 인한 미간주름, 시력저하, 중초로 인하 가슴팽만감 또는 조여옴, 하초 이상으로 배변과 소화문제 등이 유발된다. 척추반사 T2, 신경림프 반사 전면부 늑골2~3사이 7cm, 후면부 흉추 2~3번 2.5cm 양옆, 신경혈관반사는 귀와 머리가 만나는 관자놀이(태양혈) 부위와 목젖(아담애플밑) 복장뼈 바로 위 손가락 3개를 모아 터치한다. 경락추적은 네 번째 손가락의 외측 끝 관충혈에서 시작하여 손등 팔의 뒤쪽, 어깨의 뒤쪽으로 올라와 귀의 뒤쪽으로 돌아서 눈썹의 외측인 사죽공혈까지 에너지 흐름을 활성화시키며, 근육조정은 견갑골 극하와 외측과 상완골 대결절을 터치한다. 소원근의 조정과 회복은 이로 인해 발생되는 잦은 감기, 목과 관련된 편도선염. 인후통, 과도한 땀(식은땀), 어깨, 팔, 손목의 경직과 통증, 만성피로, 생명력, 저항력, 면역력, 집중력등과 관련된 증후를 개선시킨다.

구분	근육	모혈	척추반사	신경림프반사		신경혈관 반사	경락추적	근육조정	
				전	후			기시	정지
삼초	소원근	석문	T12	늑골 2~3번 7cm	흉추 2~3번 2.5cm	태양혈	관충 ~사죽공	견갑골 극하와 외측	상완골 대결절

11. 전삼각근(Ant, Deltoid,담경)

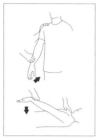

담낭 신경림프 반사점
앞면: 갈비뼈 3~4~5번
　　　 사이 흉골 근처
뒷면: 흉추 3~4~5번
　　　 사이 2.5cm 양옆

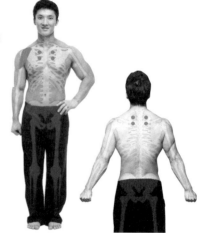

- **기시(Origin)**: 쇄골(빗장뼈) 전면부의 외측 1/3
- **정지(Insertain)**: 상완골(윗팔)의 중간외측
- **작용(Action)**: 상완골의 굴곡, 외전, 내회전
- **관련통(Referred pain)**: 어깨의 삼각근
　전면과 중간부위

　전삼각근은 소화를 돕는 담즙을 생성하는 쓸개와 관련된 근육으로서 그 에너지 정도를 쓸개의 모혈인 일월혈에서 분석할 수 있다. 일월혈은 유두아래 늑골 7~8번 사이에 위치한다. 전삼각근은 불규칙적 식습관과 지나친 지방질 음식 섭취 시 쓸개의 부담을 가중시켜 편두통을 유발시키기도 한다. 전삼각근의 척추반사는 T4, 신경림프반사는 전면부 늑골 3, 4, 5 흉골, 후면부 흉추 3, 4, 5 옆 2.5㎝, 신경혈관반사는 아기 숨구멍인 대천문이다. 경락추적으로 눈꼬리 동자료혈에서 시작하여 귀 뒤쪽에서 머리를 수차례 거친 후 어깨 뒤쪽으로 내려와 가슴과 몸, 그리고 다리의 옆으로 내려와 네 번째 발가락 외측단 족규음혈가지이며, 근육조정은 쇄골 부위와 상완골 중간부위의 전삼각근을 터치한다. 쓸개와 관련된 전삼각 조정은 두통, 근육통, 담석증, 역류성 식도염, 소화기문제, 흉곽과 갈비뼈 통증을 회복하는데 필요하다.

구분	근육	모혈	척추 반사	신경림프반사		신경혈관 반사	경락 추적	근육조정	
				전	후			기시	정지
담낭	전삼 각근	일월	T4	늑골 3, 4, 5 흉골	흉추 3, 4, 5 옆 2.5 ㎝	대천문	동자료 ~규음	쇄골 전면부 외측 1/3	상완골 중간 외측

12. 대흉근흉골부(Pectoralis Major Sternal, 간경)

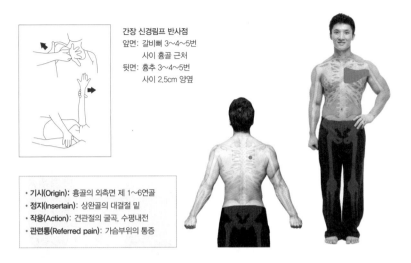

간장 신경림프 반사점
앞면: 갈비뼈 3~4~5번
     사이 흉골 근처
뒷면: 흉추 3~4~5번
     사이 2.5cm 양옆

- **기시(Origin):** 흉골의 외측면 제 1~6연골
- **정지(Insertain):** 상완골의 대결절 밑
- **작용(Action):** 견관절의 굴곡, 수평내전
- **관련통(Referred pain):** 가슴부위의 통증

대흉근흉골부 근육은 팔을 회전시키고 앞으로 당겨 안쪽으로 움직이게 하는 근육이다. 이 근육은 눈과 관련되어 녹내장, 비문증, 간 건강과 연관된다. 간은 장에서 흡수된 혈액을 해 독하는 장기이며, 독성물질, 알코올, 산화된 음식등도 마찬가지이다. 간기능 이상으로 발생 되는 증상들은 대흉근흉골부위를 조정하면 효과적이다. 대흉근흉골부 에너지 측정은 간의 이상은 늑골 5~6번 사이에 위치한 기문에서 가능하다.

대흉근흉골부의 척추반사는 T5, 신경림프반사 전면부는 오른쪽 늑골 5~6사이 긴 부분이며, 후면부는 오른쪽 T5~6사이 2.5㎝이다. 신경혈관반사는 전발제와 눈썹 중간전두골 융기부위 이다. 경락추적은 엄지발가락의 외측 태돈혈에서 출발하여 발의 내측을 지나, 하지의 내측면을 따라 올라가 골반의 뒤쪽으로 갔다가 앞쪽 늑골 6, 7번 사이 기문혈에 에너지 흐름을 향상시 키고, 근육조정치유로 흉골외측면 1~6연골과 상완골을 터치한다.

간과 연관된 대흉근흉골부가 조정되면 눈의 문제, 인후이상, 근육과 관절 통증 등 문제가 해결된다.

구분	근육	모혈	척추반사	신경림프반사		신경혈관반사	경락추적	근육조정	
				전	후			기시	정지
간장	대흉근	기문	T5	늑골 5~6 사이 흉골에서 가슴쪽으로	흉추 5~6번 2.5㎝(오른쪽)	전두골 융기부위	태돈~ 기문	흉골외측면 1~6연골	상완골 대결절

13. 전거근(Serratus, Anterior, 폐경)

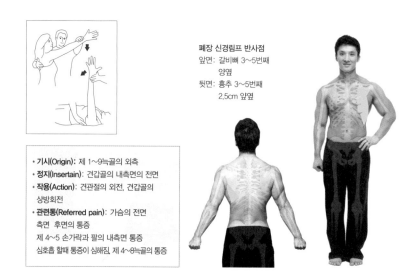

폐장 신경림프 반사점
앞면: 갈비뼈 3~5번째
　　　양옆
뒷면: 흉추 3~5번째
　　　2.5cm 양옆

- **기시(Origin):** 제 1~9늑골의 외측
- **정지(Insertain):** 견갑골의 내측면의 전면
- **작용(Action):** 견관절의 외전, 견갑골의
  상방회전
- **관련통(Referred pain):** 가슴의 전면
  측면 후면의 통증
  제 4~5 손가락과 팔의 내측면 통증
  심호흡 할때 통증이 심해짐, 제 4~8늑골의 통증

　　전거근은 어깨뼈를 앞쪽으로 끌어당기고 늑골을 들어 올리는 기능을 한다. 전거근은 폐와 관련된 근육으로 기능 검사는 폐의 모혈인 오훼돌기 아래 중부혈에서 가능하다. 전거근 이상은 가슴의 전면, 측면, 후면의 통증과 4~5손가락과 팔의 내측면 통증. 심호흡시 통증이 유발되며, 4~8늑골의 통증이 수반된다.

　　척추반사는 T3~4번, 신경림프반사는 전면부 늑골 3~5번, 후면부 흉추 3~5번 옆 2.5cm이다. 머리에 위치한 신경혈관반사는 아기 숨골인 대천문, 경락추적은 오훼돌기 하부 중부혈에서 시작해서 팔의 앞쪽면의 약간 바깥쪽을 따라 내려가 엄지손가락의 내측 소상혈까지 에너지조율을 유도하고, 근육조정으로 전거근의 기시부인 1~9번 늑골 외측과 견갑골 내측면을 터치한다. 전거근이 조율 되면 인후염, 기침, 기관지 통증, 호흡곤란, 가슴 답답함, 천식, 기관지염, 폐기종, 어깨, 팔꿈치 또는 손목의 통증, 횡격막 경직, 변비, 대장염, 설사 등 문제가 해결된다.

구분	근육	모혈	척추 반사	신경림프반사		신경혈관 반사	경락 추적	근육조정	
				전	후			기시	정지
폐장	전거근	중부	T3-4	늑골 3~5번 (양옆)	흉추 3~5번 2.5 ㎝	대천문	중부 ~소상	제 1~9 늑골 외측	견갑골 내측면 전면

14. 대퇴근막장근(Tensor Fascia Lata, 대장경)

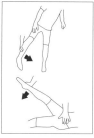

대장 신경림프 반사점
앞면: 갈비뼈 3~5
　　　번째 양옆
뒷면: 흉추 3~5번째
　　　2.5cm 양옆

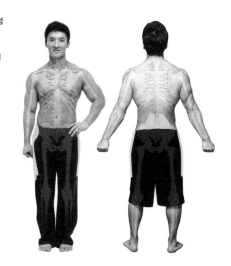

- **기사(Origin)**: 비골(종아리)의 외측면
- **정지(Insertain)**: 제1중곡골, 제1설상골,
  제5중족골(발외측과 발바닥 면)
- **작용(Action)**: 발목을 외측으로 돌리는 작용
- **관련통(Referred pain)**: 발목외측의 외상과
  부위, 발의 외측면을 따라 통증

　　대퇴근막장근은 골반에 붙어 다리 옆을 걸쳐 무릎 바로 아래까지 이어지는 근육이다. 이 근육이 약화되면 다리가 휘거나 걷거나 뛸 때 힘을 받기가 어려워 추진력이 약해진다. 대퇴근막장근은 대장과 관련된 근육으로서 모혈인 배꼽 옆 3~4cm옆 전추혈에서 분석이 가능하다. 오른쪽 대퇴근막장근이 약한 경우 상행결장 약화로 변비가 발생되고, 왼쪽 대퇴근막장근이 약한 경우 하행결장, 직장, 항문에 이상이 발생되어 설사와 항문소양증, 치질 등 개연성을 증가시킨다. 대퇴근막장근의 이상을 해결하기위한 척추반사는 요추2번(L2), 신경림프반사로 전면부는 고관절에서 무릎의 외측(양옆)을 터치하고, 후면은 장골능에서 요추까지 삼각형모양부위를 터치하면 된다. 신경혈관반사는 정수리와 귀이첨부위의 중간지점 가장 넓은 부위 중간지점이다. 경락추적은 두 번째 손가락의 내측단상양혈에서 시작하여 팔을 따라 올라가 어깨를 가로질러 목으로 올라가 입술을 거쳐 반대쪽 코 옆 영향혈까지 에너지지 전달을 활성화시키면 된다. 근육조정은 대퇴근막장근 기사점인 장골릉과 무릎 바로아래 끝부분을 조정하라. 이와 같은 방법을 통해 대퇴근막장근이 조정되면 장명(대장소리), 복부통증 및 팽만감, 변비, 설사, 치아, 코, 부비동 이상증후들이 개선된다.

구분	근육	모혈	척추 반사	신경림프반사		신경혈관 반사	경락 추적	근육조정	
				전	후			기시	정지
대장	대퇴근막장근	천추	L2	고관절에서 무릎 외측 (양옆)	장골능에서 요추까지 삼각형	측두골 후방부위	상양 ~영향	장골능 전방부위	장경인대와 결합한 경골 외측

14근육 테라피 종합정리

구분	근육	모혈	척추반사	신경림프반사 전	신경림프반사 후	신경혈관 반사	경락추적	근육조정 기시	근육조정 정지
임맥	극상근	승장	C1-2	삼각근 대흉근 사이	C 1 횡돌기 양옆	대천문	회음~승장	견갑골 극상와 내측 2/3	상완골 대결절 상
독맥	대원근	인중	T2	늑골 2~3 7cm	흉추 2~3번 2.5cm	태양혈	회음~인중	견갑골 하부외측	상완골 소결절 밑
위장	대흉근	중완	T5	(왼쪽) 늑골 5~6 사이 흉골에서 가슴을 따라	흉추 5~6번 2.5cm	전두골 융기부위	승읍혈~여태	쇄골부 전면	상완골 대결절 밑
비장	광배근	장문	T 7	늑골 7~8 2.5cm	흉추 7~8 2.5cm	측두골 이첨위 3cm 후방 0.5cm	은백~대포	흉추7~12번 극돌기, 장골 능	상완골 소결절
심장	견갑하근	거궐	T2	늑골 2~3번 7cm	흉추 2~3번 2.5cm	대천문	극천~소충	견갑하와 전면	상완골 소결절
소장	대퇴직근	관원	T10	늑골 전면 하 방부위	흉추 8~11 2.5cm	측두골 후방부위	소택~청궁	장골의 전하장골극	경골조면
방광	비골근	중극	T12	배꼽옆, 치골 결합하부	요추 5번과 후 상장골극 사이	전두골 융기부위	청명~지음	비골의 최측면	제1, 5종속골 제1설상골
신장	대요근	경문	T12	배꼽 양옆 25cm 상방 2.5cm	T 12과 L 1의 2.5 cm양옆	외후두융기 좌우 4cm	용천~유부	대요근, 장요근	대퇴골 소전자
심포	중둔근	단중	L5	치골결합 상부	요추5번과 후방장골극 사이	측두골 후방	천지~중충	전둔선, 후둔선	대퇴골 대전자 외측
삼초	소원근	석문	T12	늑골 2~3 7cm	흉추 2~3번 2.5cm	태양혈	관충~사죽공	견갑골 극하와 외측	상완골 대결절
담낭	전삼각근	일월	T4	늑골 3, 4, 5 흉골	흉추 3, 4, 5 2.5cm	대천문	동자료~규음	쇄골 전면부 외측 1/3	상완골 중간 외측
간장	대흉근	기문	T5	늑골 5~6 사이 흉골에서 가슴쪽으로	흉추 5~6번 2.5cm(오른쪽)	전두골 융기부위	태돈~기문	흉골 외측면 1~6연골	상완골 대결절
폐장	전거근	중부	T3~4	늑골 3~5번 (양옆)	흉추 3~5번 2.5cm	대천문	중부~소상	제 1~9 늑골 외측	견갑골 내측면 전면
대장	대퇴근막 장근	천추	L2	고관절에서 무릎 외측(양옆)	장골능에소 요추까지 삼각형	측두골 후방부위	상양~영향	장골능 전방부위	장경인대와 결합한 경골 외측

장부	관계근육	모혈	척추반사	신경림프		신경혈관	반응성 근육
				배 면	전 면		
임맥	극상근	승장	C1~2	천주~완골	액와 전면	대천문, 전두골 융기부분	
독맥	대원근	인중	T2	T2~3번 2.5cm	늑골2~3에서 외측 7cm	귀와 두발만난 곳 2~3cm전방	
위장	대흉근 쇄골지	중완	T5	T5~6번 2.5cm (약한쪽)	늑골 5~6번 길게 (좌측)	전두골 융기부분	흉쇄유돌근, 경추신전근, 견갑거근, 완요골근
비장	광배근	장문	T7	T7~8번 2.5cm(좌측)	늑골7~8번 2.5cm(좌측)	이첨3cm위 뒤로 0.5cm지점	중승모근, 하승모근, 상완삼두근, 모지대립근
심장	견갑하근	거궐	T2	T2~3번 2.5cm	늑골 2~3번	대천문	
소장	대퇴직근	관원	T10	T8~11번 2.5cm	늑골전면 하방부위길게	정수리와 이첨중 간에서 3mm후방	복직근, 복횡근, 복사근
방광	비골근	중극	T12	L5번과 PSIS사이	제중안~치골하 부(곡골혈)	전두골 융기부분, 찬족혈	전경골근, 후경골근, 척추기립근
신장	대요근	경문	T12	T12~L1번 2.5cm	제중 양옆 2.5cm, 위로 2.5cm	외후두융기에서 4cm지점	장골근, 상승모근
심포장	중둔근	단중	L5	L5과 PSIS 사이	치골결합상부	정수리와 이첨중 간에서 1cm후방	내전근, 이상근, 대둔근
삼초부	소원근	석문	T12	T2~3번 2.5cm	늑골2~3번 7cm옆	귀와 두발 만난 곳 2~3cm전방	봉공근, 박근, 가자미근, 비복근
담낭	전삼각근	일월	T4	T3~5번 2.5cm	늑골 3~5번 흉골근처	대천문(백회혈 1cm전방)	슬와근
간장	대흉근 흉골지	기문	T5	T5~6번 2.5cm (우측)	늑골5~6번 길게 (우측)	전두골 융기부분	능형근
폐장	전거근	천추	T3~4	T3~5번 2.5cm	늑골 3~5번	대천문	오훼완근, 중후삼 각근, 횡격막
대장	대퇴근 막장근	중부	L2	장골릉에서 요추까지	고관절에서 무릎외측까지	정수리와 이첨중 간에서 1cm후방	요방현근, 슬곡근

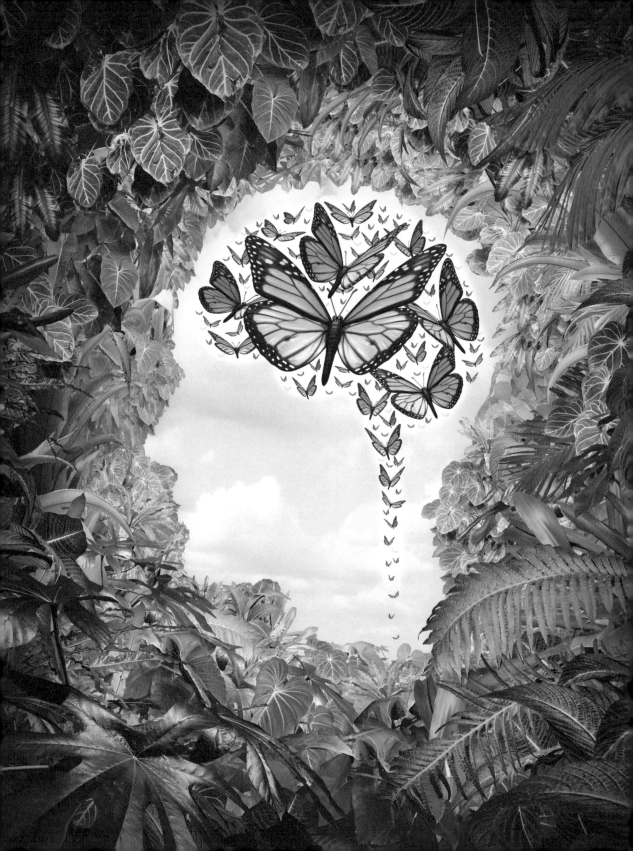

09

척추와 뇌신경

12신경과 얼굴, 그리고 호문쿨루스

신경계는 가장 크게 중추신경계와 말초신경계로 구분할 수 있다.
중추신경계는 들어온 자극을 종합해서 반응을 생성하는 신경계이다.
말초신경계는 자극과 반응을 전기신호의 형태로 전달하는 역할을 한다.

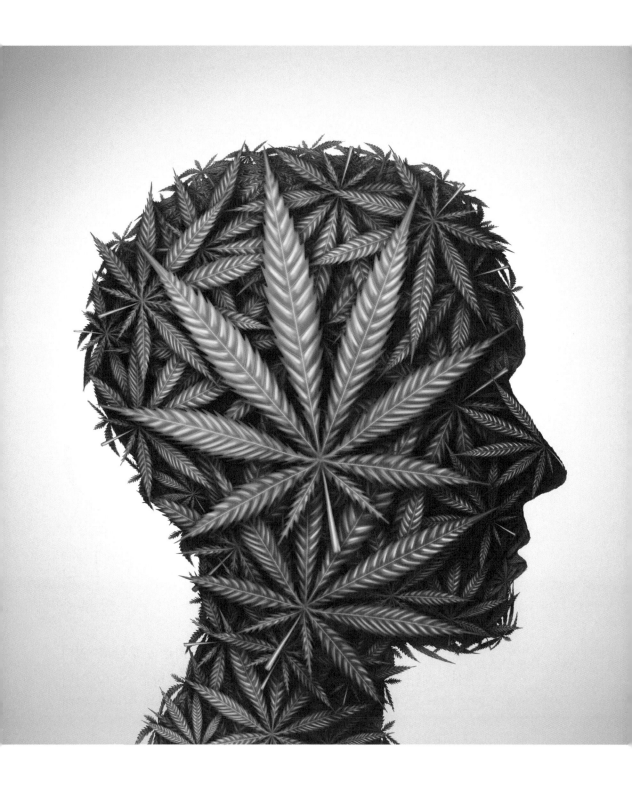

1. 신경계란?

신경계가 건강에 미치는 영향

신경계는 가장 크게 중추신경계와 말초신경계로 구분할 수 있다. 중추신경계는 들어온 자극을 종합해서 반응을 생성하는 신경계이며, 말초신경계는 자극과 반응을 전기 신호의 형태로 전달하는 역할을 한다. 척추동물에서 중추신경계는 뇌와 척수에 해당하며 말초신경계는 신경섬유의 형태로 감각기관과 근육, 내장 등을 중추신경계와 이어 준다. 중추신경계는 주로 연합뉴런으로 구성되어 있고, 말초신경계는 자극을 받아들여 중추신경계에 전달하는 감각뉴런과 중추신경계에서 만들어진 반응을 몸 곳곳에 전달하는 운동뉴런으로 구성되어 있다. 또한 말초신경계는 동물이 의식적으로 조절할 수 있는 작용을 맡고 있는 체성신경계와 의식적으로 조절할 수 없는 작용을 맡고 있는 자율신경계로 구분할 수도 있다. 자율신경계는 서로 반대되는 작용을 하는 교감신경계와 부교감신경계로 나뉜다.

본장에서는 척추와 기관, 장부의 연결 그리고 건강에 미치는 영향 등에 대해 설명하고자 한다.

2. 척추와 인체

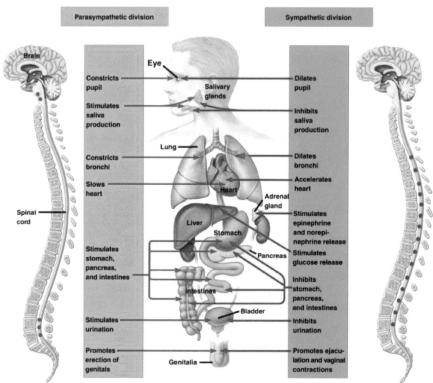

Parasympathetic division

Sympathetic division

Brain

Eye

Constricts pupil

Salivary glands

Dilates pupil

Stimulates saliva production

Inhibits saliva production

Lung

Constricts bronchi

Dilates bronchi

Slows heart

Heart

Accelerates heart

Adrenal gland

Spinal cord

Liver

Stimulates epinephrine and norepi-nephrine release

Stomach

Stimulates stomach, pancreas, and intestines

Pancreas

Stimulates glucose release

Inhibits stomach, pancreas, and intestines

Intestines

Stimulates urination

Bladder

Inhibits urination

Promotes erection of genitals

Genitalia

Promotes ejaculation and vaginal contractions

Copyright © 2005 Pearson Education, Inc. Publishing as Pearson Benjamin Cummings. All rights reserved.

Five Senses Multi-Therapy

척추		장부, 기관 부위	인체 영향과 증상
경추	1C	머리로 혈액공급, 뇌, 뇌하수체선, 두피, 얼굴뼈, 내이와중이, 교감신경계	두통, 편두통, 신경과민, 신경쇠약, 불면증, 건망증, 현기증, 고혈압, 코감기, 만성피로
	2C	눈, 시신경, 청신경, 정맥, 혀, 이마	눈 주위 통증, 시력장애, 사시, 귀앓이, 귀먹음, 축농증, 알레르기
	3C	뺨, 외이, 얼굴뼈, 치아	신경통, 신경염, 여드름, 습진
	4C	코, 입술, 입, 구씨관(유스타키씨관)	건초열, 콧물, 청력감퇴, 인후, 편도선증식, 비대증
	5C	성대, 인두	후두염, 목쉼
	6C	목 근육, 어깨, 편도선	뻣뻣한 목, 팔 윗부분의 통증, 편도선염, 위막성, 후두염, 만성기침
	7C	갑상선, 어깨의 활액낭, 팔꿈치	감기
흉추	1T	손, 손목, 손가락을 포함하는 팔꿈치 아래의 팔 부분, 식도와 기관지	천식, 기침, 호흡곤란, 가파른 호흡, 손과 팔 아랫부분의 통증
	2T	심장, 관상동맥	뇌졸중, 어깨통증, 심장/호흡기 질환
	3T	폐, 기관지, 늑막, 흉부	유행성 감기, 늑막염, 기관지염, 폐렴, 충혈
	4T	쓸개	황달, 대상포진
	5T	간, 태양신경총, 혈액순환	발열, 혈압문제, 약한 혈액순환, 관절염
	6T	위	위 신경을 포함한 위장장애, 속 쓰림, 소화불량
	7T	췌장	위궤양
	8T	비장	낮은 저항력
	9T	신장과 부신선	알레르기, 발진, 두드러기
	10T	신장	신장장애, 만성피로, 동맥경화, 신염, 신우염
	11T	신장, 요관	여드름, 습진, 부스럼 등의 피부상태
	12T	소장, 임파순환	류마티스, 가스로 인한 통증, 불임
요추	1L	대장	변비, 대장염, 이질, 설사, 파열 또는 탈장
	2L	충양돌기, 복부, 다리윗부분	경련(쥐), 호흡곤란
	3L	생식기, 자궁, 방광, 무릎	방광에 생기는 질병, 심한 생리통 생리불순, 수면 시 식은땀, 무기력, 유산, 무릎통증
	4L	전립선, 아래 등 쪽의 근육, 좌골신경	좌골 신경통, 요통, 힘들고 통증을 수반하거나 잦은 배뇨 등의 통증
	5L	다리 아랫부분, 발목, 발	다리의 약한 혈액순환, 부은 발목, 약한 다리, 찬발, 다리의 경련(쥐)
골반	선주	좌골 엉덩이	굴곡 척추
	미주	직장, 항문	치질 가려움증 꼬리뼈 등의 통증

척추와 인체에 미치는 영향과 증상

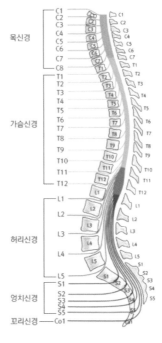

목신경 — C1 C2 C3 C4 C5 C6 C7 C8
가슴신경 — T1 T2 T3 T4 T5 T6 T7 T8 T9 T10 T11 T12
허리신경 — L1 L2 L3 L4
엉치신경 — L5 S1 S2 S3 S4 S5
꼬리신경 — Co1

척수신경의 구분

3. 12신경과 얼굴

각 얼굴 부위와 뇌신경과의 관계

S. 섬머링(Samuel Thomas von Semmerring)은 뇌신경을 12쌍으로 분류했다. 이러한 뇌신경에는 지각섬유만으로 구성된 것, 운동섬유만으로 구성된 것, 또 두 섬유를 함께 포함한 것으로 구분된다. 12쌍의 뇌신경은 앞쪽으로부터 제1뇌신경에서 제12뇌신경까지 배열되어 있으며 각각 고유이름이 있다.

후각은 제Ⅰ뇌신경과 관련이 있다. 시력, 시야, 안저부는 제Ⅱ뇌신경과 동공반응은 제Ⅱ, Ⅲ뇌신경과 관련된다. 외안근 운동은 Ⅲ, Ⅳ, Ⅵ 뇌신경, 각막반사, 안면감각, 턱의 움직임은 Ⅴ뇌신경, 안면 움직임은 Ⅶ 뇌신경, 청각은 Ⅷ뇌신경, 연하,

구개를 올림, 구개반사는 IX, X뇌신경과 음성과 발성은 각각 V, VII, X, XII 뇌신경
과 어깨와 목의 움직임은 XI뇌신경과 혀의 대칭성과 위치 XII 뇌신경과 관련된다.
이를 간략히 정리하면 다음과 같다.

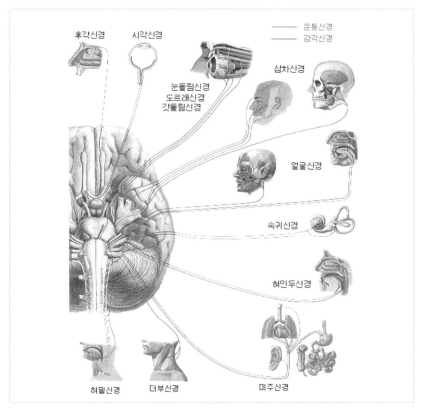

뇌신경

1) 제 I 뇌신경 : 후신경(후각신경)

후신경은 후각을 담당하는 신경이다. 후신경은 비강 상부의 점막 안에 있는 감
각세포인 후세포에서 나온 가느다란 섬유이며, 사골구멍을 통해 전두개와에 들어
가 뇌의 후구에까지 이른다. 비강 점막의 감각 수용부위를 자극하지 않고 독특한
냄새를 풍기는 담배나 비누냄새 등을 사용하여 후각 기능을 파악할 수 있다.

2) 제Ⅱ뇌신경 : 시신경(시각신경)

시신경은 시각을 담당하는 신경으로, 망막 내의 신경세포에서 나온 섬유가 모여 이루어진다. 시신경은 뇌 병변을 거의 직접적으로 반영한다. 시신경 검사는 시력검사, 시야검사, 안정검사, 동공검사 등이 있다.

3) 제Ⅲ뇌신경 : 동안신경(눈돌림신경)

동안신경은 안구를 움직이는 안근 가운데 상직근, 하직근, 내직근, 하사근, 상안 안검근을 지배하는 운동신경이 주이며, 그 밖에 동공의 축소를 담당하는 부교감 신경도 포함한다.

4) 제Ⅳ뇌신경 : 활차신경(도르래신경)

활차신경은 안구의 움직임에 직접 관여하며, 안근의 상사근만을 지배하는 운동 신경이다.

5) 제Ⅴ뇌신경 : 삼차신경

안면 전체의 감각기능과 약간의 운동기능을 담당한다. 삼차신경은 지각부와 운동부로 된 혼합신경으로 뇌신경에서는 가장 굵다.

6) 제Ⅵ뇌신경 : 외전신경(가돌림신경)

안구의 움직임에 직접 관여한다.

7) 제Ⅶ뇌신경 : 안면신경(얼굴신경)

안면신경은 교와 연수의 경계로부터 나온 것이며, 대부분이 운동신경으로 안면의 표정근을 지배한다. 이야기하거나 미소를 지을 때에 얼굴 전체 모습을 자세히 관찰한다.

위를 쳐다보고 이마에 주름을 짓게 하면 전두근(frontalis)의 움직임을 알 수 있고, 이를 내보이게 하면 구륜근(orbicularis oris)의 움직임을 알 수 있다.

8) 제Ⅷ뇌신경 : 청신경(속귀신경)

청신경은 전정신경과 와우신경으로 나누어져 연수로부터 나온다. 정전신경은 내이(속귀)의 반고리관·난형낭·구형낭 중에 분포하여 평형감각을 담당하고 있다. 와우신경은 달팽이관에 분포되어 있고 청각을 담당한다.

9) 제Ⅸ뇌신경 : 설인신경(혀인두신경)

설인신경은 지각·운동·미각의 3종류를 포함하고 있다.

혀의 미각, 인두·중이점막의 지각, 인두근의 일부를 지배하는 운동, 이하선 분비를 조절하는 부교감성의 섬유에 의한 혼합신경이다.

10) 제Ⅹ뇌신경 : 미주신경

미주신경은 연수의 바깥쪽에서 나오며 뇌신경에서는 가장 길고, 또 그 분포를 잘 알 수 없기 때문에 미주라는 이름이 붙었다.

11) 제ⅩⅠ뇌신경 : 부신경(더부신경)

부교감신경으로 되어 있으며 그 분포 영역은 머리 · 목 · 가슴 · 복부로 나뉘어 있다. 머리 부분에서는 뇌경막 외에 이개(귓바퀴)와 외이도에 지각섬유가 나간다. 목 부분에서는 인두 · 후두 · 심장, 흉부에서는 기관지 · 식도에 가지를 내고 있다. 복부에서는 대장하부와 골반내장을 제외한 복부의 대부분의 내장에 분포되어 있다.

12) 제ⅩⅡ뇌신경 : 설하신경(혀밑신경)

설하신경은 설근 잔부와 설골하근을 지배하는 운동신경으로 혀의 운동을 담당한다. 입을 벌리게 하고 혀를 관찰한다. 혀의 위축된 현상, 주름이 많이 잡혀 있는 현상을 관찰하고 혀가 안쪽으로 치우칠 때 같은 쪽의 설인신경 기능 이상을 의심할 수 있다. 한 예로 사자 웃음을 할 때 설인신경의 문제가 있다면 쉽게 혀를 움직일 수 없다.

12 Cranial Nerve 뇌신경의 종류와 분포영역

신경명	주작용	기능	주요분포영역	두개저 통과부위	기시부
I. 후신경 olfactory nerve	sensory (감각작용)	냄새	비강(후점막)	olfactory foramen (ethmoid)	중뇌상부 (superior midbrain)
II. 시신경 optic nerve	sensory (감각작용)	보는 것, 홍채의 열고닫힘	안구(망막)	optic canal (sphenoid)	중뇌상부 (superior midbrain)
III. 동안신경 oculomotor nerve	motor (운동, 일부자율성)	안구근육	안근	superior orbital fissure(sphenoid)	중뇌 (midbrain)
IV. 활차신경 trochlear nerve	motor(운동)	안구상사근	안근	superior orbital fissure(sphenoid)	중뇌 (midbrain)
V. 삼차신경 trigeminal nerve 제1지=안신경 ophthalmic nerve 제2지=상악신경 maxillaris nerve 제3지=하악신경 mandibularis nerve	mixed(혼합), 주로지각성 지각성 지각성 지각성	안면감각, 저작근	안면 안와, 전두 상악부 하악부, 저작근	superior orbital fissure (sphenoid) rotundum foramen (sphenoid) ovale foramen (sphenoid)	교 (pons)
VI. 외전신경 abducens nerve	motor(운동)	안구외측직근	안근	superior orbital fissure (sphenoid)	교 (pons)
VII. 안면신경 facial nerve	mixed(혼합), 일부미각, 분비	안면근육, 누선 설하선,악하선 혀 2/3 감각	표정근,혀,타액선	meatus acusticus internus (temporal)	교 (pons)
VIII. 내이신경 vestibulocochlear nerve	sensory (감각작용)	듣는 것, 균형	내이	meatus acusticus internus (와우,전정) (temporal)	교(pons)
IX. 설인신경 glossopharyngeal nerve	mixed (혼합작용)	연하-삼키는 것	설근,인두	jugural foramen (temporal)	연수 (medulla oblongata)
X. 미주신경 vagus nerve	mixed (혼합작용)	내정운동, 심장박동수억제, 호흡·소화촉진	내장	jugural foramen (temporal)	연수 (medulla oblongata)
XI. 부신경 accessory nerve	motor(운동), 일부미 주신경과 교통	trapezius, SCM	근	jugural foramen (temporal)	연수 (medulla oblongata)
XII. 설하신경 hypoglossal nerve	motor (운동)	혀의 움직임	설근	hypoglossal canal (occipital)	연수 (medulla oblongata)

4. 호문쿨루스 (펜필드의 뇌지도)

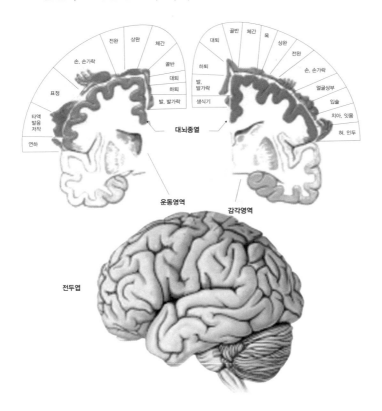

펜필드의 뇌지도

캐나다 맥길대학에서 일했던 신경외과의사 와일더 펜필드(Wilder Penfield)는 1930년~1950년대까지 뇌수술 환자의 피질을 전기적으로 자극하면서 체감각피질의 부위와 반응하는 신체부위를 관찰하여 신체지도를 만들었다.

대뇌의 중심고랑을 기준으로 바로 뒷부분이 일차체 감각영역피질이고, 앞부분은 일차운동피질영역임을 발견하여 그림처럼 맵을 형성한다는 것을 보여주었다. 신체지도에서 두드러진 특징은 뇌의 피질에 신체가 순서대로 배치되지 않았고 피질부위도 신체 크기에 비례하지도 않는다는 점이다. 몸에서 특히 많이 사용하는

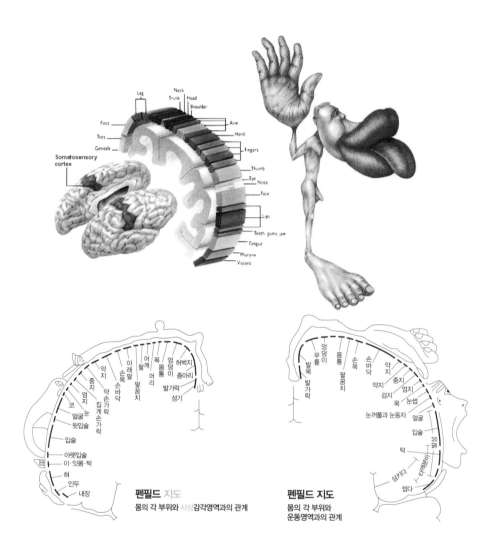

펜필드 지도
몸의 각 부위와 감각영역과의 관계

펜필드 지도
몸의 각 부위와
운동영역과의 관계

손, 입술, 혀 등의 부위가 다른 신체부위에 비해 감각피질에서 큰 부분을 차지하고 있다.

그림을 살펴보면 중요 감각기능부위와 운동기능부위의 크기와 모양이 다르다. 감각영역은 혀, 입술, 치아, 손, 발가락, 생식기 등이 많은 영역을 차지하고 있으며 운동영역은 손, 손가락, 얼굴에 많은 뇌 영역이 배정되어 있다.

손가락 중에서는 집게손가락이 특히 크다. 펜을 쥐거나 젓가락을 잡는데도 집게손가락이 자주 사용된다. 그것이 지도에 표현되어 있다.

사고로 손발이 절단된 후에도 마치 손발 있는 듯 통증을 호소하는 환상지(幻像肢)현상의 이유도 뇌의 신체지도와 관계가 있다. 지도상에 크다는 것은 그 기관에는 그만큼 신경세포가 많이 관계하고 있다는 것이다. 몸에서 차지하는 엉덩이의 면적은 손보다도 큰데 지도에서는 아주 작다. 손이나 손가락에 비하면 엉덩이는 거의 사용하지 않아, 그것에 관계하는 신경세포가 그다지 필요하지 않기 때문이다.

이처럼 뇌 속에 손과 관계하는 부분이 많다는 점이 인간의 뇌가 갖는 특징이다. 그래서 손은 뇌의 파견기관이라고도 한다. 펜필드 지도에서는 발성에 관계하는 부분과 표정에 관계하는 얼굴부분도 크다. 말할 때 얼굴 표정을 다양하게 바꾸는 것도 인간이 갖는 특징이다. 그러므로 그 부분에 신경세포도 많고, 지도상에도 크게 표현되어 있는 것이다.

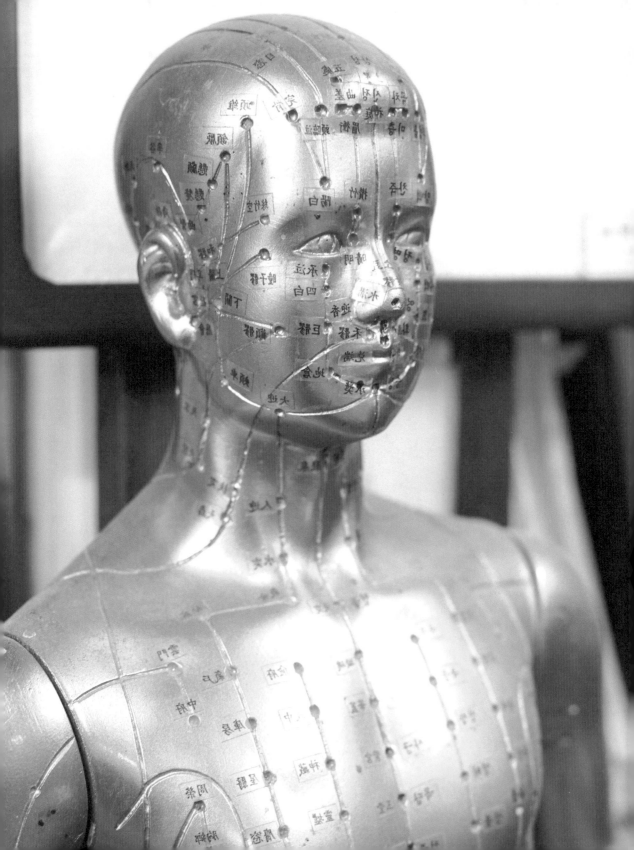

10

장상학(藏像學)
인체의 외부 상태로 내부 장부를 바라보다

장상은 내재된 5장6부의 생리활동과 병리변화가
인체의 외부에 반영된 증상을 의미한다. 그 증상이
장부의 기능변화를 추론하거나 단정할 수 있는 근거가 된다.

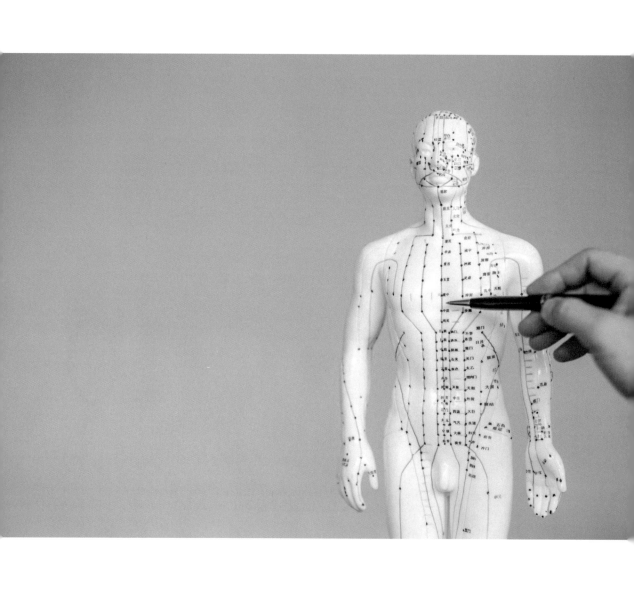

1. 장상학이란

생명과 인체를 존중하는 동양사상

장상(藏象)은 내재된 5장6부의 생리활동 및 병리변화가 인체의 외부에 반영된 증상을 의미한다. 그 증상이 장부의 기능변화를 추론하거나 단정할 수 있는 근거가 된다. 장상은 동태적인 생리·병리적 개념이며, 살아있는 인체에서의 기능 중심의 구조기능적 개념이다. 장상학은 생명과 인체를 존중하는 동양사상에서 기반된 학문이며, 자연치유에서도 이를 중시하고 있다.

'象, 形象也, 藏居于內, 形見于外, 故曰藏象.'〈類經·藏象類〉

내부(장부)에서 감추어 기거하는 것은 외부에 모양이나 형태로 보여 지는데 이를 장상이라 한다고 〈유경·장상류(類經·藏象類)〉에서 설명하고 있다.

'有諸內, 必形于外' 안에 존재하면 반드시 외부에 나타난다는 의미를 살펴야 하며 〈靈樞·本臟〉에서 '肺應皮, 皮厚者, 大腸厚, 皮薄者, 大腸薄' 폐는 피부에 상응하며, 피부가 건강(튼튼)한 사람은 대장이 건강하고 피부가 얇은 사람은 대장 건강에 이상이 발현될 수 있다고 설명하고 있다.

〈靈樞·本藏 第四十七〉에는 '肺合大腸, 大腸者, 皮其應. 心合小腸, 小腸者, 脈其應. 肝合膽, 膽者, 筋其應. 脾合胃, 胃者, 肉其應. 腎合三焦膀胱, 三焦膀胱者, 腠理毫毛其應.'란 말도 있다.

이렇듯 폐는 대장과 합을 이르고 대장은 피부와 상응하며, 심장은 소장과 합을 이르고 소장은 맥과 상응한다. 간은 담과 합을 이루고 담낭은 근육과 상응하며, 비장은 위와 합하며 위는 기육(살)과 상응하며, 신장은 삼초방광과 합을 이르고 살결과 가는 털과 상응한다고 설명하고 있다. 이처럼 장부와 외부에 보여 지는 증상과는 밀접한 관계성이 존재한다는 것이다. 장상학에서는 간(肝)하면 단순히 간(Liver)만을 가리키는 것(장부 개념)이 아니라 간(Liver)을 비롯한 간 기능계통을 모두 포함하는 것으로 그 구조물과 기능을 모두 가리키는 것이다.

정리하면 본질과 현상이라는 개념으로 전체를 설명할 수 있다. 본질에 이상이 있으면 수많은 현상들이 수반되는데 이를 장부별로 설명하도록 하겠다.

2. 간과 쓸개

간과 담의 기능과 성질

간은 상복부 격막 우측 아래에 위치하는데 봄기운인 춘기(春氣)와 통하며, 오행 중의 목(木)에 속한다. 그러므로 쭉쭉 뻗어가는 조달(條達)을 좋아하고 억눌리는 억울(抑鬱)함을 싫어하며, 장군의 기관이라 분노의 성질(怒情)을 주관한다. 간은 소통하고 발설하는 소설(疏泄)을 주관하여 담즙생성을 통해 소화를 촉진하며, 기혈을 소통시킨다. 간은 혈장(血藏) 기능을 담당하므로 혈액을 저장하고 혈류량을 조절하며, 생식에도 깊이 관여하며 월경-배란-임신-출산(經帶胎産), 눈과 근육(筋)을 주관하고 손발톱(爪甲)에 그 건강의 정도가 영화로 나타난다.

담은 간장에 붙어서 간에서 분비하는 담즙을 받아 저장하고 있다가 소장으로 이를 분비하여 음식물의 소화를 돕는다. 담즙은 청정하고 맛이 쓰며 간의 소설작용에 의해 통제, 조절되는데 열을 받으면 위로 올라가 입이 쓰게 된다. 담은 굳세고 과감한 기운을 간직하여 용겁(勇怯)을 주장한다.

〈황제내경〉'素問·金匱眞言論篇 第四'에 '東方靑色, 入通於肝, 開竅於目, 藏精於肝, 其病發驚駭, 其味酸, 其類草木, 其畜鷄, 其穀麥, 其應四時, 上爲歲星, 是以春氣在頭也, 其音角, 其數八, 是以知病之在筋也, 其臭臊'라고 기술되어 있다. 봄은 동방의 청색 간을 통해 들어오며, 눈을 열개하며, 간의 정기가 집중되어 놀라기 쉬운 신경증상을 일으킨다. 그 맛은 시고, 분류별 초목과 가축은 보리, 닭이며 천공(하늘)에서의 세성 즉 목성이다. 그러므로 봄에는 기가 머리에 집중되며 음은 각음, 수는 8, 이로써 봄의 병은 근육에 있음을 알게 되고 그 냄새는 누린내라고 설명하고 있다.

간은 눈을 열개하고[開竅于目], 근육을 주관하고[主筋], 체액 중에서는 눈물을 조절하고[在液爲淚], 간의 건강 정도는 손톱에 영화가 나타나고[其華在爪甲], 간에서 저장된 혈액이 남으면 머리카락에 전해 주고[髮爲血之餘], 옆구리가 간담의 부위임을 보여준다[脇爲肝膽之部].

이를 기반으로 간과 쓸개의 장상학은 담낭, 눈, 눈물, 목, 편도선, 고관절(환도), 근육, 손발톱(조갑), 발, 간경, 담경이다. 간과 쓸개에 이상이 있다면 다음 증상이 나타난다.

간경화, 간종양, 간부위통, 얼굴빛이 푸르고 콧날이 푸르다[面靑, 鼻柱靑色], 구토, 설사, 입이 쓰고 백태, 저산증과 소화장애, 복통, 족 제4지 이상, 편도선, 목쉼(성대결절), 가래, 탈장, 야윔, 야뇨증, 소변보기 어려움, 변비, 눈물 남, 눈물 마름(안구건조증 – 인공눈물), 눈시림증, 손발톱변형(갈라짐), 근육통, 근육, 편두통, 경련(쥐나고), 전후 굴신 불가 요통, 환도 관절통, 잠꼬대, 이를 갊, 몽유병, 자궁 전굴, 생식기 소양위축(생식기 부위 가렵고 당김), A형, C형 간염(B형간염, 지방간 – 洪脈), 담석, 담도에 이상, 경기, 사시, 가래, 한숨, 새벽에 복통 등이 수반된다. 간과 쓸개와 관련된 감정은 분노이며, 간과 쓸개가 약하여 분노가 발현되고 분노가 잦아도 간이 약화된다. 즉 간에서 분노가 통제된다.

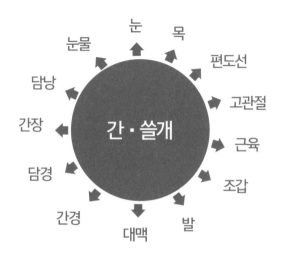

3. 심장과 소장

심장과 소장의 기능과 성질

심은 군주의 기관으로 정신을 저장(藏)하여 모든 정신의식, 사유 활동과 감정, 정서변화를 조절하며 특히 기쁨(喜情)을 주관한다. 혈맥(血脈)과 인체의 양기와 땀에 해당되는 한액(汗液)과 관련되며, 심장의 건강 정도는 얼굴에 나타나고 혀를 개규(開竅)하여 말하고, 음식을 삼키는 작용에 이용된다.

심장은 다음과 같은 기능을 담당하는 장부로 장상학의 기초를 이룬다. 심장은 열을 싫어하고(心惡熱), 심장은 기쁨을 주관하고[心主喜], 심장을 혈액과 맥을 주관하며[心主血脈], 심장은 정신과 의지를 주관하고[心主神志], 심장은 땀을 주관하며[心主汗液], 심장은 혀를 열게 하며(心開竅于舌) 그 영화가 얼굴(其華在面)에 나타난다.

이를 기반으로 심장과 소장의 장상학을 설명하면, 심장, 소장, 독맥, 얼굴, 혀, 주관절, 상완, 견갑골, 혈액(빈혈, 현기증, 생리이상), 혈관(대동맥, 동맥, 모세혈관), 땀, 디스크(3, 4, 5번 요추), 명치[거궐혈]와 관련되며, 심장과 소장의 부조화는 다음과 같은 현상이 수반된다.

심장부위 통증, 땀이 많고(얼굴과 이마 머릿속), 갈증이 자주 나고(소갈증), 주관절(팔꿈치)통, 견갑골통, 양볼(관료혈)이 붉어지고 면홍(얼굴 붉어짐), 수5지 부자유(5번째 손가락이 휘거나 짧다), 좌골 신경통, 혀에 이상(혓바늘), 말더듬(설음 ㄴ,ㄷ,ㅌ,ㄹ 발음 부정확), 언어장애, 면종(얼굴이 붓는 증상), 심장성 혈압(고, 저혈압), 배꼽 위쪽이 딱딱한 덩어리, 명치밑통(거궐통), 딸꾹질, 심장 판막증, 심근경색증, 심장천공, 소리, 숨차고, 혈관계이상(모세혈관 확장증, 혈전, 자반증, 고콜레스테롤), 피이상(빈혈, 현기증, 생리불순), 혈액순환(수족냉증, 수전증, 남성발기부전), 하혈, 잘 놀람, 습관성 유산, 불임증, 생리통(무월경, 생리혈 뭉침), 난소(배란통), 눈충혈(모세혈관)이 수반된다. 심장·소장과 관련된 감정은 웃음이다. 심장과 소장이 약한 경우 웃음을 통제하지 못하여 실없는 웃음이 잦아진다.

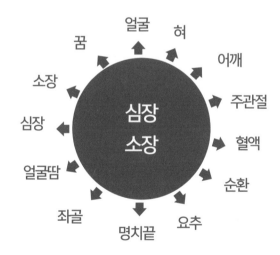

4. 비장과 위장

비장과 위장의 기능과 성질

비장은 윗배의 격막 아래 부분 계륵(季肋)의 심부에 위치하며 위(胃)의 배측좌상방에 붙어 있는데, 낫모양을 하고 있으며 말의 간과 같은 자적색을 띠고 있다. 이 비(脾)는 후천의 근본이 되고 기혈의 큰 근원이 되어 오장육부와 사지백해(四肢百骸)가 모두 비장에서 화생하는 수곡 정미의 영양에 의뢰하고 있어 만물을 자양하는 땅(土)과 서로 비슷하므로 보통 비토(脾土)라고 부른다. 비장은 생혈(生血), 통혈(統血)하며, 입(口)에 개규하며, 연액(涎液군침)과 기육(肌肉)을 주관하고 그 영화가 입술주위인 순사백(脣四白)에 나타난다.

위장은 식도와 소장 중간에 위치하며 음식의 영양분인 수곡(水穀)을 받아들여 소화시킴으로서 오장육부에서 필요로 하는 영양분을 공급하는 원천이 된다. 위(胃)의 상구(上口)를 분문(賁門)이라 하고 하구(下口)를 유문(幽門)이라 하며, 분문 부위를 상완(上脘), 유문 부위를 하원(下脘), 그 중간을 중완(中脘)이라 하며 이 셋을 통칭하여 위완(胃脘)이라 한다.

비장은 생각을 주관하여(脾主思), 비장은 입을 열 개하는 기운으로 식욕과 관련되며[脾開竅于口], 비장은 기육인 살과 사지를 주관한다[主肌肉四肢]. 때문에 비장에 문제가 발생되면 살이 급속도로 찌게 되고 사지의 기운이 쭉 빠져 몸이 나른하게 된다. 비장은 연액인 이하선과 악하선의 침을 주관하여 입맛을 돌게 하고 기운을 차리게 하는 기능을 담당한다[在液爲涎]. 연액은 타액 중 비교적 청희(清稀)한 것으로 구강 점막을 보호하고 윤택하게 하는 작용을 하며, 음식을 먹을 때 음식물을 삼키고 소화하는 데에 도움을 준다. 비장의 건강 정도는 입술에 나타난다[其華在脣].

비장과 위장의 장상학을 설명하면 비장, 췌장, 위장, 입, 입술, 유방, 배통, 무릎(슬관절), 대퇴부(허벅지), 기육(살)과 관련되며, 비장과 위장의 불건강 시 다음의 증상을 수반하게 된다.

소화장애, 위장 천공, 속쓰림(도포증), 위궤양, 위무력, 위하수, 위출혈(흑변), 입과 입술 이상(구내염, 구순염, 구각염, 입의 균형이 깨짐), 구안와사, 구취(산과다), 발 1지(무지외반증), 발 2지에 이상, 무릎 이상(슬냉, 슬통, 슬관절염(혈해혈 부위 통증 빈혈발생)), 전두통(두유혈), 복명(꾸룩소리), 비만증, 살이 몹시 아픔, 온몸에 멍, 발뒤꿈치 갈라지고, 눕기를 좋아하고, 하치통, 와들와들 떨리는 수전증, 이마가 검고, 유방이상(유선염, 유방종양), 췌장성 당뇨병(저혈당, 고혈당), 개기름이 흐르고(유분), 코끝이 빨갛고(비첨), 음식 맛을 모르는 대식가, 면황, 백혈구(백혈병)이상, 트림을 잘한다, B형간염(지방간), 안검순동(눈떨림증) 등이 수반된다. 비장과 위장의 관련된 감정은 생각이다. 비장과 위장이 약한 경우 생각이 통제되지 못해 지나치게 생각이 많아진다. 또 생각이 많아도 비장과 위장이 약화되는데 수험생들이 이 경우에 해당된다.

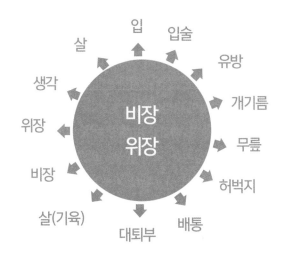

5. 폐와 대장

폐와 대장의 기능과 성질

폐는 인체 맨 상부의 장부이며 양산에 해당하는 화개(華蓋)의 장부로서 외부의 나쁜 기운으로부터 침범을 막아주는 기능을 담당한다. 청윤(淸潤·적당한 수분과 윤기)함을 좋아하고 건조함과 열인 조열(燥熱)을 싫어한다. 폐는 전신의 기와 호흡을 주관하며, 전신에 필요한 기를 공급하고 상역한 기를 내리는 작용인 선발(宣發), 숙강(肅降) 작용을 맡고, 코(鼻)를 개규(開竅)하고 피부와 털(皮毛)을 주관한다. 대장은 회장(回腸)과 광장(廣腸)을 포괄하며, 그 상구(上口)는 난문(闌門)을 거쳐 소장과 접한다. 아래로는 항문과 소장에서 넘어온 음식물의 잔사(殘渣)와 잉여수분 중 일부 수분을 다시 흡수해 잔사조박(殘渣糟粕)을 통해 분변의 형태로 배출한다. 대장이 약한 경우 배출이 원활하지 않아 변비나 설사가 수반되고, 배출되는 경로인 직장과 항문에 이상이 나타난다.

장상학적으로 폐와 대장은 폐장, 대장, 폐경, 대장경, 임맥, 손목관절, 하완, 가슴통, 코, 피부, 체모, 맹장, 항문 등을 통치하는데 선천적·후천적으로 폐와 대장이 약한 경우 다음과 같은 증상이 나타난다.

손 1지, 2지에 이상, 폐종양, 대장종양, 직장종양, 손목, 관절통, 하완통, 견비통(대장경: 옆으로 못 올림), 상치통, 코피, 콧물, 코막힘, 비염, 코 알레르기, 축농증, 두드러기, 피부병(가슴부위 여드름, 백납), 피부알레르기, 아토피, 피부종양, 기침, 천식 해소, 가슴에 팽만감, 몸에서 비린내, 변비(혈변), 치질, 치루, 체모 이상, 장명, 폐결핵, 폐렴, 가슴 답답, 폐기종, 폐결핵, 폐수축, 대장 무력(설사), 대장염, 맹장염, 복부 가스, 재채기증상이 수반된다. 폐와 대장은 슬픈 감정과도 관련 된다. 폐와 대장이 약할 경우 슬픔이 커지며, 급격한 슬픔으로 인한 충격은 폐와 대장을 손상시키기도 한다.

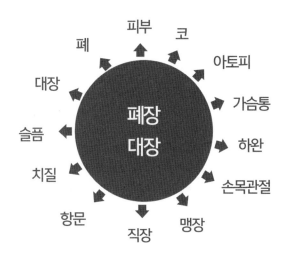

6. 신장과 방광

신장과 방광의 기능과 성질

　신장은 강낭콩 모양으로 생겼는데 척추 양측에 각각 1개씩 부착되어 있다. 격막 아래 복강 내에 위치하며, 신장은 선천지정과 오장에서 생성된 후천지정을 저장하여 인체의 성장발육과 생식을 주장한다. 뿐만 아니라, 모든 장부의 근원이 되며, 인체의 수액대사와 납기(納氣) 그리고, 설하선에서 공급되는 타액과 치아 및 골·골수·뇌를 주관한다. 또 귀에 개규하고 그 영화가 머리카락에 나타나며 허리(腰部)와 생식기를 주관한다.

　〈황제내경〉'素問·金匱眞言論篇 第四'에는 '北方黑色, 入通於腎, 開竅於二陰, 藏精於腎, 故病在谿, 其味鹹, 其類水, 其畜彘, 其穀豆, 其應四時, 上爲辰星, 是以知病之在骨也. 其音羽, 其數六, 其臭腐'라고 기술되어 있다. '북방의 흑색은 신장에 들어와 인체의 이음(생식

기)을 열개하고, 정기가 신장에 집중되며 질병이 발생되며 살의 깊은 곳인 관절에 생긴다. 그 맛은 짜고, 분류는 물에 해당되고, 가축은 돼지, 곡식은 콩, 천공인 하늘은 북극성이다. 신장의 질병은 뼈(골)에 있음을 알게 하며, 음은 우음이고 수는 1, 6이고 그 냄새는 썩은 냄새'이다.

신장은 정기를 저장하고[腎藏精], 성장과 발육을 돕고[主生長·發育], 생식능력과 생식 기능을 담당하며, 신장은 귀를 열 개하고 청력을 갖게 하고[腎開竅于耳], 신장은 뼈를 강건하게 하여 골수와 뇌를 소통하게 하며[主骨生髓通腦], 신장의 체액은 타액이며[在液爲唾], 신장의 건강 정도는 모발[其華在髮]에 발현된다. 신장과 방광의 장상학은 신장, 방광, 생식기, 발목관절, 허리, 종아리, 오금, 귀, 뼈, 골수, 힘줄, 치아, 음부, 머리털, 타액(침) 등이다. 신장과 방광의 기능이 약해지면 다음과 같은 증상이 나타난다.

발 5지 이상, 두 뺨에 검은색, 하품을 잘하고 식욕부진, 얼굴이 검고, 신음소리로 말하고, 후두통(뒷골이 땡김), 신허요통(지실), 오금통, 종아리통, 족관절통, 소변이상(소변빈삭, 소변불통, 소변거품), 안압증가(눈알이 빠질 듯), 귀기능 약화로 이명(웅하는 이명), 청력저하(가는 귀 먹고, 사오정), 중이염, 뇌수이상(거두증), 골수염, 골다공증, 신장성 고혈압(혈압이 등 뒤에서 앞으로 넘어가는 느낌), 썩은 냄새, 신석증, 신부전증, 배꼽아래 딱딱한 덩어리(자궁부위), 신장성당뇨(2차성당뇨), 혈뇨, 단백뇨, 요도염, 방광염, 신장종양, 방광종양, 생식기 혹(물혹, 자궁내벽증, 자궁근종), 생식기 종양(자궁종양, 난소종양, 고환종양), 부(수)종(주로 하체부종), 부신피질이상, 적혈구 이상, 안압조절이상(근시, 원시), 피부습진, 무좀, 수포성 무좀, 불임증, 생리통(생리불순, 냉대하) 등이 수반된다. 신장과 방광이 관련된 감정은 공포이다. 공포는 크게 위치적 공포인 고소공포, 밀폐공포가 있다. 어둠에 관한 공포는 불을 끄거나 어두운 곳에서 공포를 느끼며 밤에 불을 켜고 자는 경우도 있다. 또 귀신과 같은 무서움에도 노출된다.

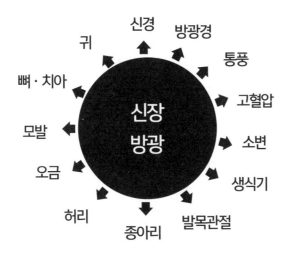

7. 심포장과 삼초부

심포장과 삼초부의 기능과 성질

심포장은 심장을 에워싸고 있는 외막(外膜·사발 모양의 적황색 막)이다. 단중(膻中) 또는 심주(心主)라고도 하며 삼초와 표리가 된다. 〈難經·二十五難〉에 '心主與三焦爲表裏, 俱有名而無形'이라고 한 이후 심포에 대해서 유형·무형에 관한 학자들 간의 논쟁이 있었다. 여기서 '무형(無形)'이란 말은 '무형질(無形質)'의 의미가 아니고 '무정형(無定形)'의 의미로 보아야 한다. 삼초는 모든 기를 조절하는 주체이어서 원기는 신장에서 발원한다. 하지만 반드시 삼초의 통로를 통해 전신에 부포되어 각 장부조직 기관의 기능을 격발하고, 추동하므로 실제 삼초는 기가 승강·출입하는 중요한 통로가 된다. 수분과 관련된 배출 통로다. 삼초인 상초는 횡격막의 윗부분으로 흉부와 머리[頭部] 및 심폐를 포함하는 부위이고, 중초(中焦)는 횡격막의 아래에서 배꼽[臍]이상의 복부 및 비위를 포함하는 부위이다. 하초(下焦)는 배꼽 이하의 골반 강내, 간장, 신장, 대장 소장, 자궁 등 장기를 포함하는 부위다.

심포장 삼초부 장상학은 무형의 장부로서 보이지 않는 기능들을 주관한다. 심포장, 삼초부, 심포경, 삼초경, 음유맥, 양유맥, 견관절, 손(전체, 관절), 표정, 감정, 생명력, 저항력, 면역력, 신진대사, 항상성, 자연치유력, 성장판, 총기, 각종선[腺]기관:갑상선, 편도선, 임파선, 흉선(단중), 전립선] 각종 신경, 각종 호르몬 등과 관련이 있다.

심포장 삼초부의 이상은 다음과 같은 증상을 수반한다.

손가락 3지, 4지 이상, 선(腺)기관 이상(갑상선, 임파선, 전립선, 편도선, 흉선), 손 이상(손에 지나친 땀, 끈적이는 땀, 손이 뜨겁고 허물 벗겨짐, 주부습진, 손바닥 갈라짐), 심계항진(가슴 두근거림), 한열왕래, 흉통(단중통 마치 협심증 같은), 매핵(梅核), 목과 편도선이 붓고, 임파액(가슴부위) 부종, 복시(물체가 2~3개로 보임), 갈증, 미릉골통(신경성두통), 중둔근 이상(요하통), 꼬리뼈 통증(오리궁덩이), 신진대사 불량, 협심증, 부정맥, 대맥, 전관절염, 손관절염, 견관절염, 후중(後重), 이명(귀울림-귀뚜라미), 통증과 저린 증상이 이동하고, 혈소판 부족증(재생불량성 빈혈), 불임증, 습관성 유산, 진저리 등이다, 각종 증후군, 그리고 악성 종양이 발생되면 심포장 삼초부가 현저히 저하되는 증상이 나타난다. 심포와 삼초는 스트레스나 짜증, 신경정신과적 감정과 관련이 있다. 우울증이나 감정의 기복이 큰 것도 관련이 있다.

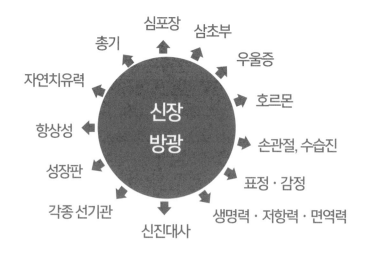

8. 현재 건강 분석 설문지

　장상학은 외부에 나타나는 다양한 육체 증상을 분석하여 어느 장부에 문제점이 있는지를 연구하는 학문이다. 장상학과 비류취상(比類取像)을 기준으로 차분하게 자기 몸을 돌아보면서 부록3의 현 건강분석설문지를 작성하면 어느 장부에 이상이 있는지를 파악할 수 있다. 이를 기반으로 오감 멀티테라피 적용이 가능해진다.

　설문지 작성 방법은 총 20문항인데 각 문항에서 본인에게 가장 잘 나타나거나 현재 불편한 증상에 해당되는 항목에 5점을 배점한다. 그 다음에 해당되는 항목에 4, 3, 2점을 배정하고 거의 나타나지 않거나 현재 증상이 아닌 항목에 1점을 배점하여 총합을 산출하면 된다.

　문항의 점수를 합산하여 가장 높은 점수가 현재 건강에 적신호가 있는 장부에 해당된다.
　①번 간, 담　②번 심장, 소장　③번 비장, 위장　④번 폐, 대장　⑤번 신장, 방광

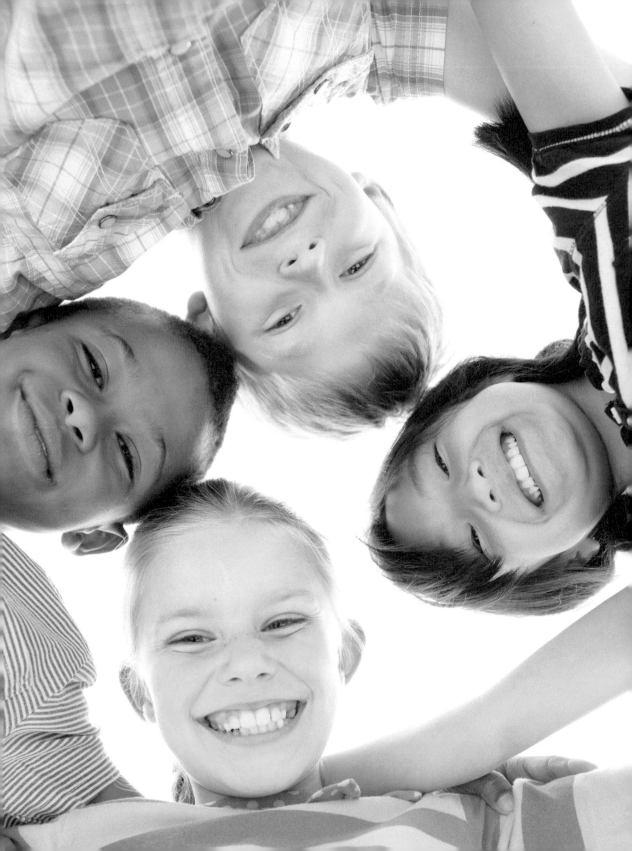

형상체질학

선천적 기질 특성으로 사람을 이해하다

형상이란 하늘 천(天)의 상(象)과 땅[地]의 형(形)이 교합하여
생긴 사물의 생김새와 상태로 그 사람의 내외적 여건에
따라 체외로 드러나는 모든 현상을 뜻한다.

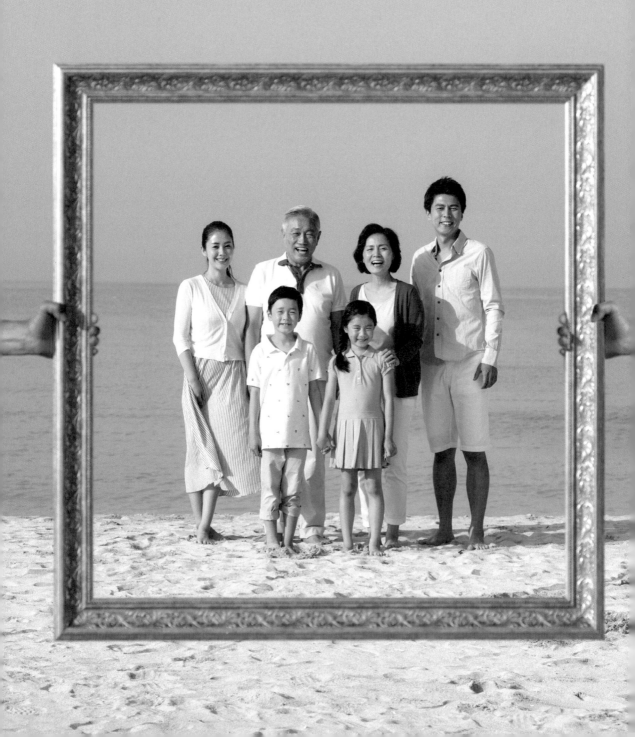

1. 형상과 체질이란?

영·육·혼의 조화와 균형을…

체질은 개체의 형태적 · 기능적 특성을 갖고 있다. 그러기에 질병의 발생과 치유, 섭생에 이르기까지 큰 영향을 준다. 그런 까닭에 오래 전부터 체질 구별에 있어 어떤 객관성을 찾기 위해 관심을 갖고 연구해왔다.

사회 구성원으로 살아가는 인간의 개인차에 대한 인정은 인간관계에서 진실을 인식하는데 밑거름이 된다. 개인 차이를 행동유형이나 체질적인 접근으로 사람을 이해하고 영·육·혼의 조화와 균형, 그리고 회복을 이루어간다며 자연치유학으로서 그 가치가 있다고 본다.

동양의학의 기본진단법에는 망진(望診), 문진(聞診), 문진(問診), 절진(切診) 등 4진법이 있다. 여기서 망진은 보고서 병을 아는 진단법으로 신의(神醫)라 하고, 문진은 들어서 아는 것으로 성의(聖醫)라 하고, 문진은 물어서 아는 것으로 공의(工醫)라 하고, 절진은 맥을 짚어 아는 것으로 교의(巧醫)라고 한다. 일반적으로 망진이란 구체적으로 환자의 정신, 체형, 얼굴 형태, 피부색, 이목구비 상태, 모발, 타액, 설질(舌質)과 설태(舌苔)의 색택, 대소변 상태 등을 살펴서 병을 진단하는 방법이다. 체질학에서는 이렇듯 사람의 관형찰색망진(觀形察色望診)을 매우 중요하게 여기고 있다.

형상체질학은 건강증진을 목적으로 오감을 활용하여 사람의 기질적 특성을 한눈에 살펴보는 자연치유학의 일부로서, 눈으로 보고, 귀로 듣고, 코로 맡아 보고, 육감으로 느껴 보고, 사람마다의 고유한 특성과 장부의 대소를 순간적으로 감지하여 관을 형성하는 과정이다.

형상(形象)이란 하늘(天)의 상(象)과 땅(地)의 형(形)이 교합하여 생긴 사물의 생김새와 상태로 그 사람의 내외적 여건에 따라 체외로 드러나는 모든 현상을 뜻한다. 여기서 형(形)이란 사물을 구성하는 조직으로 유형적인 것을 뜻하고, 상(象)이란 사물에서 나타나는 징조나 기운으로 무형적인 것을 뜻한다. 즉, 천지(天地)의 교합체인 사람에게 있어서 형(形)은 땅의 이치에 따라 나타난 인체의 대소(大小), 비수(肥瘦), 장단(長短) 등 유형한 형체를 뜻하고, 상(象)이란 하늘의 이치에 따라 나타난 인체의 색(色), 기색(氣勢), 정서(情緒), 정신(情神) 등 무형한 징조를 뜻한다.

체질은 부모의 영향에 따라 선천적으로 갖고 태어나는 유전인자이다. 체질은 본성적인 기의 조화와 부조화를 의미하므로 체질이 명확할수록 기의 부조화가 심화돼 그 성격이 뚜렷하다. 그 만큼 질병의 발생 가능성이 높다. 체질은 내 안에 내재된 가장 주된 에너지가 무엇인지 찾는 학문이기도 하다. 예를 들면, 병 안에 물이 담겨있으면 물병이, 술이 담겨져 있으면 술병이, 향수가 담겨져 있으면 향수병이 되듯 내안에 부드러움이 내재되었다면 부드러운 체질이고, 내 안에 송곳이 감춰져 있다면 송곳의 뾰족함 같은 체질로 나타날 것이다.

체질은 관점에 따라 이제마의 사상체질, 사상체질을 음양으로 분류한 권도원 박사의 8체질, 출생 연월일시의 운기 체질, 혈액형체질, 음양체질, 오행체질, 오행을 음양으로 분류한 10체질, 모두가 절대적이거나 100% 정확하다고 보기는 어렵다. 그래서 체질론은 점점 더 다양해져서 사상체질이 팔상으로 팔상이 십육상으로 발전하고, 오행체질이 십체질로 진화한 것이다.[67]

〈황제내경〉 '영추 통천(通天)'에서는 음양지기의 편차에 따라 태음지인(太陰之人), 소음지인(少陰之人), 태양지인(太陽之人), 소양지인(少陽之人), 음양화평지인(陰陽和平之人)으로 구분하였다. 〈황제내경〉 영추 음양25인(陰陽二十五人)에서는 오행에 따른 목형지인(木形之人), 화형지인(火形之人), 토형지인(土形之人), 금형지인(金形之人), 수형지인(水形之人)으로 구분하였고, 이것을 더욱 세분하여 25인으로 형상을 구분했다.[68]

67) 장석종,『자연치유를 증진하는 체질과 푸드테라피』, 131

68) 장석종,『자연치유를 증진하는 체질과 푸드테라피』, 133

2. 〈황제내경〉 체질

목·화·토·금·수형의 체질

목형인 사람은 외견상 피부가 푸르스름하며, 머리가 작고 얼굴이 길다. 그리고 어깨가 크게 벌어지고 등이 곧으며, 몸은 작지만, 수족의 조화가 균형 잡혀 있다. 성격은 재능이 많고, 크게 화를 내기 쉬우며, 힘이 약하고 근심이 많으며, 사물을 걱정하기 쉽다.

木形之人 . 比于上角 . 似於蒼帝 . 其爲人 . 蒼色 . 小頭 . 長面 . 大肩背 . 直身 . 小手足 . 好有才 . 勞心 . 少力 . 多憂 . 勞於事.[69]

화형인 사람은 외견상 피부가 붉고, 등은 살집이 풍만하고 넓으며, 얼굴은 뾰족하고 머리가 작으며, 견배(肩背)나 요복의 조화가 잘 잡히고, 수족이 과히 굵지 않고 알맞아서 보행이 자연스럽다. 성격은 급하며, 행동을 취할 때는 어깨의 근육이 동요하며, 기백이 있고, 금전을 경멸하여 신용이 낮고, 사려(思慮)가 깊고, 성미가 조급하다.

火形之人 . 比于上徵 . 似於赤帝 . 其爲人 . 赤色 . 廣䏶 . 脫面 . 小頭 . 好肩背髀腹 . 小手足 . 行安地 . 疾心 . 行搖肩 . 背肉滿 . 有氣 . 輕財 . 少信 . 多慮見事明 . 好顏 . 急心 . 不壽暴死.[70]

토형인 사람은 외견상 피부가 황색이고, 얼굴은 둥글며, 머리가 크고 견배는 보기 좋게 균형이 잡히고, 배가 풍만하며, 수족이 날씬하여 굵지 않다. 또한 살집이 좋고, 상반신과 하반신의 조화가 잡히고, 행동이 자연스럽고 발이 경첩하다. 성격은 타인에게 친절하며, 권력을 휘두르기를 좋아하지 않고, 타인의 의견을 잘 따른다.

土形之人 . 比於上宮 . 似於上古黃帝 . 其爲人 . 黃色 . 圓面 . 大頭 . 美肩背 . 大腹 . 美股脛 . 小手足 . 多肉 . 上下相稱 . 行安地 . 擧足浮 . 安心 . 好利人 . 不喜權勢 . 善附人也[71]

금형인 사람은 서방국의 상징인 백제와 닮았다. 그 위는 외견상 피부색이 희고, 얼굴은 모가 나고 머리가 작으며, 견배도 크지 않고, 복부도 작으며, 수족이 가늘

69) 홍원식,『황제내경 영추해석 원문』(서울:고문사,1994), 원문 72.

70) 홍원식,『황제내경 영추해석 원문』(서울:고문사,1994), 원문 73.

71) 앞의 책, 73

고, 발 뒤축에는 뼈가 붉고, 골격도 작다. 성격은 언제나 깨끗하고 성급하며, 가만히 있을 때는 평온한 것처럼 보여도 행동할 때는 마음이 급해지는 상태로 관리에 적합하다.

金形之人 . 比於上商 . 似於白帝 . 其爲人 . 方面 . 白色 . 小頭 . 小肩背 . 小腹 . 小手足 . 如骨發踵外 . 骨輕 . 身淸廉 . 急心 . 靜悍 . 善爲吏[72]

수형인 사람은 외견상 피부가 거무스름하고, 얼굴의 기복이 깊고 머리가 크며, 턱이 모가 나고, 어깨가 작으며, 배가 크고, 수족을 흔들며, 행동할 때는 신체를 흔들고, 허리 아래가 길고 등도 길어서 장신이다. 성격은 윗사람을 경외하지 않고, 자주 타인을 기만하므로 형벌을 받거나 죽임을 당하는 일이 가끔 있다.

水形之人 . 比於上羽 . 似於黑帝 . 其爲人 . 黑色 . 面不平 . 大頭 . 廉頤 . 小肩 . 大腹 . 動手足 . 發行搖身 . 下尻長 . 背延延然 . 不敬畏 . 善欺紿人 . 戮死[73]

3. 동양의 자연과 형상론

하늘과 땅을 바탕으로 존재

동양에서는 기후적 특성에 따라 자연스레 농경사회를 주축으로 경제활동이 발전했는데 하늘과 땅 사이에 사람이 존재하는 구조였다. 하늘을 둥근 원형(圓, ○)으로, 땅은 사각진 방형(方, ㅁ), 사람은 각진 각형(角, △)으로 표현했다. 이렇듯 동양의 자연관은 천원(天元·하늘은 둥글고), 지방(地方·땅은 사각지다), 인각(人角·사람은 각이 져 있다)이 된다.

구분	하늘	땅	사람
도형	○	ㅁ	△
인체형상	圓面	方面	不平面

72) 앞의 책, 73

73) 앞의 책, 73

〈황제내경〉 영추 음양25인 체질에서 표현된 얼굴 모양을 형상화하면 다음 표와 같다. 목형인은 장면(長面 - 얼굴이 길다), 화형인은 탈면(脫面 - 얼굴이 쭉 빠졌다), 토형인은 원면(圓面 - 얼굴이 둥글다), 금형인은 방면(方面 - 얼굴이 사각지다), 수형인은 면불평(面不平-얼굴이 평평하지 않다=삼각형이다)이다.

형상 체질 분류표[74]

구분	木形人	火形人	土形人	金形人	水形人
	간담 체질	심소 체질	비위 체질	폐대 체질	신방광 체질
형상					
얼굴 체질	長面 직각(가름)형	脫面 역삼각형	圓面 둥근형	方面 사각형	不平面 삼각형

4. 〈황제내경〉 형상체질론

식성을 결정짓는 체질

체질은 개개인이 가지고 있는 근본적 속성으로 내 몸 안의 오장육부 대소 관계를 의미하며 특정 장부의 발달에 따라 성격·생활주관·가치관·대인관계·사회성을 결정짓게 되고 자주 발생되는 질병과도 관계되어 건강에 매우 중요한 요소가 된다. 물론 체질에 따라 음식의 선호도인 식성을 결정짓기도 한다.[75]

- 목형은 얼굴이 길고 등이 곧으며 재능이 많다.
- 화형은 얼굴이 뾰족하고 등은 살집이 풍만해 넓으며 붙임성이 좋고 조급한 성미이다.
- 토형은 얼굴이 둥글며 배가 풍만하며 마음이 풍족하여 타인에게 친절하며 의견을 존중해준다.
- 금형은 얼굴이 모가 나고 언제나 깨끗하며 평온해 보이나 행동 시에는 매우 급하다.

74) 장석종,『자연치유를 증진하는 체질과 푸드테라피』, 153

75) 장석종, "푸드테라피를 활용한 자연치유 증대방안에 관한 연구"(서울장신대 자연치유선교대학원 석사논문, 2006), 50

- 수형은 얼굴의 턱이 모가 나고 허리 아래와 등이 길어서 장신이며, 윗사람을 존경하거나 어려워하지 않는다.[76)

구분	木形人	火形人	土形人	金形人	水形人
	간담 체질	심소 체질	비위 체질	폐대 체질	신방광 체질
형상					
얼굴 체질	長面 직각(갸름)형	脫面 역삼각형	圓面 둥근형	方面 사각형	不平面 삼각형
몸 체질	(간장보호) 늑골발달 상체길다.	(심장보호) 가슴발달 상부발달	(위장보호) 복부발달	(폐보호) 어깨발달 (대장보호) 아랫배 발달	(신장과 방광 보호)하부발달
마음 체질	仁 緩(완만)	禮 散(외향)	信 固(고지식)	義 緊(긴장)	智 連(내향)
약한 장부	비위, 폐대	폐대, 신방광	신방광, 간담	간담, 심소	심소, 비위

1) 목형인

간과 쓸개가 발달된 체질이 목형이다. 〈황제내경〉에서 목형인(木形人)은 외형적인 특징이 '안색은 약간 푸른 기가 있고 머리는 작으며 얼굴은 길다. 어깨와 등이 크고 몸이 꼿꼿하며 손발이 작다. 재주가 많고 정신노동이 많으며 힘이 약하다. 근심이 많아 일에 매달린다'[77)고 한다. 목형인의 몸 체질은 간과 쓸개를 보호하기 위해 오른쪽 갈비뼈가 길게 내려와 상대적으로 상체가 길다. 얼굴체질은 자연의 목기(木氣) 물질 파동이 하늘을 향해 곡직(曲直)하는 것과 같이 위로 성장하기 때문에 얼굴이 갸름한 편이다. 마음체질인 성격은 인자(仁)하고 부드러워서 (緩) 완만한 성품을 지니고 있다.[78)

한의학에서 간. 담의 정기는 우주에 있어서 목기와 같다. 따듯하게 하며, 부드럽게 하고, 완만하며, 이완되게 하고, 마음도 온유하여 인자하고 다정하며, 학문적

76) 장석종,「자연치유를 증진하는 체질과 푸드테라피」, 129

77) 박찬국 외 3인,『현토황제내경강해(懸吐黃帝内徑講解)』(서울: 경희대 출판국, 1998), 79

78) 장석종,「자연치유를 증진하는 체질과 푸드테라피」, 146

이고 문학적이며 시적이고, 교육하고 양육하는 성격이다.[79] 그리고 본래 태어난 성격은 부드럽고 따뜻하다. 착하고 순하다. 문학적이고 학문적이다. 행정능력이 뛰어나다. 바른말하는 선비정신이 있다. 교육적이다. 계획하고 설계한다. 생육하고 발아한다. 두뇌회전이 빠르다. 꾀가 많다. 예를 들어 설명한다. 희망적인 말을 많이 한다. 솔직한 성격이다. 인자하다. 천진난만하다.[80]고 설명하고 있다.

2) 화형인

화형인은 심장과 소장이 발달된 체질이다. 〈황제내경〉에서 화형인(火形人)은 '안색이 붉고 잇몸이 넓으며, 얼굴이 뾰족하고 머리가 작으며 어깨와 등 그리고 대퇴부와 복부 발육이 좋다. 또 손발이 작고 걸을 때 땅을 안정되게 밟는다. 걸음이 빠르고 걸을 때 몸이 흔들거린다. 어깨와 등 근육이 좋고 기가 많으며 믿음이 부족하고, 걱정이 많으며 사리에 밝다. 얼굴이 갸름하고 마음이 조급하며 오래 살지 못하고 갑자기 요절을 한다'[81]고 설명하고 있다. 화형인은 발달된 심장을 보호하기 위해 어깨가 넓고 이마도 넓어 염상(炎上)하는 형상을 갖고 있다. 불이 타올라 확 퍼지는 모양은 삼각형을 거꾸로 세워 놓은 모양과 비슷하다. 그래서 화형인들은 역삼각형에 가까운 얼굴 모습을 하고 있다. 이마가 넓기 때문이다.[82]

한의학에서 '심·소장의 정기는 우주에 있어서 화기와 같다. 화기는 뜨겁게 발산하며, 확 퍼지게 하고, 불이 나서 태우므로 물질을 변화시켜 에너지가 되게 한다. 그리고 화려하고 아름다우며, 예술적이고 환상적이다. 또한 힘이 있고 돌격적이며, 탐구적이고 폭발하는 성격이 있다.[83] 화형인의 타고난 성격은 명랑하며 흥이 있다. 밝고 환하고, 아름답고 화려하며, 환상적이고, 예술적이다. 탐구하고 진취적이며, 용감해서 나서기를 좋아한다. 뜨겁고 정열적이다. 질서를 중시하고 예절이 바르며, 희생적이고, 산화하며 확산하다, 체육, 무술을 좋아하고, 육감이 예민하다, 사교성이 뛰어나고 구속받는 것을 싫어한다'[84]고 설명하고 있다.

3) 토형인

토형인은 비장과 위장이 발달된 체질이다. 〈황제내경〉에서 토형인(土形人)의

79) 김춘식,『오행식사법』(서울: 장생출판사, 1989), 37

80) 김춘식,『체질분류학』(서울: 도서출판 오행생식, 2000), 38

81) 박찬국 외 3인,『현토황제내경강해(懸吐黃帝内徑講解)』, 80

82) 장석종,『자연치유를 증진하는 체질과 푸드테라피』, 147

83) 김춘식,『오행식사법』, 42

84) 김춘식,『체질분류학』, 66

특징은 '안색이 노랗고 얼굴이 둥글며 머리가 크다. 어깨와 등이 예쁘고 배가 나오며 다리와 정강이가 잘생겼다. 손발이 작고 상하가 균형을 이룬다. 걷는 자세가 안정되어 있으며 모든 일에 있어서 믿음을 준다. 남을 위하기를 즐기며 권세를 탐하지 않고 사람과 쉽게 사귄다'[85]고 설명하고 있다. 토기(土氣)를 갖고 태어난 사람의 얼굴은 동그란 원형이다. 성격은 거짓이 없고, 정확하고, 솔직하여 거짓말을 할 줄 모른다. 그래서 좀 답답하다고 할 정도로 융통성이 없다. 위장이 발달되어 뱃고래가 크다. 식성이 좋고 소화흡수가 원만해서 살도 찌게 된다. 지구가 둥글 듯 토기(土氣)가 많은 체질은 얼굴이 둥글둥글하고 매사 원만한 삶을 살아가게 된다. 마음은 신용(信用)과 고지식(固, 뭉치는 에너지)함을 지닌 성격이어서 단단하고, 굳고, 완고하고, 외곬수여서 타협하기가 쉽지 않다. 신용이 있어 성실하고 진실하다.[86]

한의학에서 '비·위장의 정기는 우주의 토기와 비슷하며, 정확하고 철저하고 외곬수이며, 하나밖에 모르고 신용이 있어 화합하고, 융합하고, 결합·통일하여 포용력이 강하고 신망이 두텁다'[87]고 설명한다.

4) 금형인

금형인은 폐와 대장이 발달된 체질이다. 〈황제내경〉에서 금형인(金形人)의 특징은 '얼굴이 모가 나고 안색이 하얗고 머리가 작다. 어깨와 등이 작고 배가 작다. 몸이 맑고 마음이 급하고 관리직에 적합하다'[88] 금형인은 '발달된 폐와 대장의 기운이 인체에 그대로 투영되어 다부진 몸을 소유하게 되며 굳세고, 강하고, 급하고, 억제하면서 지도력을 발휘한다. 또한 의리가 있고, 정직하고, 덕망을 갖추려고 노력하는 인격적인 면과 정중하고, 이성적이어서 한 쪽으로 치우치지 않는 판단력을 갖추고 있다. 그러나 규정하고, 경계하고, 단속하는 성향이다. 금형인은 자존감과 준법정신이 강하면서 말을 잘하는 정치가적 기질이 있다. 게다가 무조건 이겨야 직성이 풀리는 독재자적 기질을 함께 지니고 있다'[89]고 설명한다.

한의학에서 '폐와 대장의 정기는 우주에서의 금기와 같으며 싸늘하고, 냉정하고, 긴장하며, 준법정신이 강하고, 의리를 지키며, 다스리고, 지배하고, 이겨야하는

85) 박찬국 외 3인,『현토황제내경강해(懸吐黃帝内徑講解)』, 80

86) 장석종,『자연치유를 증진하는 체질과 푸드테라피』, 147-148

87) 김춘식,『오행식사법』, 50

88) 박찬국 외 3인,『현토황제내경강해(懸吐黃帝内徑講解)』, 80

89) 장석종,『자연치유를 증진하는 체질과 푸드테라피』, 150-148

승리하는 성질이 있다.[90] 본래 태어난 성격은 다스리기 좋아하며, 지도력이 있고, 리더십이 있으며, 지도자의 기상이 있다. 의리가 있고, 준법정신이 강하며, 규칙적이고, 획일적이며, 승부욕이 강하고, 남한테 굴복하지 못한다. 리더가 되고자 하며 자존심이 강하다'[91]고 설명한다.

5) 수형인

〈황제내경〉에서 수형인(水形人)의 특징을 다음과 같이 설명하고 있다.

안색이 검고 얼굴이 평평하지 않다. 머리가 크고 턱은 각이 졌다. 어깨가 작고 배가 크며 손발이 잘 움직인다. 걸을 때 몸을 흔든다. 꽁무니까지의 길이가 길어서 등이 길다. 남을 공경할 줄 모르고 잘 속인다'[92] "물이 아래로 흐르듯 윤하(潤下)하는 기운을 갖고 있는 체질로 감추고, 저축하고, 숨고, 찾고, 가만히 혼자 있고 싶어 하는 조용한 성격에 입이 무겁고 말수가 적어 내성적이다.

내성적이다 보니 생각은 많고 깊으며 속을 좀처럼 내보이지 않는 과학자 기질이 있다. 그러나 때로는 고독하고, 침울하고, 복종하고, 굴복하는 어두운 면도 있다'[93]고 한다.

한의학에서 '신·방광의 정기는 우주에서의 수기와 같으며 웅크리고 감추며, 분리하여 밀어내고 저장하고 동면(冬眠)한다. 음침하며, 반항적이고 개혁적이기도 하다. 또한 지혜가 출중하다'[94] '본래의 성격은 저축하고, 아끼고 저장성이 있으며, 참고 견디고, 동면하고, 지구력이 있다, 수학적이고 과학적이며, 기계적이다, 생식능력이 좋고, 정력이 강하고, 내성적이며 양보심이 강하다, 연구하고, 새로운 의견을 제시한다, 한발 물러서서 기다린다, 마음이 어둡다'[95]

이상에서 〈황제내경〉을 기반으로 한 형상체질을 설명했다. 형상체질을 간략히 정리하면 다음과 같다.

목형인은 본성이 부드럽고, 인자한 체질로서 배려와 섬김을 미덕으로 여기며 안정적인 삶을 추구한다. 화형인은 본성은 열정이 넘치는 발산의 에너지 체질이다. 따라서 화려하고, 아름답고 누구와도 기쁨을 나누는 사교적인 체질로 넘치는

90) 김춘식, 「오행식사법」, 58

91) 김춘식, 「체질분류학」, 154

92) 박찬국 외 3인, 「현토황제내경강해(懸吐黃帝內徑講解)」, 80

93) 장석종, 「자연치유를 증진하는 체질과 푸드테라피」, 151

94) 김춘식, 「오행식사법」, 59

95) 김춘식, 「체질분류학」, 184

감정을 예술로 승화하는 체질이기도 하다. 토형인은 본성이 견고한 성향의 체질로 좌우로 치우침 없이 중립을 지키는 중용을 미덕으로 여긴다. 금형인은 긴장의 에너지를 소유한 체질로서 상대방을 적당히 억제하는 기를 갖고 태어났다. 그 기운으로 늘 최고 결정권자가 되려고 하는 리더 기질로 사회에서 주도적 영향을 끼치게 된다. 수형인은 유연성을 지닌 내향형 체질로 지혜와 인내의 특성을 지니고 있으며, 경우의 수를 염두에 두고 신중을 거듭하여 의사결정을 내리게 되므로 실수가 적은 편이다.

형상 체질	특 성	장 점	보 완 점
목형인	• 간담발달 – 비위장 약화 • 인(仁), 완(緩), 갸름하다. • 인자하고, 부드럽다. • 착하고, 선하다. • 희망적이고, 낭만적이다. • 문학적이며, 학문적이다. • 따뜻하며, 온유하다. • 순수하고, 호의적이다.	• 희망적이다. • 배려심이 크다. • 좋은 게 좋은 거다. • 인자하고 선하다.	• 결단력이 약하다. • 추진력이 약하다. • 생각이 많아 공상 망상한다.
화형인	• 심소장 발달 – 폐, 대장 약화 • 산(散), 예(禮), 역삼각이다. • 화려하고, 아름답다. • 신명나고, 명랑하다. • 용감하고, 거침없다 • 사교적이고, 환상적이다. • 언어표현이 좋아 유창하다. • 친화력이 좋고, 목청이 크다.	• 열정적이다. • 활동적이다. • 자유롭고 분방하다. • 뒷끝이 없다. • 재미있고 기분좋게 한다.	• 충동적이다. • 말이 많다. • 체계성이 부족하다. • 안정감이 부족하다.
토형인	• 비, 위장 발달 – 신,방광 약화 • 고(固), 신(信), 원형이다. • 변화가 적고, 고지식하다. • 완고하고, 신용이 있다. • 둥글둥글하며, 일편단심이다. • 중립적이고, 중용을 선호한다. • 화합하고, 결합한다. • 중립적이고, 보수적이다.	• 한결같고 변화가 적다. • 중립적이고 중용적이다. • 둥글둥글하고 원만하다.	• 보수적이다. • 융통성이 부족하다. • 무뚝뚝하다. • 의견조율이 어렵다.

금형인	• 폐, 대장 발달 – 간담이 약화 • 긴(緊), 의(義), 정사각이다. • 긴장하고, 직설적이다. • 엄격하고, 주관적이다. • 지도력과 통솔력이 있다. • 목표지향적이고, 신속하다. • 직관적이고, 리더쉽이 발달. • 자존감과 승부욕이 강하다.	• 의지력이 강하다. • 성취욕이 강하다. • 추진력이 탁월하다. • 체계성 구축능력발달. • 지도력과 리더쉽 발달.	• 부드러움 부족하다. • 독재적이다. • 자아가 강하다. • 지나치게 주관적이다.
수형인	• 신, 방광 발달 – 심소장 약화 • 연(軟), 지(智), 삼각형이다. • 지혜롭고 조용하다. • 연구하고 개발한다. • 내향적이고 신중하다. • 끈질기고 지속적이다. • 분석적이고 집중한다. • 수학적이고 과학적이다.	• 분석적이다. • 신중하다. • 차분하다. • 한발 물러서서 기다릴 수 있다. • 아이디어 뱅크이다. • 꼼꼼하다.	• 적극성 부족하다. • 기다리다 때를 놓친다. • 작은 것에 연연한다. • 침울하거나 우울해 보인다.

5. 형상 체질의 분류 방법

〈황제내경〉 '영추 음양25인'을 기반한 '형상체질'은 목형인, 화형인, 토형인, 금형인, 수형인으로 분류한다. 천인상응(天人相應) 원리에 따라 소우주인 인체는 천지의 기로 태어나 살아가며, 사람의 생명원리와 인체의 구조 역시 천지자연을 본뜬 것이라고 여긴다. 〈황제내경〉에서 목성(木星, Jupiter)은 인체의 간과 쓸개를, 화성(火星, Mars)은 심장과 소장을, 토성(土星, Saturn)은 비장과 위장을, 금성(金星, Venus)은 폐와 대장을, 수성(水星, Mercury)은 신장과 방광을 자양한다고 설명한다.

'형상체질'을 바탕으로 체질을 분류하는 까닭은 개인의 기질적 특성을 파악해 다양한 건강과 관련된 요소의 조절을 증진해 질병을 예방하는 데 있다. 그리고 보건학적으로는 '형상체질'을 기반으로 행복한 삶을 누리는 것을 목적으로 한다.

형상체질학은 다양한 이론들이 복합적으로 융합된 학문이다. 형상체질이란 용어는 필자가 처음 사용했는데, 양자의학에서 물질은 고유의 파장에너지를 지녔다고 정의한 바 있다. 그렇다면 우리 인체의 정자, 난자, 세포, 조직, 기관, 계통에도 고유의 파장에너지가 존재한다고 볼 수 있다. 부모님 체질과 수태 당시의 환경에너지를 기반으로 형성된 개인의 고유 파장에너지 분석 방법론이 체질이고, 그 체질에서 기(氣)의 결합으로 형성된 모양에너지인 형상을 통해 체질을 분석하는 방법이 곧 형상체질학이다.

형상체질 분류법은 직접 눈으로 분류하는 관형(직관)법, 근력테스트를 통한 진단키트 활용법, 선천적으로 타고난 기의 크기 정도를 밸류 스케일로 분석하는 법, 필자가 연구개발한 설문지 작성법 등 크게 4가지로 분류할 수 있다.

1) 관형(직관)법을 통한 형상체질 분류법

관형법은 그 동안의 많은 임상경험을 통해 직관적으로 분류하는 방법이다. 간과 쓸개가 발달한 경우 해부학적으로 목기인 간과 쓸개가 위치한 우측 늑골부위가 발달돼 몸의 형상이 갸름하고, 얼굴도 길다. 화기인 심장과 소장이 발달한 경우 해부학적으로 가슴부위가 발달돼 몸의 형상이 역삼각형이며, 얼굴은 이마가 넓고 턱 부위는 뾰족하다. 토기인 비장과 위장이 발달한 경우 해부학적으로 위장이 위치한 복부가 발달돼 몸의 형상이 둥글둥글해 배가 나왔는데, 얼굴도 전체적으로 둥글고 원형이다. 금기인 폐와 대장이 발달할 경우 폐가 위치한 가슴부위가 넓다. 그리고 대장 부위인 하복부 골반도 넓어 전체적으로 몸의 형상이 넓적하고 네모졌다. 얼굴 또한 넓적하다. 수기인 신장과 방광이 발달한 경우 해부학적으로 하복부와 골반이 발달돼 몸의 형상이 삼각형으로 얼굴 역시 삼각형을 이룬다. 이를 분류표로 정리하면 다음과 같다.

구분	木形人	火形人	土形人	金形人	水形人
	간담 체질	심소 체질	비위 체질	폐대 체질	신방광 체질
형상					
얼굴 체질	長面 직각(갸름)형	脫面 역삼각형	圓面 둥근형	方面 사각형	不平面 삼각형
몸 체질	(간장보호) 늑골발달 상체길다.	(심장보호) 가슴발달 상부발달	(위장보호) 복부발달	(폐보호) 어깨발달 (대장보호) 아랫배 발달	(신장과 방광 보호)하부발달
마음 체질	仁	禮	信	義	智
	緩(완만)	散(외향)	固(고지식)	緊(긴장)	連(내향)
약한 장부	비위, 폐대	폐대, 신방광	신방광, 간담	간담, 심소	심소, 비위

형상체질별 약한 장부 분류표

2) 체질분석키트를 통한 형상체질 분류법

체질분석키트는 인체가 지닌 오장육부의 에너지와 자연의 정기가 담긴 한약자원의 공명도를 통해 체질을 분류하는 방법이다. 오장육부는 친화성을 가진 기미(氣味)를 지니고 있다. 그래서 합당한 에너지가 담긴 키트의 앰플(바이알)을 잡게 되면 에너지가 증진된다. 이를 근력검사나 수지력 검사로 확인할 수 있다.

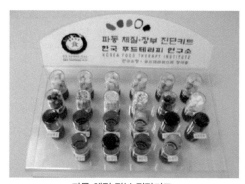

파동 체질 장부 진단키트

목형인 – 간담체질 앰플을 잡거나 터치 후 근력 검사를 실시하면 가장 약한 반응이 나타난다.

화형인 – 심장소장체질 앰플을 잡거나 터치 후 근력 검사를 실시하면 가장 약한 반응이 나타난다.

토형인 – 비장위장체질 앰플을 잡거나 터치 후 근력 검사를 실시하면 가장 약한 반응이 나타난다.

금형인 – 폐대장체질 앰플을 잡거나 터치 후 근력 검사를 실시하면 가장 약한 반응이 나타난다.

수형인 – 신장방광체질 앰플을 잡거나 터치 후 근력 검사를 실시하면 가장 약한 반응이 나타난다.

상화형 – 심포삼초체질 앰플을 잡거나 터치 후 근력 검사를 실시하면 가장 약한 반응이나타난다.

3) 밸류스케일을 활용한 형상체질분류법

밸류 스케일은 미술의 명도이론과 한의학의 삼초이론을 접목하여 필자가 정립한 이론이다. 태양빛이 인체 내부 장기의 어느 깊이까지 영향을 미치는가를 관찰하면, 밝은 흰빛은 인체의 맨 윗부분에 위치한 폐를 비춘다. 그 다음 밝은 붉은빛은 심장을 비추고, 그 다음 노란 빛은 인체의 중심(중초)에 해당되는 위장을 비추고, 그 다음 파란빛은 배꼽 아래 간을 비추고, 가장 어두운 검정빛은 인체의 가장 깊은 곳에 위치한 신장을 비추게 된다.

한의학에서도 인체를 상초, 중초, 하초로 분류한다. 상초는 폐와 심장과 관련해 포괄된 에너지를 의미하고, 중초는 위장을, 하초는 간과 신장을 연계하여 그 기운을 살피고 있다. 이를 인체의 명도단계인 밸류 스케일(Value Scale)이라고 정의하며, 다음과 같이 도표로 정리한다.

	컬러	장부	부위
	흰색(White)	폐장. 대장 · 의리	쇄골부위
	적색(Red)	심장. 소장 · 예의	가슴사이
	황색(Yellow)	비장. 위장 · 신용	명치와 배꼽
	청색(Blue)	간장. 담낭 · 인자	배꼽 밑
	흑색(Blck)	신장. 방광 · 지혜	치골뼈 위

밸류스케일을 적용한 체질분석

밸류 스케일을 적용한 체질분석은 빛의 투과 정도에 따라 백색, 적색, 황색, 청색, 흑색으로 나누어지고, 그 색깔의 깊이에 해당되는 쇄골과 쇄골중앙 부위, 가슴 중앙 단중혈 부위, 중완혈 부위, 신궐(배꼽) 바로 아래부위, 치골결합 바로 위쪽 위 부위에 각각 접촉한 후 근력검사방법인 대표근육을 사용하거나 수지근력을 이용해서 가장 강한 부위를 찾는 방법이다.

예를 들면 단중 부위인 가슴 중앙을 터치한 후 근력검사나 수지력 검사를 통해 다른 4부위보다 강한 근력이 감지되었다면 심장과 소장의 기능이 선천적으로 발달된 체질로 인지할 수 있다. 이와 같은 검사를 통해 화형인이 증명되었다면 체질적으로 심장과 소장이 발달되어 밝고 명랑하다. 나아가 사교적이어서 많은 사람들에게 기쁨과 즐거움을 전할 수 있는 체질이다. 그리고 예의를 중시하고, 친화력이 좋으며 열정을 지닌 체질로 보인다. 물론 선천적으로 신장과 방광, 그리고 폐와 대장은 그 에너지가 크지 않아 무리하면 이와 관련한 증상들이 동반될 수 있다. 밸류 스케일을 활용한 체질분석표는 다음과 같다.

구분	금형인	화형인	토형인	목형인	수형인
발달장부	폐장, 대장	심장, 소장	비장, 위장	간장, 쓸개	신장, 방광
체질분석 형태					
분석부위	쇄골부위	가슴중앙	중완부위	배꼽부위	치골뼈위
기질특성	정의, 주도	예의, 사교	신용, 중립	인자, 안정	지혜, 신중
에너지활성	리더, 정치	자유, 운동	중용, 화합	배려, 교육	분석, 내면

4) 설문지를 통한 형상체질분석 방법

설문지를 이용해 체질을 분석하는 방법은 가장 보편적인 방법이다. 본인의 체질이 궁금하다면 이 책의 마지막 장에 있는 부록 2)'형상 체질 분석 설문지'를 작성하기 바란다. 작성 시 자신과 가장 적합도가 높은 항목에 5점을 배정하고, 그 다음을 4점, 3점, 2점을 차례로 배정하고 자신과 가장 거리가 멀다고 여기는 항목에 1점을 배정하면 된다. 총 16문제를 모두 작성한 후 체질 유형 설문지 점수표에 기록하여 총합계를 산출하면 된다.

총합계시 16문제에서 1번은 1번끼리 합산하고 2번, 3번, 4번 5번끼리 서로 합산하면 그 합은 240이 나온다. 기록하여 2번 점수가 가장 높으면 화형인 체질로 이해하면 된다. 자신의 형상체질 이해를 위해 '부록2'의 '형성체질 분석설문지'를 작성해 보라.

6. 형상체질별 기질적 특성 및 건강관리

형상체질은 자연치유적 관점에서 개인이 갖는 기질적 특성을 고려해 건강의 개연성을 분석하고, 건강을 증진하는 데 이바지하는 것이다. 유물적 사실(fact)이나 유심적 기능(function)으로 육체적 · 정신적 · 심리적으로 약한 부분을 보완하여 조화와 균형을 회복하고 유지하는데 그 목적이 있다.

형상체질은 목형인, 화형인, 토형인, 금형인, 수형인을 기본으로 5가지 유형으로 분류한다. 이를 이론적으로 분류한다면 25가지 유형으로 나눌 수도 있다.

목목형, 목화형, 목토형, 목금형, 수목형, 화목형, 화화형, 화토형, 화금형, 화수형, 토목형, 토화형, 토토형, 토금형, 토수형, 금목형, 금화형, 금토형, 금금형, 금수형, 수목형, 수화형, 수토형, 수금형, 수수형 등.

좀 더 다양성을 고려한 형상체질은 목화형, 목화토형, 목화토금형, 화토형, 화토금형, 화토금수형, 토금형, 토금수형, 토금수목형, 금수형, 금수목형, 금수목화형, 금수목화토형, 수목형, 수목화형, 수목화토형, 수목화토금형 등으로 나누어진다.

상화(相火)형을 가미한다면 형상체질은 종류를 헤아릴 수 없을 만큼 다양하다. 여기에 한의학에서 화(火)를 군화(君火)와 상화(相火)로 분류하여 군화는 양화(良火)로 심장과 소장을 의미하고, 상화는 악화(惡火)로 심포장과 삼초부를 의미한다. 이렇듯 다양한 종류의 기틀이 되는 5가지 형상체질을 익히고 숙달하는 것만으로도 자연치유법을 접목하는데 전혀 부족하지 않다.

　다음은 형상체질별 특성과 발달 장부와 약한 장부, 본래 성격과 보완점, 건강 유의사항 그리고 합당한 푸드테라피와 직업 적성을 정리하였다. 이렇게 체질을 분류하는 다양한 방법을 통해 독자 여러분의 체질과 주변 지인들의 체질을 살펴 기질적 특성을 이해하고 건강에 도움이 되길 바란다.

간과 쓸개가 발달한 **목형인 체질**

  곡직(曲直) – 목형	**체질 특징 :** 나무는 하늘을 향해 곡직(曲直)하는 에너지로서 목형체질은 얼굴이 길고 좁은 직사각형의 형상이고, 상체의 형상도 간을 보호하기 위해 갈비뼈가 길게 내려와 몸 전체가 갸름하며 길다.

발달 장부	간장과 쓸개
약한 장부	비장과 위장, 폐장과 대장

본래성격	■ 착하고 선하며 부드럽고 따듯하다. ■ 온화하고 인자하며 배려가 크고, 다정다감하다. ■ 희망적이고 시적이고 문학적이고 학문적이다. ■ 교육적이며 계획적이며 장래설계를 잘하며 꾀가 많다.
보완점	■ 이상을 추구하며, 생각이 많으며, 확인할 때 마음이 편하다. ■ 너무 느긋하며, 지나친 배려로 자신을 힘들게 한다. ■ 끊고 맺는 결단력이 부족해 타인의 부탁을 거절하지 못한다.
건강유의 사항	■ 위장병(소화불량, 위산과다, 위궤양, 위염, 위하수, 역류성 식도염) ■ 입병(단순포진, 입이 잘틈, 구취, 심하면 구안와사) ■ 무릎이상(슬관절통, 슬냉통, 무릎에 물참) ■ 얼굴에 개기름 많고, 당뇨(저·고혈당), 사지 무력증, 황달, 허벅지비만 ■ 콧병(알러지성 비염, 축농증, 콧물, 코 막힘) ■ 폐병(폐렴, 해소, 천식) ■ 대장(장염, 설사, 변비, 치질) ■ 피부병(아토피 및 각종 피부질환)

도움이 되는 푸드테라피	단맛 (sweet)	기장, 찹쌀, 호박, 대추, 감(곶감, 연시, 단감), 미나리, 시금치, 엿기름, 꿀, 식혜, 갈근, 고구마, 황기, 당귀, 황정 등
	매운맛 (pungent)	현미, 율무, 배, 파, 무, 마늘, 고추, 달래, 양파, 조개, 박하, 겨자, 생강차, 강황, 천궁, 세신, 총백 등
직업적성		교육자, 문학가, 사무행정직(기획, 총무업무)등

심장과 소장이 발달한 **화형인 체질**

 염상(炎上) – 화형	**체질 특징 :** 불은 성향이 타오르고 폭발하는 염상(炎上)에너지로 화형인은 하부인 턱 부위는 좁고 상부인 이마는 넓은 형상이다. 상체의 형상은 심장을 보호하기 위해 가슴부위가 발달된 반면 하복부인 허리는 잘록하다.

발달 장부	심장과 소장
약한 장부	폐장과 대장, 신장과 방광
본래성격	■ 예절바르고 밝고 명랑하며 화려하고 정열적이다. ■ 환상적이며 예술적이며 멋을 아는 멋쟁이이다. ■ 용감해서 나서기를 잘하며 체육과 무술에 능하다. ■ 자유분방하여 구속받기를 싫어한다.
보완점	■ 한 가지 일에 쉽게 매료되나 끈기가 없어 마무리가 약하다. ■ 즉흥적 성향으로 장기적인 계획이나 설계가 미흡하다 ■ 복잡성에 취약하고, 기분파로 소비가 많아 경제적인 축적이 어렵다.
건강유의 사항	■ 콧병(알러지 비염, 축농증, 콧물, 코 막힘) ■ 폐병(폐렴, 해수, 천식) ■ 대장(장염, 설사, 변비, 치질) ■ 피부병(아토피 및 각종 피부질환) ■ 허리(신허 요통)와 소변이상(빈삭, 거품, 야뇨) ■ 하체이상(발목, 종아리– 쥐잘남, 오금 저림) ■ 귓병(이명, 메니에르, 중이염, 청력저하) 치아가 약함. ■ 생식기 이상(물혹, 근종, 자궁, 생리통, 전립선)
도움이 되는 푸드테라피	매운맛	현미, 율무, 배, 파, 무, 마늘, 고추, 달래, 양파, 조개, 박하, 겨자, 생강차, 강황, 천궁, 세신, 총백 등
	짠맛	녹용, 검정콩(서목태, 서리태), 밤, 미역, 다시마, 젓갈(새우젓, 조개젓), 죽염, 천일염, 간장, 된장, 청국장, 돼지고기, 치즈, 산약(마), 파고지 등
직업적성	방송인, 연예인, 예술인, 체육인, 언론인등

비장과 위장이 발달한 **토형인 체질**

<table>
<tr>
<td rowspan="2">
가색(稼穡) – 토형</td>
<td>체질 특징 :
흙은 뭉치는 기운으로 중심을 향하고 둥글둥글하며 가색(稼穡) 기운이다. 토형인의 얼굴형상은 원형으로 성격도 원만하다. 상체형상도 위장을 보호하기 위해 복부의 중심이 발달되었으며 뱃고래가 크고 식성이 좋다. 미식가이며 대식가이기도 하다.</td>
</tr>
</table>

발달 장부	비장과 위장	
약한 장부	신장과 방광, 간과 쓸개	
본래성격	■ 하나밖에 모르는 일편단심이다. ■ 정확하고 확실하고 틀림없다. ■ 신용과 믿음성이 좋아 약속을 잘 지킨다. ■ 고집이 있고 고지식하고 융통성이 적고 단순하며 간결하다.	
보완점	■ 지나친 자기 아집으로 융통성이 부족하다. ■ 한 가지일에 너무 집착하여 답답할 때가 있다. ■ 인내심이 부족하며 복잡한 것을 싫어한다.	
건강유의 사항	■ 허리(신허요통, 소변이상) ■ 하체이상(발목, 종아리 – 쥐잘남, 오금저림) ■ 중이염과 치아가 약함. ■ 생식기 이상(물혹, 근종, 자궁, 생리통, 전립선) ■ 목과 편도선이 약함, 입이 쓰고 백태 ■ 눈 이상(눈물, 안구 건조증, 시력저하) ■ 근육이상(근육통, 요실금, 편두통, 오구심등) ■ 고관절(환도) 이상	
도움이 되는 푸드테라피	짠맛	녹용, 검정콩(서목태, 서리태), 밤, 미역, 다시마, 젓갈(새우젓, 조개젓), 죽염, 천일염, 간장, 된장, 청국장, 돼지고기, 치즈, 산약(마), 파고지 등
	신맛	보리, 팥, 딸기, 포도, 사과, 모과, 유자, 매실, 부추, 깻잎, 닭, 계란, 식초, 참기름, 들기름, 잣, 호두, 산수유, 오미자 등
직업적성	금융업, 요식업, 쉐프 등	

폐와 대장이 발달한 **금형인 체질**

 종혁(從革) – 금형	**체질 특징 :** 쇠의 기운은 유연하지 않아 부러지는 종혁(從革)에너지로 가을철 알곡과 쭉정이를 분별하는 기운이다. 정확한 기준에 의해 분명한 선을 갖춘 에너지로 얼굴형상도 반듯한 정사각형이다. 상체형상도 폐 부위인 어깨와 대장부위인 하복부가 발달되어 다부진 체형이다.

발달 장부	폐장과 대장
약한 장부	간과 쓸개, 심장과 소장
본래성격	■ 모범을 보이며 지도력과 리더십이 있다. ■ 획일적, 규칙적이며 다스리기를 좋아한다. ■ 자존심과 승부욕이 강하며 의리가 있다. ■ 대의명분이 뚜렷하며 항상 지배력을 갖춘 상전이 되려고 한다.
보완점	■ 자기주관이 너무 강해서 타협을 못하고 동지보다는 적을 만들기 쉽다. ■ 마음속의 일정한 틀 때문에 스스로 많은 스트레스에 노출된다. ■ 삶에 에너지를 사회생활을 통해 얻는다(사회생활 100점, 가정생활 50점).
건강유의 사항	■ 목과 편도선이 약함, 입이 쓰고 백태 ■ 눈 이상(눈물, 안구 건조증, 시력저하) ■ 근육이상(근육통, 요실금, 편두통, 오구심등) ■ 고관절(환도) 이상 ■ 얼굴 이상(여드름, 양볼 붉어짐, 얼굴에 땀, 눈 충혈) ■ 피 이상(빈혈, 현기증, 생리불순, 하혈) ■ 혈관이상(수족냉증, 수족저림, 수족떨림, 모세혈관 확장증) ■ 다한증, 다몽증(수면장애), 신경예민, 혓바늘(발음이상) 등

도움이 되는 푸드테라피	신맛	보리, 팥, 딸기, 포도, 사과, 모과, 유자, 매실, 부추, 깻잎, 닭, 계란, 식초, 참기름, 들기름, 잣, 호두, 산수유, 오미자 등
	쓴맛	수수, 살구, 은행, 자몽, 상추, 쑥갓, 취나물, 씀바귀, 고들빼기, 염소, 순대, 익모초, 단삼, 홍삼, 약주, 녹차, 원두커피, 영지 등
직업적성		정치인, 군인, 경찰, 사회지도자 등

신장과 방광이 발달한 **수형인 체질**

 윤하(潤下) – 수형	**체질 특징 :** 물의 에너지는 높은데서 낮은데로 흐르고 수증기가 모여 물방울, 시냇물, 강물, 바닷물을 이루는 윤하(潤下) 기운이다. 수형체질의 얼굴체형은 이마가 좁고 하관이 발달된 삼각형이다. 몸의 형상은 신장과 방광이 모여있는 허리아래부위가 발달되어 골반이 넓고 어깨는 좁다.

발달 장부	신장과 방광
약한 장부	심장과 소장, 비장과 위장
본래성격	■ 참고 견디고 인내하며 저축성이 좋다. ■ 지혜가 있어 수학, 과학적 지능이 높다. ■ 연구하며 개발하며 발전적인 새로운 의견을 잘 제시한다. ■ 한발 물러서서 양보하며 내성적인 성격이다.
보완점	■ 너무 소극적이어서 적극성이 부족하다. ■ 이리 재고 저리 재다 보면 때를 놓친다. ■ 너무 참다 화병이 되어 폭발하기도 한다.
건강유의 사항	■ 얼굴 이상(여드름, 양볼 붉어짐, 얼굴에 땀, 눈 충혈) ■ 피 이상(빈혈, 현기증, 생리불순, 하혈) ■ 혈관이상(수족냉증, 수족저림, 수족떨림, 모세혈관 확장증) ■ 다한증, 다몽증(수면장애), 신경예민, 헛바늘(발음이상)등등 ■ 위장병(소화불량, 위산과다, 위궤양, 위염, 위하수, 역류성 식도염) ■ 입병(단순포진, 입이 잘틈, 구취, 심하면 구안와사) ■ 무릎이상(슬관절통, 슬냉통, 무릎에 물참) ■ 얼굴에 개기름 많고, 저혈당, 사지 무력증, 황달, 허벅지비만
도움이 되는 푸드테라피	쓴맛	수수, 살구, 은행, 자몽, 상추, 쑥갓, 취나물, 씀바귀, 고들빼기, 염소, 순대, 익모초, 단삼, 홍삼, 약주, 녹차, 원두커피, 영지등
	단맛	기장, 찹쌀, 호박, 대추, 감(곶감, 연시, 단감), 미나리, 시금치, 엿기름, 꿀, 식혜, 갈근, 고구마, 황기, 당귀, 황정 등
직업적성	수학자, 과학자, 전문기술자(엔지니어)등

12

경락학

기(氣)와 기능(機能)이 흐르는 통로를 이해하다

천인일체관은 천지와 만물은 한 근원이라 서로 밀접하게 유기적으로
연계되어 있어 서로 뗄 수 없는 하나의 정체를 형성하고 끊임없이
운동변화하며, 만물 가운데 하나인 사람 역시 그러하다.

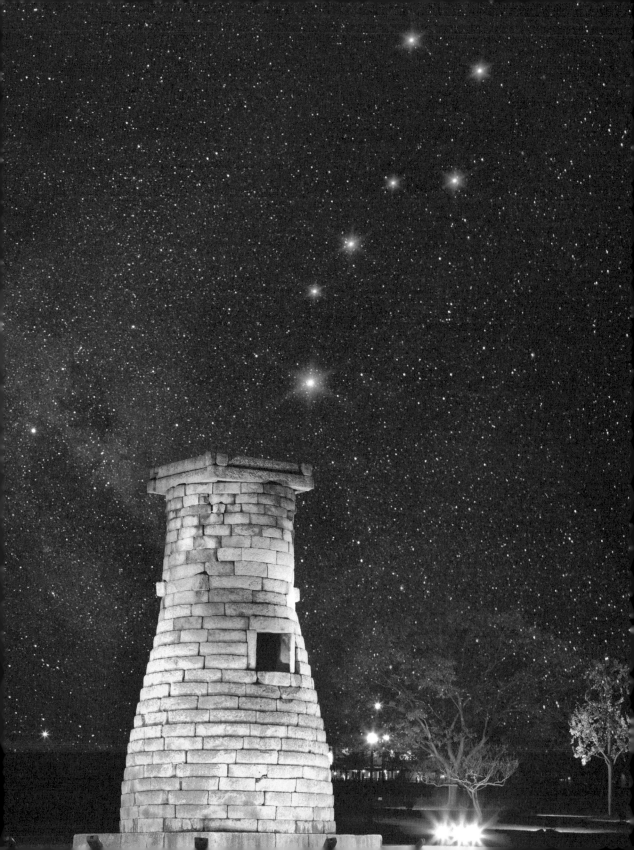

1. 소우주와 천지자연

자연이 사람, 사람이 곧 자연

동양의 자연관은 천인일체관, 천인상응으로 자연이 곧 사람이고, 사람이 곧 자연임을 주장하고 있다.

천인일체관(天人一體觀)은 천지와 만물은 한 근원이라 서로 밀접하게 유기적으로 연계되어 있어 서로 뗄 수 없는 하나의 정체를 형성하고 있다. 때문에 끊임없이 운동하고 변화하는데, 만물 중 하나인 인간 역시 그러하다. 사람은 천지의 에너지로 태어나 천지의 기운을 먹고 살기에 인체의 구조와 생·병리가 모두 천지변화에 상응한다. 그러므로 삶을 풍요롭게 하고 병을 다스리는 양생치병(養生治病)도 천지변화에 순응해야만 한다는 이론이다.

천지는 하나의 커다란 생명체이다. 그러므로 천지만물이 사람과 더불어 존재하는 근원이며 만물은 서로 유기적으로 연계되어 있는 하나의 기운이다. 천지만물은 끊임없이 변화하고, 전체적인 조화와 평형을 이루고 있다.

천인상응(天人相應)은 인체가 소우주로서 천지자연의 변화인 밤과 낮, 계절과 기후, 풍토지리 등의 변화가 인체의 생리 및 병리에 직·간접으로 영향을 미치기 때문에 천지자연의 변화원리에 순응하고 또한 이를 활용해야 된다고 보는 관점이다.

자연을 대우주로 인지하고 그 자연은 우리 인체를 우주의 축소판인 소우주라고 말한다. 그리고 세상의 작은 물질 가운데에도 우주의 에너지를 담아놓아 미립우주적 인식을 갖게 되었다.

구분		木 Jupiter	火 Mars	土 Saturn	金 Venus	水 Mercury
우주	행성	주피터	마르	새턴	비너스	메르클리
소우주	장부	간담	심소	비위	폐대	신방
	손가락	엄지	검지	중지	무명지	약지
	오관 및 오주	눈, 근육	혀, 혈맥	입, 기육	코, 피부	귀, 골(뼈)
미립우주	색	청색	적색	황색	백색	흑색
	곡식	검정팥	수수(고량)	기장(서속)	율무(의이인)	검정콩 (서목태, 서리태)
	맛	신맛(酸味) SOUR FOODS	쓴맛(苦味) BITTER FOODS	단맛(甘味) SWEET FOODS	매운맛(辛味) PUNGENT FOODS	짠맛(鹹味) SALTY FOODS

동양적인 자연치유를 이해하기 위해 필요한 사항이 많지만 여기에서는 경락에 대하여 설명하고자 한다.

2. 경락학

천기와 지기가 흐르는 생명의 길

혈관이 피가 흐르는 길이라면 경락은 천기와 지기가 흐르는 생명의 길이다. 혈관이 막히면 동맥경화, 뇌졸중이 발생되듯 경락의 흐름이 원만하지 못하거나 막히면 다양한 질병과 그에 따른 다양한 증상들이 발생한다. 경락은 살아있는 사람에게서만 존재하는 고귀한 생명활동의 근본이다. 그래서 생명이 다하면 경락도 모두 사라진다.

폐경 → 대장경 → 위장경 → 비장경→ 심장경 → 소장경 → 방광경 → 신장경 → 심포경 → 삼초경 → 담경 → 간경 → 폐경 순으로 흐른다.

경락의 종류와 피부의 주요작용

1. **수태음폐경(金)** — 인체에 끊임없이 기(氣)를 공급하는 역할을 담당.

2. **수양명대장경(金)** — 폐의 기능을 도와 우리 몸에 생성된 유독가스와 불순물을 배설하는 기능.

3. **족태음위경(土)** — 음식물의 분해와 발효기능.

4. **족태음비경(土)** — 소화분비액 조절, 당분 분해를 도와 흡수된 당분을 조절함. 글리코겐저장 및 포도당 공급기능.

5. **수소음심경(火)** — 혈액을 체내에 순환시켜 물질대사에 관여하며 뇌의 기능을 조절하여 심신을 안정시킴.

6. **수태양소장경(火)** — 소화 흡수된 영양분을 맑은피로 전환시켜 조혈기능을 도움.

7. **족태양방광경(水)** — 오장육부의 자율신경을 조절하고 뇌중추 및 뇌하수체와 연계하여 생식기능을 유지하고 신장을 보조하는 기능. 매우 중요한 경락.

8. **족소음신경(水)** — 전신의 수분처리 및 호르몬 생성기능.

9. **수궐음심포경(火)** — 심장을 보호하고 전신의 순환기능을 도움

10. **수소양삼초경(火)** — 내장전체의 보조기능과 정신심리적인 기능을 조절.

11. **족소양담경(木)** — 단백질이나 지방질의 분해와 장에서의 흡수를 도움.

12. **족궐음간경(木)** — 소화 흡수된 당분의 저장기능 및 해독작용, 지혈작용, 면역반응의 중추가 되는 기능.

13. **독맥(陽)** — 우리 몸의 모든 양의 기운을 총괄하는 기능

14. **임맥(陰)** — 우리 몸의 모든 음의 기운을 총괄하는 기능

경락과 경혈

경락은 다양하게 구분되지만 일반적인 구분은 다음과 같다

1. **정경** — 6장6부의 기운이 흐르는 경락으로 총 12개가 있으며 일반 국도에 비교할
   수 있다.

   (간경, 담경, 심장경, 소장경, 비장경, 위장경, 폐경, 대장경, 신장경, 방광경,

   심포경, 삼초경)

2. **기경** — 흔히 기경 8맥이라고 하며 고속도로에 비교할 수 있다.

   (대맥, 독맥, 충맥, 임맥, 음교맥, 양교맥, 음유맥, 양유맥)

경락은 동양의학이나 자연치유학에서 활용하는 피부나 근육에 나타나는 중요
한 반응점인 경혈이 있으며, 이 반응점을 연결한 길이 경락이다. 인체에는 장부가
있고, 기능이 서로 조화되면 건강하지만 조화가 이루어지지 않으면 질병에 걸려
여러 가지 증세가 나타난다.

이 장부의 기능을 항상 조절하는 것은 몸 내외를, 세로로 지나가는 에너지 순환
계(循環系:氣와 血이 흐른다고 한다)가 있는데 이것이 경락이다.

경락의 시작점이나 끝점은 각각 손과 발의 끝부분에 위치한다. 그래서 경락의
명칭을 '수(手) 또는 족(足)의 경'이라 칭한다.

장은 음이고, 부는 양이기에 음과 양의 작용하는 상황에 따라 태양, 소양, 양명
의 삼양이라 하고 태음, 궐음, 소음의 삼음으로 분류한다. 각 경락은 짝을 이루어
상생, 상극 관계를 이루며 인체를 쉬지 않고 순환하고 있다.

장부에는 육장(肝, 心, 脾, 肺, 腎, 心包)과 육부(膽, 小腸, 胃, 大腸, 膀胱, 三焦)
가 있는데 이것에 대응해 경락에도 각각 장부의 이름이 붙은 12정경(十二正經)이
있다. 이 밖에도 경락과 경락을 이어주는 기경 8맥(奇經八脈:양교맥, 음교맥, 양
유맥, 음유맥, 대맥, 충맥, 임맥, 독맥)이 있다. 12정경에 기경8맥 중 몸의 전면 중
앙을 지나는 임맥(任脈)과 후면중앙을 지나가는 독맥(督脈), 즉 2경을 합쳐 14경
(十四經)이라 한다. 경락이 순환하는 과정에서 기가 정체되기 쉬운 곳이 있는데
바로 여기가 경혈이다. 때문에 각 경혈을 자극하여 에너지 정체를 방지하면 경락

의 흐름이 좋아지고 장부의 기능도 올바르게 되어 조화를 이루게 된다.

장부에 실조가 있으면 경락상의 경혈을 자극하여 기능을 조정하고 치료하는 방법 중에 침이나 뜸, 지압 등이 있다. 이것을 장부경락론(臟腑經絡論)이라 한다. 그런데 14경락에 있는 전신의 경혈 수는 중국의서 〈황제내경〉에는 365혈로 기록되어 있고 세계보건기구(WHO)에는 361혈이 등록되어 있다.

임맥과 독맥의 특징

임맥	⊙ 임맥은 여성과 밀접한 관계를 가지고 있다. 목, 가슴, 배의 정중선을 순행하여 전신의 음경을 담당하므로, 음경의 바다라고 부른다. ⊙ 문제시 몸이 굳어지는 증상, 소화가 안 되는 증상, 가슴에 통증, 기침, 천식 입이마르고 인후통등의 증상이 나타난다.
독맥	⊙ 머리, 목, 등, 허리, 항문 등의 정중선을 순행하여 전신의 양경을 총독하므로 양경의 바다라고 부른다. 독맥에 문제가 있으면 성기능 장애가 일어난다. ⊙ 문제시 몸을 전후로 구부렸다 펴면 통증, 목이마르고, 아프거나 하는 증상등 허리의 근육이 굳어지는 증상인, 강직성 척추염, 변형성 척추증이 나타난다.

정경의 특징과 정경 이상시 문제점

12경락	특 징
수태음폐경	⊙ 폐는 생명활동의 근원이 되는 기를 외계에서 받아들여 그것을 인체의 기까지 분해하는 외계적응의 작용을 하고 있다. ⊙ 문제시 폐질환, 기침, 천식, 가슴의 통증, 목이 따가움, 엄지 손가락 통증, 여드름, 두통, 호흡장애, 입안이 마르고 기침이 난다.
수양명대장경	⊙ 대장은 폐를 돕고, 인체의 내외면에서 분비의 배설을 하고, 기의 정체를 막는 작용이 있으며 모든 것을 밖으로 보내는데 관계가 있다. ⊙ 문제시 눈에 황색이 보이고, 이가 아프며, 코가 막히고, 코피도 나옵니다. 입이 건조하고, 인후가붓고, 두통, 고열, 어깨관절 앞쪽의 통증, 손목, 손 또는 엄지 손가락을 자주 삔다.

12경락	특 징
족양명위경	⊙ 위는 구강에서 식도, 십이지장 근처까지의 소화관의 총칭이며 이 기능을 돕는 신체의 운동과 체온발생, 및 생식선 작용에 관계가 있다. ⊙ 문제시 복부팽만, 복명, 안면이나 피부가 황색이 되며, 입술이 헐기 쉽다. 몸이 나른하고, 여위며, 설사, 변비, 무릎과 다리 앞쪽 통증, 면역계가 약화된다.
족태음비경	⊙ 비는 췌장을 중심으로 하여, 온몸의 소화선(타액, 위, 담즙 등)과 유방과 생식선도 포함하고 있다. 지나치게 생각을 많이하며, 운동부족이 되어, 소화액 분비가 잘 안되고, 소화력이 약해진다. ⊙ 문제시 복부에 응어리가 있고, 자주 트림이 나며, 소화가 잘 안된다. 설사가 나고 소변의 양이 적으며, 때로는 소변 불통이 됩니다. 족냉증, 숙면이 어렵고, 월경전 긴장증상, 생리 불순이 나타납니다.
수소음심경	⊙ 심은 마음을 일컬으며, 감정적인 정신의 통제 기능이고, 외계의 자극을 내계의 적응 작용으로 전환하는 일을 한다. ⊙ 문제시 눈이 충혈되며, 입안이 마르며, 가슴이 아픕니다. 손바닥이 화끈거리고, 안면이 붉고, 상기 맥박이 빠르고 더위에 약합니다.
수태양소장경	⊙ 소장은 식물을 영양으로 전환시키고, 체액성분을 구성하는 것으로 전신을 통제한다. 정신적 불안이나 감정흥분, 쇼크, 화를 내어 소장에 혈액이 정체되면, 어혈이 되어 온몸에 영향을 미친다. ⊙ 문제시 목과 턱이 아프고, 손목과 팔꿈치의 통증, 배꼽 중심으로 복부에 어혈, 아침에 뒷목이 뻣뻣하고 오줌소태가 납니다.
족태양방광경	⊙ 방광은 내분비와 협조하는 간뇌, 뇌하수체, 자율신경계의 일과 생식 기능도 맡아보는 주변의 장기를 말하며, 또한 체액 청정의 최종산물인 뇨를 배설한다. ⊙ 문제시 어깨, 등, 허리가 아프고, 치질로 고생, 고관절 굴신 불능, 비복근 경련, 동통, 이명, 쉽게 피로, 정력감퇴, 겨울에 몸이 붓고, 비뇨기 질환이 생깁니다.
족소음신경	⊙ 신장은 체액성분과 내분기 기능 조정에 의해서 신체에 정기를 주고 스트레스로부터 저항력을 갖게 하고, 체내 독소 처리로 깨끗하게 한다. ⊙ 문제시 안색이 까무잡잡하고 거칠며, 입에 열이 나고, 혀가 건조, 목이 붓고 아프고 기침할 때 침속에 피가 섞이기도 하고, 공복인 때에도 식욕이 없다.
수궐음심포경	⊙ 심포는 심장을 보좌하는 순환계의 기능작용을 뜻하고, 심장, 심낭, 관상동맥을 중심으로 맥관계를 말하며 전신의 영양을 담당한다. ⊙ 문제시 심장과 가슴의 질환, 비탄에 빠지거나 근심, 또는 갑작스런 공포감, 손바닥이 화끈거리고, 가슴이 두근거리고 숨이 차다.

Five Senses Multi-Therapy

12경락	특 징
수소양삼초경	⊙ 삼초는 소장을 보좌하고 명문의 원기를 분포하고, 전신을 순환하는 것으로 임파계의 보호작용을 뜻한다. ⊙ 문제시 편두통, 늑골의 통증, 목 양쪽의 질환, 귀와 눈의 질환, 자주 땀이 나며, 자율신경실조증, 환경변화에 민감하다.
족소양담경	⊙ 담은 영양의 배분을 맡아보고, 소화선에 관계하는 내분비 작용에 의해 전체의 에너지균형을 맡아본다. ⊙ 문제시 두통, 피부에 윤기가 없고, 입안이 쓰고 눈이 푸르며, 손목, 발목 등의 근육과 건 통증유발된다. 봄이 되면 몸의 부조로 발병하기 쉽습니다.
족궐음간경	⊙ 간은 영양을 저장하고, 신체활동의 에너지를 확보해서 저항력을 갖게 한다. 혈액의 보급, 담즙 생산, 해독 등의 작용을 하며, 활력유지 작용한다. ⊙ 문제시 안면이 누런색이 되며, 입이 건조하고 가슴이 답답, 구토, 요통여성은 하복부가 붓는다. 자주 설사하고 오한 발열, 바람을 싫어한다.

음양경락의 크기와 경락의 시작, 종점

음양	구분	장부	경락시발	경락명칭	경락의 시종
陽 (인영)	陽明 (3성)	대장	手	手陽明大腸經	상양 → 영향
		위장	足	足陽明胃經	승읍 → 여태
	太陽 (2성)	방광	足	足太陽膀胱經	청명 → 지음
		소장	手	手太陽少腸經	소택 → 청궁
	少陽 (1성)	삼초부	手	手少陽三焦經	관충 → 사죽공
		담낭	足	足少陽膽經	동자료 → 규음
陰 (촌구)	厥陰 (1성)	간장	足	足厥陰肝經	태돈 → 기문
		심포장	手	手厥陰心包經	천지 → 중충
	少陰 (2성)	심장	手	手少陰心經	극천 → 소충
		신장	足	足少陰腎經	용천 → 유부
	太陰 (3성)	비장	足	足太陰脾經	은백 → 대포
		폐장	手	手太陰肺經	중부 → 소상

3. 12경맥

1. 폐경락(Lung Meridian)

호흡을 담당하는 필수적인 기관으로 공기의 들숨과 날숨을 통해 산소를 얻고 이산화탄소를 배출하는 기관이다. 가슴우리 안에 위치하며 오른쪽, 왼쪽 허파로 한 쌍을 이룬다. 생명현상 유지를 위해 산소를 취하고 이산화탄소를 배출한다.

1) 폐경락의 병리학적 증상

오후에 열이 남, 급성 기관지천식, 심장천식(발작성 호흡곤란), 새벽3시 이후 악화되는 천식, 호흡이 짧아짐, 눈과 콧구멍이 화끈거림, 가슴이 답답함, 기침, 피가 섞인 기침, 입과 목이 마름, 쇠약한 외모, 콧구멍 가려움, 코가 답답함, 코피, 후비루증후군(코와 목에서 분비하는 점액이 인두에 고이거나 목으로 넘어가는 느낌이 생기는 증세), 콧물이 흐르는 코, 충혈이 되고 아픈 눈, 재채기, 목이 따가움, 목이 붓는 증상, 쉰 목소리, 호흡기 감염, 감기, 낮은 목소리, 이야기 하고 싶은 생각이 없음, 후두염, 비용종, 식은 땀, 가슴염증, 흉막염, 폐렴, 부비동 감염, 부비동 두통, 눈 사이의 두통 등.

2) 주요 감정 : 슬픔

3) 연관된 감정

다른 사람 앞에서 굴욕적인 경향, 항상 사과하는 것, 남과 자신을 비교하는 것, 모욕감, 실의, 이른 아침의 우울함, 감정적으로 너무 예민함, 심한 동정적 감정, 어리석은 자존심, 낮은 자존감, 희망 없는 것, 타인 모욕하기, 참지 못하는 것. 외로움, 하찮음, 과다한 요구, 편견, 자기연민과 울음, 우울증 등.

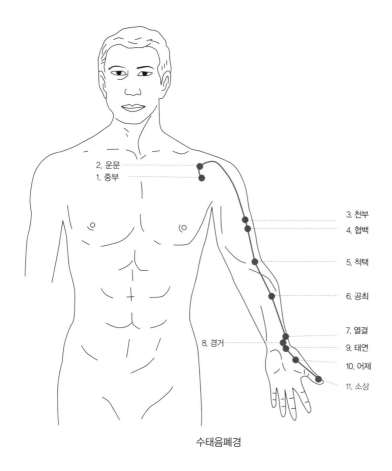

수태음폐경

2. 대장경락 (Large Intestine Meridian)

큰창자(대장)는 전체 길이가 약 150cm인 관모양의 장기이다. 막창자(맹장), 막창자꼬리(충수), 잘록창자(결장), 곧창자(직장) 및 항문관으로 구성된다. 대장은 보통 세균에 의해 분해된 가스로 차 있으며 음식물의 분해 과정에는 참여하지 않는다. 다만 수분을 흡수하고 소화되지 않는 음식물을 저장하고 배설하는 역할을 한다.

1) 병리학적 증상

입과 목이 마름, 목이 아픔, 코피, 앞니와 밑에 첫 번째·두 번째 어금니 통증, 경락을 따라 통증.

하복부경련, 변비, 설사, 과민성 대장염, 직장과 괄약근의 경련, 항문소양증, 일반적인 두드러기 속이 부글거리는 것, 직장에서 출혈, 대장염, 어지럼증, 복부통증, 복부팽만감, 구취, 트림, 가슴이 답답한 것, 호흡이 짧아짐, 눈과 코 사이에 두통, 여드름, 아래 잇몸에 수포나 염증, 피부염, 배변 후에 피곤함, 탈모, 털이 얇아짐, 두드러기, 물사마귀.

2) 주요감정 : 죄책감

3) 관련된 감정 :

슬픔, 비탄, 동정심, 울기, 소리 지르기, 방어적인 태도, 지난 아픈 기억으로 상처 받는 것, 악몽, 나쁜 꿈, 자면서 말하기, 자면서 이리저리 구르기, 꿈을 기억하지 못하는 것.

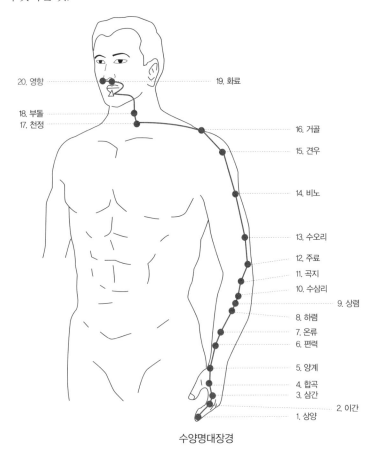

수양명대장경

3. 비장경락 (Spleen Meridian)

지라(비장)는 가장 중요한 림프기관으로서 감염이나 염증에 반응한다. 그러면서 면역 세포 기능을 돕는 옵소닌과 결합된 세균이나 항체로 둘러싸인 세포들과 같은 입자(particles)들을 혈류로부터 제거한다. 제거 기능은 자가면역성 혈소판감소증이나 용혈성 빈혈 환자에서 항체로 둘러싸인 혈소판이나 적혈구가 비장에 축적되어 파괴되는 것과 관련되어 있다. 비장은 수명이 다한 적혈구 또는 형태 변환이 잘되지 않는 적혈구를 제거함으로써 적혈구의 질을 유지하는 역할을 한다.

1) 병리학적 증상

머리에 중압감, 복부통증, 복부팽만감과 꽉 찬 느낌, 소화장애, 장에서 소리나는 것, 구역질, 구토, 식욕부진, 혀의 경직, 냄새를 잘 못 맡는 것, 복부에 딱딱한 덩어리, 식욕감퇴, 단 것을 갈망, 소화불량, 무른 변, 설사, 변비, 저혈당 반응, 일반적으로 몹시 흥분함, 몸이 아픔, 낮은 자존감, 해야 할 것을 미루는 것, 창백함, 피로감, 하루 종일 졸리는 것, 잦은 불면증, 피곤하게 만드는 꿈, 현기증, 가벼운 두통, 황달, 피로, 우울, 사지무력감, 빈혈, 출혈장애.

2) 주요감정 : 걱정

3) 관련된 감정

과도하게 걱정하는 것, 신경 예민, 감정 감추기, 외로움, 아이나 어른의 과잉행동, 조울병, 강박장애, 우울, 공황발작, 자신만만함. 자신감의 부족, 과도한 자만심, 희망이 없는 것, 짜증내기, 복수 하고 싶은 마음, 칭찬 받는 것 같음, 낮은 자존감, 수줍음, 소심함, 차분함, 쉽게 상처 받는 것, 자기비하, 계속 격려를 하지만 바로 좌절 하는 것.

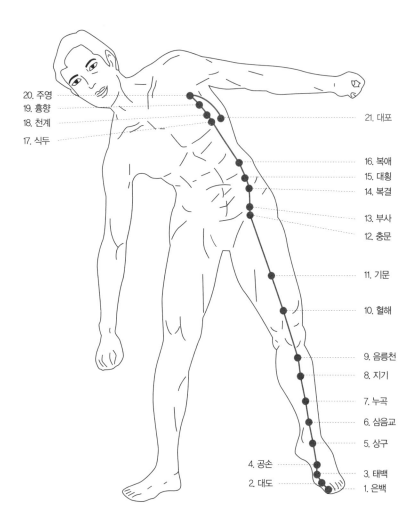

20. 주영
19. 흉향
18. 천계
17. 식두

21. 대포

16. 복애
15. 대횡
14. 복결

13. 부사
12. 충문

11. 기문

10. 혈해

9. 음릉천
8. 지기

7. 누곡

6. 삼음교

5. 상구

4. 공손

3. 태백

2. 대도

1. 은백

족태음비경

4. 위장경락 (Stomach Meridian)

위는 소화관의 일부로 구강과 식도를 통해 내려온 음식물을 잠시 저장하고 일부 소화 작용을 거쳐 소장으로 내려 보내는 역할을 맡는다. 기계적인 소화 작용과 위산을 이용한 살균작용, 펩신을 통한 단백질 분해 작용이 있다. 위벽을 구성하는 근육의 수축작용으로 식도를 거쳐 위로 내려간 음식물은 위 바닥에서 섞이게 된다. 음식물의 양과 성분에 따라 다르지만 위가 식도에서 넘어온 음식물을 소장으로 보내기까지는 짧게는 40분, 길게는 수 시간이 소요된다.

1) 병리학적 증상

잦은 열, 얼굴에 통증이 있는 부스럼, 치통, 위턱의 아픔, 윗잇몸 통증, 섬유종, 악관절 문제, 눈과 가슴의 통증, 안면마비, 무릎 아래 바깥쪽으로 가려움과 발진, 복부팽만, 부종과 통통해짐, 복부경련, 구토, 구역질, 거식증, 폭식증, 식도열공, 안락의자에 앉을 때 불편함, 불면증, 가만히 있는 못함, 정신혼란, 성격변화, 이중인격, 아이나 성인이나 과잉행동, 조울병적 행동, 학습장애, 정신분열, 집중력 부족, 공격적인 행동, 전두통, 눈 아래 통증(멍멍하고, 날카롭거나 누르는 것 같거나 따끔거리는 통증).

2) 주요감정 : 혐오감

3) 관련된 감정

쓰라림, 실망, 욕심, 공허감, 박탈감, 가만히 있지 못하는, 강박관념, 집중력의 부족, 향수, 정신혼란, 정신분열, 과잉행동, 신경 예민, 위 간지러운 증상, 공격적인 행동, 편집증, 자제력을 잃어버릴 듯한 두려움, 공포(끔찍한 일이 일어날 것 같거나 힘이 없어서 막지 못할 것 같은 느낌), 지각의 왜곡.

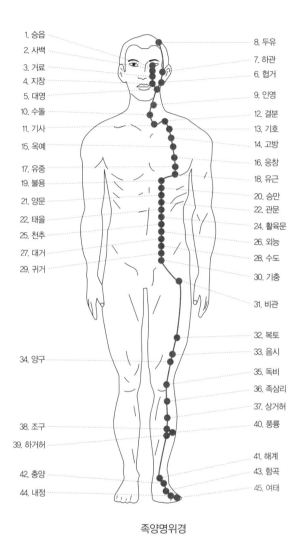

1. 승읍	8. 두유
2. 사백	7. 하관
3. 거료	6. 협거
4. 지창	9. 인영
5. 대영	12. 결분
10. 수돌	13. 기호
11. 기사	14. 고방
15. 옥예	16. 응창
17. 유중	18. 유근
19. 불용	20. 승만
21. 양문	22. 관문
22. 태을	24. 활육문
25. 천추	26. 외릉
27. 대거	28. 수도
29. 귀거	30. 기충
	31. 비관
	32. 복토
34. 양구	33. 음시
	35. 독비
	36. 족삼리
	37. 상거허
38. 조구	40. 풍륭
39. 하거허	41. 해계
42. 충양	43. 함곡
44. 내정	45. 여태

족양명위경

5. 심장경락 (Heart Meridian)

심장은 보통 자기 주먹보다 약간 크고, 근육으로 이루어진 장기로 산소와 영양분을 싣고 있는 혈액을 온몸에 흐르게 하는 기능을 수행한다. 1분에 60~80회 정도 심장 근육이 박동한다. 심장의 왼쪽 부분은 산소와 영양분을 실은 신선한 혈액을 뿜어내는 역할을 하고, 오른쪽 부분은 각 장기를 순환하여 심장으로 들어오는 노폐물과 이산화탄소를 실은 혈액을 폐로 순환시켜 다시 산소를 받아들이게 하는 역할을 한다.

1) 병리학적 증상

순환이 잘 안 되는 것, 어지럼증, 일반적으로 발열, 목(입-식도) 마름, 정신장애, 신경예민, 아이나 어른의 과잉행동, 지나친 감정, 지나친 웃음, 실없는 웃음, 번열로 신체 노출과다, 호흡이 짧아지는 것, 과도하게 땀을 흘리는 것, 불면증, 가슴이 답답한 것, 심계항진, 가슴의 중압감, 날카로운 가슴통증, 불규칙한 심장박동(대맥과 부정맥)

2) 주요감정: 기쁨

3)관련된 감정:

과도하게 흥분하는 것, 조울증(너무 웃거나 너무 우는 것), 모욕적인 기질, 나쁜 습관, 화(다혈적 요소), 쉽게 속상해지는 것, 공격적인 성격, 불안전함, 적대감, 죄책감, 친구가 없는 것, 신뢰할 사람이 없는 것. 가족에 대한 상처와 미움.

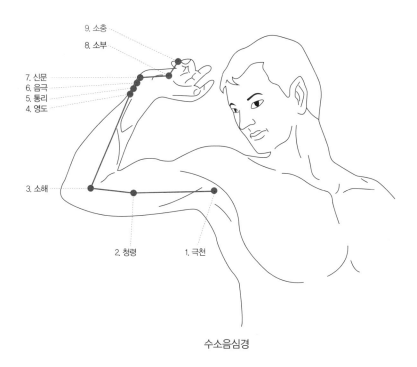

수소음심경

6. 소장경락 (Small Intestine Meridian)

소장은 입을 통해 들어온 음식물은 식도를 거쳐 위로 들어가게 하는 기관이다. 그리고 위에서 음식물을 죽처럼 만들고 소장으로 들어간 뒤 소화가 이루어진다. 소장의 첫 번째 부위인 십이지장, 두 번째 부위인 공장, 세 번째 부위인 회장을 걸쳐 대장과 바로 연결된다. 십이지장 궤양은 소장에서 가장 흔히 일어나는 질환이다. 식사 후 통증이 나타난다.

1) 병리학적 증상

하복부의 팽만과 통증, 허리 주변의 통증, 생식기 통증, 복부통증, 변비, 설사, 무릎 통증, 어깨 통증.

2) 주요감정: 불안감

3)관련된 감정:

감정적인 불안정감, 버림받은 느낌, 황폐함, 기쁨, 지나친 흥분, 슬픔, 비애, 깊은 슬픔에 대한 억제, 멍하고 있는 것, 집중력 부족, 백일몽, 피해망상, 한숨 쉬는 것, 짜증을 잘 내는 것, 쉽게 화내는 것, 자신감 있는 태도 부족, 수줍음, 너무 꼼꼼함, 내성적, 쉽게 상처를 받는 것.

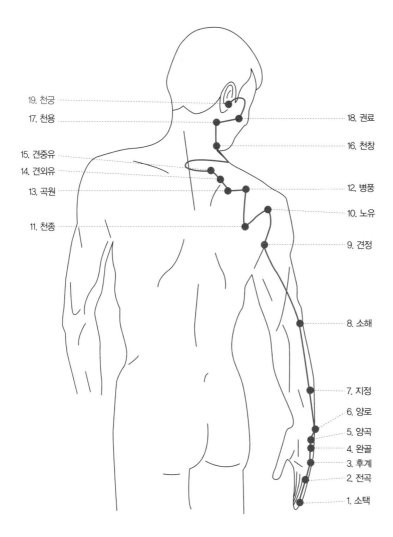

19. 천궁

17. 천용

15. 견중유

14. 견외유

13. 곡원

11. 천종

18. 권료

16. 천창

12. 병풍

10. 노유

9. 견정

8. 소해

7. 지정

6. 양로

5. 양곡

4. 완골

3. 후계

2. 전곡

1. 소택

수태양소장경

7. 방광경락 (Bladder Meridian)

방광은 소변의 저장과 배출을 담당하는 속이 빈 주머니 근육기관이다. 골반 내, 두덩결합(치골결합) 뒤쪽에 위치한다. 방광의 주요 기능은 소변을 저장하고 배출하는 것이다.

1) 병리학적 증상

소변을 볼 때 따끔거리는 통증, 소변 조절이 잘 안됨, 혈뇨. 오한, 열, 두통(특히 목 뒤쪽으로), 경직된 목, 눈 질환(안압상승, 눈곱), 하부 허리의 통증, 무릎 뒤, 바깥쪽 발목, 발바닥 옆, 다섯 번째 발가락으로 지나가는 경락의 통로를 따른 통증, 하복부의 통증과 불편함, 무릎 뒤 경련, 종아리 근육의 경련, 직장과 항문 근육의 약화, 야뇨증, 소변의 정체, 소변 시 불쾌감, 소변시 통증, 자주 방광 감염에 걸리는 것, 혈뇨, 열, 정신장애, 목 뒤쪽으로 만성적인 두통.

2) 주요감정: 두려움

3)관련된 감정:

슬픔의 지속, 혼란스러운 생각, 부도덕한 생각, 원하지 않는 과거에 대한 기억을 지울 수 없는 것, 수줍음, 무능력한 느낌, 화가 남, 심하게 짜증내는 것, 두려움, 불행, 마지못해서 하거나 가만히 있지 못하는 감정, 인내심 부족, 좌절감.

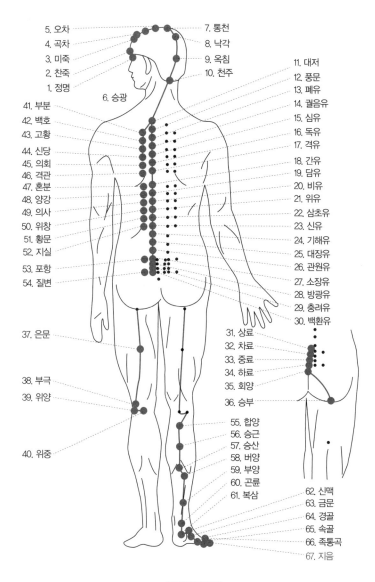

5. 오차　　　　　7. 통천
4. 곡차　　　　　8. 낙각
3. 미죽　　　　　9. 옥침
2. 찬죽　　　　　10. 천주
1. 정명

6. 승광

11. 대저
12. 풍문
13. 폐유
14. 궐음유
15. 심유
16. 독유
17. 격유
18. 간유
19. 담유
20. 비유
21. 위유
22. 삼초유
23. 신유
24. 기해유
25. 대장유
26. 관원유
27. 소장유
28. 방광유
29. 충려유
30. 백환유

41. 부분
42. 백호
43. 고황
44. 신당
45. 의회
46. 격관
47. 혼분
48. 양강
49. 의사
50. 위창
51. 황문
52. 지실
53. 포항
54. 질변

31. 상료
32. 차료
33. 중료
34. 하료
35. 회양
36. 승부

37. 은문

38. 부극
39. 위양

40. 위중

55. 합양
56. 승근
57. 승산
58. 버양
59. 부양
60. 곤륜
61. 복삼

62. 신맥
63. 금문
64. 경골
65. 속골
66. 족통곡
67. 지음

족태양방광경

8. 신장경락 (Kidney Meridian)

신장(콩팥)은 노폐물을 배설하고 산염기 및 전해질 대사 등 체내 항상성을 유지하는 장부로서 보통 전체 체중의 0.5%에 불과한 장기이다. 하지만 총 혈액량의 20~25%가 콩팥으로 흘러 들어가 하루 180리터의 혈액을 여과하여 소변으로 1~2리터를 배출한다. 신장의 기능은 첫째, 대사산물 및 노폐물을 걸러서 소변으로 배출하는 배설 기능, 둘째, 체내 수분량과 전해질, 산성도 등을 좁은 범위 안에서 일정하게 유지하는 생체 항상성 유지 기능, 셋째, 혈압 유지, 빈혈 교정 및 칼슘과 인대사에 중요한 여러 가지 호르몬을 생산하고 활성화시키는 내분비 기능을 수행한다.

1) 병리학적 증상

아래 척추를 타고, 하부 허리에서 발의 발바닥까지 다리 뒤쪽으로 통증을 일으킴. 눈이 부어있는 것, 발바닥의 근육의 위축, 입이 마르는 것, 목의 통증, 발바닥 통증, 다리와 허벅지 뒤쪽으로 통증, 요통, 이명과 귀의 통증, 안면부종, 귀 안에서 소리가 남, 발과 발목의 경련, 발목의 부종, 탈모, 뼈와 치아 약화.

2) 주요감정: 두려움

3) 관련된 감정:

결정력이 없이 우유부단함, 공포, 조심스러움, 혼란, 감정표현을 잘 못하는 것, 집중력 부족, 기억력이 떨어짐. 인내력, 끈기 부족함, 쉽게 실증을 느낌.

기능을 향상시키는 영양분 : 비타민A, E, B, 필수지방산, 칼슘, 철분.

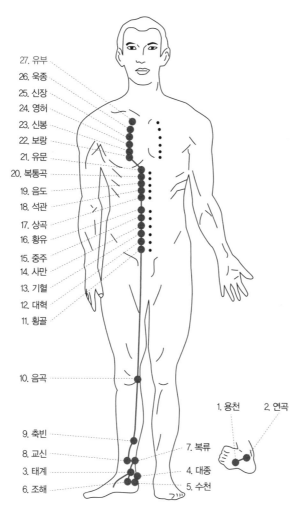

27. 유부
26. 욱중
25. 신장
24. 영허
23. 신봉
22. 보랑
21. 유문
20. 복통곡
19. 음도
18. 석관
17. 상곡
16. 황유
15. 중주
14. 사만
13. 기혈
12. 대혁
11. 횡골

10. 음곡

9. 축빈
8. 교신
3. 태계
6. 조해

7. 복류
4. 대종
5. 수천

1. 용천   2. 연곡

족소음신경

9. 심포경락 (Pericardium Meridian)

심포는 무형의 장부로 알려져 있으나 다른 경락처럼 해부학적인 상관관계는 생식기관이다. 일반적으로 심포는 심장을 보호하는 역할과 심장의 관상동맥 기능에 영향을 미친다. 동양에서는 과거에 성에 대한 것을 감추거나 부끄럽게 여겼다. 생식기관은 매우 중요한 장기였음에도 경락으로 구체화되지 않았다. 심포와 관련된 근육을 보면 생식기관과 관련이 많다. 갈수록 스트레스를 많이 받게 되고, 성이 급속도로 개방이 되고, 여성의 사회진출이 증가하면서 성희롱, 성폭력, 섹스리스, 불건전한 성생활, 성정체성 혼란, 발기부전 등 성과 관련된 문제가 많이 증가되고 있다. 모두 심포경락의 불균형과 관련이 있다.

1) 병리학적 증상

말을 잘 못하는 것, 실신, 상기된 얼굴, 잘 참지 못하는 것, 가슴의 팽만감, 가슴 중압감, 불분명한 발음, 뜨겁고 차가운 감각, 구역질, 신경질적인 것, 눈의 통증, 액와부종, 혀의 운동기능 손상, 땀 흘리는 것, 가슴통증과 중압감, 혈당 불균형, 팔과 팔꿈치 경련, 오십견, 관절운동의 제한, 뜨거운 손바닥, 경락의 통로를 따라 일어나는 통증.

2) 주요감정: 수치심, 성에 관련된 모욕감이나 트라우마, 완고함
3) 관련된 감정:

지나친 흥분, 후회, 질투, 성적인 긴장, 성적인 욕구가 없거나 이성에 대한 필요성을 못 느끼는 성적 에너지의 불균형, 머리 무거움, 꿈을 많이 꿈, 고소공포증, 다양한 공포, 섹스중독증.

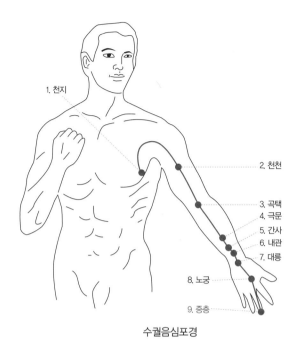

1. 천지
2. 천천
3. 곡택
4. 극문
5. 간사
6. 내관
7. 대릉
8. 노궁
9. 중충

수궐음심포경

10. 삼초경락 (Triple Warmer Meridian)

삼초는 무형의 장부로서 기의 승강출입 통로와 수분과 관련된 배출 통로(通行水道)이다. 삼초 중 상초는 인당혈을 중심으로 제3의 시야로서 예지력을 담당하고, 중초인 단중혈을 중심으로 마음과 정서 상태를 주고나하고, 하초인 기해나 석문혈을 통해 원기를 담당한다. 일반적으로 삼초인 상초는 횡격막의 윗부분으로 흉부와 머리 및 심폐를 포함하는 부위이고, 중초는 횡격막의 아래에서 배꼽 이상의 복부 및 비위를 포함하는 부위이다. 그리고 하초는 배꼽 이하의 골반강내, 간장, 신장, 대장 소장, 자궁 등의 장기를 포함하는 부위이다.

1) 병리학적 증상

목이 붓고 통증, 볼과 턱에 통증, 눈의 충혈, 난청, 귀 뒤의 통증, 복부통증, 복부팽만, 하복부가 딱딱해지고 꽉 찬 느낌, 야뇨증, 빈뇨, 부종, 배뇨통, 과도한 갈증과 허기짐, 먹고 난 후 항상 배고픔을 느낌, 소화불량, 저혈당, 고혈당, 변비.

2) 주요감정: 절망감, 우울감, 무엇이든지 무겁게 생각함

3)관련된 감정:

우울, 갈망, 슬픔, 과도한 감정상태, 공허함, 박탈감, 공포.

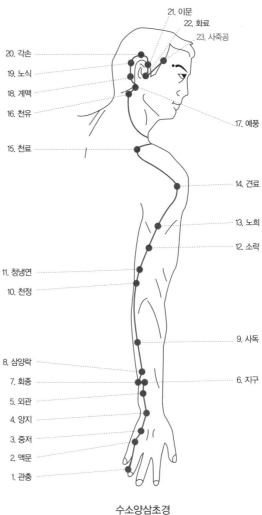

수소양삼초경

Five Senses Multi-Therapy

11. 담경락 (Gall Bladder Meridian)

쓸개는 길이 약 7~10cm 크기로 간 아래쪽에 위치하며 간에서 분비된 쓸개즙을 농축하고 저장한다. 쓸개즙은 보통 간에서 생성되고 분비되어 쓸개관(담관)을 통해 십이지장으로 배출되며, 주로 지방의 소화를 돕는 역할을 한다.

쓸개즙은 음식을 먹기 시작하면 30분 내에 방출돼버리고 그 후에는 간에서 분비되는, 농축되지 않은 엷은 쓸개즙이 직접 분비된다. 동물성지방 섭취가 늘면서 담경락 에너지 불균형이 심해지고 있다. 치열한 경쟁사회가 되면서 사람들이 화를 많이 내고 있는 것도 문제가 된다.

1) 병리학적 증상

허벅지와 다리, 발로 가는 경락의 통로를 따라 통증, 열과 오한이 교대로 오는 증상, 두통, 사색된 안색, 눈과 턱의 통증, 액와부종, 연주창(결핵성 경부 림프선염), 난청, 몸이 떨리고 수축이 일어남, 구토와 입이 쓴 것, 사색이 된 얼굴, 오른쪽 상복부에 무거운 느낌, 한숨 쉬는 것, 어지럼증, 오한, 열, 노르스름한 안색.

2) 주요감정: 분노

3)관련된 감정

광분, 사실 확인, 화를 버럭 내는 것, 소리를 크게 지르는 것.

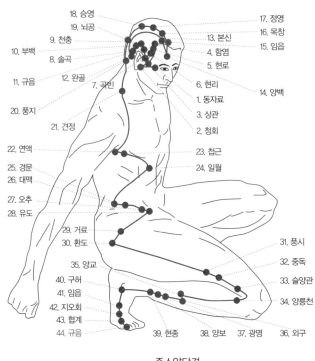

18. 승영		17. 정영
19. 뇌공		16. 목창
9. 천충	13. 본신	15. 임읍
10. 부백	4. 함염	
8. 솔곡	5. 현로	
11. 규음	12. 완골	6. 현리	14. 양백
7. 곡빈	1. 동자료	
20. 풍지	3. 상관	
21. 견정	2. 청회	
22. 연액	23. 첩근	
25. 경문	24. 일월	
26. 대맥		
27. 오추		
28. 유도		
29. 거료		
30. 환도	31. 풍시	
35. 양교	32. 중독	
40. 구허	33. 슬양관	
41. 임읍	34. 양릉천	
42. 지오회		
43. 협계		
44. 규음	39. 현종 38. 양보 37. 광명 36. 외구	

족소양담경

12. 간경락 (Liver Meridian)

간은 횡격막 아래 복부의 오른쪽 윗부분에 위치하고 있는데 정상인은 붉은색을 띠고 있다. 우리 몸에서 가장 큰 장기로 무게가 1~1.5㎏이며, 크기는 양 손바닥을 합친 정도이다. 탄수화물 대사로 혈당량 조절과 단백질 대사로 알부민·혈액 응고 인자 등을 생성한다. 핵산 대사로 간이식 수술 후 4개월 정도가 지나면 원래 크기로 재생되며, 알코올 대사로 80~90%의 알코올을 간에서 분해한다. 해독 기능을 담당한다.

1) 병리학적 증상

만성피로, 구토, 사지 경련, 경락의 통로를 따라 통증, 복부통증, 오른쪽 상복부의 딱딱한 덩어리, 갈비뼈 쪽의 통증, 탈장, 구토, 황달, 묽은 변, 하복부 통증, 야뇨증, 소변정체, 거무튀튀한 색깔의 소변, 어지럼증.

2) 주요감정: 화, 불행함
3)관련된 감정

공격적인 태도, 과잉행동, 화, 좌절, 불행한 느낌, 항상 불평 · 불만을 하는 것. 다른 사람 잘못만 지적함.

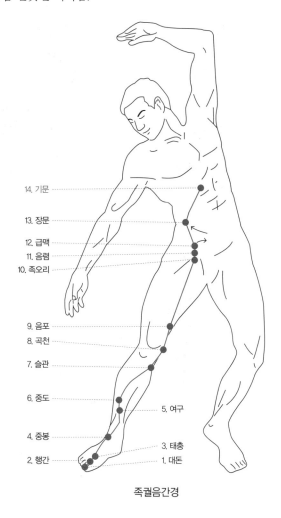

14. 기문
13. 장문
12. 급맥
11. 음렴
10. 족오리
9. 음포
8. 곡천
7. 슬관
6. 중도
5. 여구
4. 중봉
3. 태충
2. 행간
1. 대돈

족궐음간경

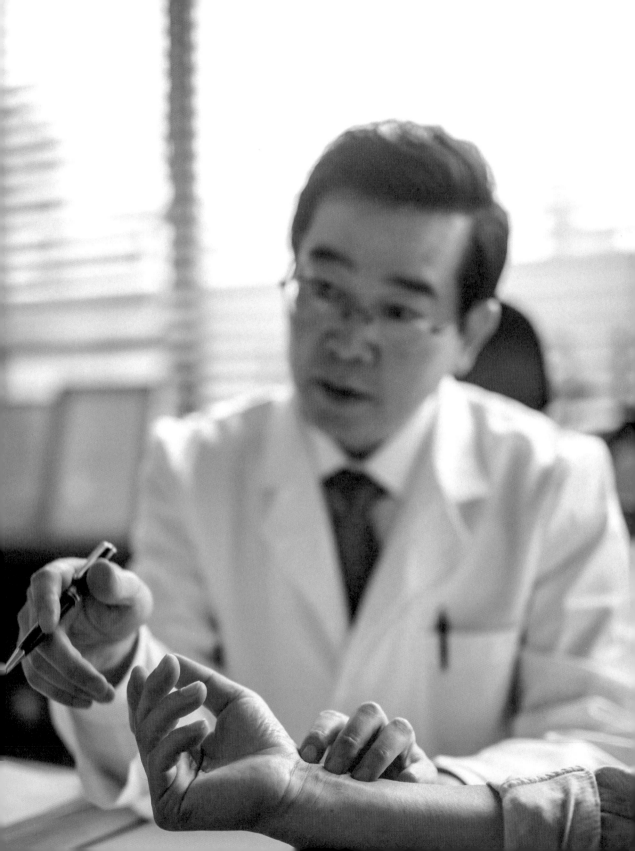

13

기맥학
부조화와 불건강의 본질적 원인을 찾다

맥박은 심장의 운동에 기인하므로, 피를 내뿜을 때 혈관이
확장했다가 멈출 때 혈관이 수축하는 현상으로, 건강한 사람의 맥박은
한 번 숨을 들이마셨다가 내쉴 때 4~5회 뛴다.

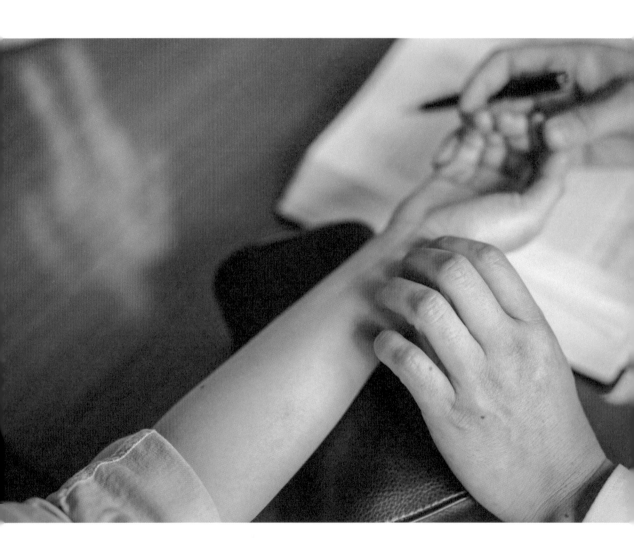

1. 기맥론

부조화와 불건강의 원인을 찾는 학문

기맥론은 맥박의 횟수와 모양을 비교·분석하여 5장6부 부조화와 불건강의 원인을 찾는 학문이다. 그러므로 장부의 건강 정도와 질병의 성질, 즉 음양, 허실, 한열, 표리 등을 찾아내는 4진법 가운데 절진의 한 분야이다. 맥박은 심장의 운동에 기인하므로, 피를 내뿜을 때 혈관이 확장했다가 멈출 때 혈관이 수축하는 현상으로, 건강한 사람의 맥박은 한 번 숨을 들이마셨다가 내쉴 때 4~5번이 뛰며, 맥박 표면으로 뜨지 않고, 속으로 가라앉지도 않으며, 규칙적이다. 뿐만 아니라 맥박의 파형이 크지도 작지도 않다. 그러나 질병이 발생하면 맥박에 여러 가지 이상이 나타나며, 그 이상을 발견하고 내용을 분석하는 것을 기맥론이라고 한다. 맥의 박동은 혈류에 인(因)하고 혈액의 운행은 양기의 추동(推動 옮을 추)과 따뜻한 힘에 의해 일어난다.

〈황제내경〉'소문 맥요정미론편 제십칠(脈要精微論篇 第十七)'편을 보면 맥진법에 대해 다음과 같이 기록하고 있다. 그중 일부를 소개하면 다음과 같다.

'황제께서 물으셨다. 맥의 진찰법을 설명해주기 바라오. 기백이 대답했다. 맥진하는 시각은 아침이 가장 적절합니다. 그 까닭은 이 시각에는 인체의 음양의 기가 아직 흐트러지지 않기 때문입니다. 구체적으로 말씀드리면, 전날 밤에 음식물을 섭취한 후 오랜 시간 음식물을 섭취하지 않았으므로 위기가 왕성하지 않으며, 몸을 심하게 움직이기 전이므로 경맥이 지나치게 성대하지 않으며, 그에 따라 경맥도 균형을 유지하고 있으므로 혈이나 기도 조용히 체내를 순환하고 있습니다. 이와 같은 상태에서 맥진을 하면 맥의 과부족을 뚜렷이 판별할 수 있습니다.

이때 맥 자체를 진찰함과 함께 맥이 생기고 쉬는 상태를 절진하여 조사하고, 또

눈동자의 정기나, 얼굴의 색택을 봐서 거기에 나타나는 표징으로부터 5장 6부의 유여 부족이나, 강약이나, 체력의 성쇠를 잘 관찰하여 이들 각종의 관찰 결과를 종합해 봐서 그 환자가 죽을 것인지, 살 것인지 예측을 세우는 것입니다. 대저, 맥이라는 것은 인체 속을 혈이 일정한 통로를 따라서 순환할 때 그 혈의 상태가 특정한 장소에 투영된 그림자입니다. 그러므로 맥이 길게 여운이 있을 때는 맥기가 안정된 상태입니다. 맥이 짧고, 똑똑 끊어질 때는 맥기가 부족하여 정상적인 상태가 아닙니다. 삭이라 일컫는 박동이 빠른 맥은 열로 인해 심장부가 괴로움을 나타내고 있습니다. 맥이 클 때는 사기가 증대한 것입니다.'

〈중략〉

'건강인의 4계절에 있어 맥의 특징을 말씀드리면, 봄철에는 물고기가 유유히 물결 사이를 부침하는 것처럼 맥박도 피의 부위에서 펄럭펄럭하게 느껴집니다. 여름철에는 만물이 풍성하게 돌아가는 것처럼 맥박도 위의 부위에서 넘쳐 가득하게 느껴집니다. 가을철에는 벌레가 마치 곧 동면에 들어가려는 듯 맥박도 위의 아래에 숨어들어 가냘프게 느껴집니다. 겨울철에는 동면하는 벌레가 깊이 숨어 있는 것처럼 혹은 혹한에 자다가 실내에서 가만히 한파를 피하고 있듯이 맥박도 뼈(骨)에 부착된 느낌입니다. 인체 내부를 진찰할 때는 맥을 짚어보고, 이를 기준으로 하여 5장 6부의 상태를 찰지하는 것입니다.'

〈황제내경〉'소문의 선명오기편'을 보면'오장육부에 상응하는 맥상은 간맥(肝脈)은 현(弦)하고, 심맥(心脈)은 구(鉤)하고, 비맥(脾脈)은 대(代)하고, 폐맥(肺脈)은 모(毛)하며, 신맥(腎脈)은 석(石)하다.'라고 기록되어 있다.

2. 맥진의 기원과 발전

양맥과 규범을 정리하다

맥진을 최초로 행한 사람은 중국 춘추전국 시대의 의가였던 편작이다.(BC

407~310 춘추전국시대) 그 후 한대의 의가 순의도 맥진을 행했다는 기록이 있고, 동한 초기 민간 의사였던 부영도 맥진에 관한 기록을 남겼다. 장중경(AD142~220)은 맥진의 실천자로서 맥진을 집대성했다. 그의 상한론 변맥법(辨脈法) 2권에서 양맥[陽脈 : 대(大)〉 부(浮), 삭(數), 동(動), 활(滑)]과 음맥[陰脈 :침(枕),삽(澁),약(弱),현(弦),미(微)]로 정리해 사용했다. 이후 왕숙화(210~285)가 이전의 편작과 장중경의 맥법을 총결산하여 5권인 장중경론맥제1, 편작음양맥법2, 편작맥법3, 편작화타찰색요결4, 편작진제반역사맥요결5로 압축했다. 그는 여기에서 머물지 않고 선인의 맥법을 총결산한 기초 위에서 임상경험을 결합하여 선인이 남긴 미결된 부분을 보충하여 맥학의 규범을 확정하였다.

24맥[부(浮), 규(芤), 홍(洪), 활(滑), 삭(數), 촉(促), 현(弦), 긴(緊), 침(沈), 복(伏),혁(革), 실(實), 미(微), 삽(澁), 세(細), 연(軟), 약(弱), 허(虛), 산(散), 완(緩), 지(遲),결(結), 대(代), 동(動)]과 촌관척의 위치, 촌관척에 장부배속이 그것이다.

3. 맥진법의 종류

- 삼부구후맥(三部九候脈)
- 인영기구맥(人迎氣口脈)
- 음양오행맥(陰陽五行脈)
- 왕숙화(王叔和)의 24맥상
- 허준(許浚)의 찬도박론맥결집성 27맥상
- 순우의(淳于意)의 19종 맥상 등

1) 삼부구후맥(三部九候脈)

양쪽 손목 촌관척(寸關尺) 부위 3곳의 맥을 짚는다 하여 삼부(三部)라 한다. 이 3곳을 표중침(表中沈)의 깊이로 눌러 맥상(脈狀)을 살펴 병의 증후(症候)를 판단한다 하여 구후(九候)라 한다.

맥상은 표리구도삼맥(表裏九道三脈)이라 하여 표(表)에서 7가지, 리(裏)에서 8가지를 살피고, 여기에 구도맥(九道脈) 9가지 등 3분류로 나뉘어 24가지 맥상을 살핀다. 그런데 이 24가지 맥상을 다 구분하기란 힘들다. 따라서 24가지 맥상을 8가지로 줄여서 맥상을 판단한다. 이를 팔요맥(八要脈)이라 한다.

2) 인영기구맥(人迎氣口脈)

상한맥(傷寒脈)이라고도 한다. 양쪽 손목 촌구(寸口)에서만 보는데, 왼쪽 손목 촌구에서 뛰는 맥을 인영, 오른쪽 손목 촌구에서 뛰는 맥을 기구라 한다. 인영과 기구맥을 같이 짚어 비교해 보아 인영맥이 기구맥보다 크게 뛰면 식체(食滯) 즉 내상(內傷)으로 판단할 수 있다. 그리고 기구맥이 인영맥보다 크게 뛰면 찬 것으로 다친 것 즉, 감기 등 외상(外傷)으로 판단할 수 있다.

3) 음양오행맥(陰陽五行脈)

호흡을 담당하는 폐경락인 태연혈의 촌구와 땅에서 얻어진 음식을 섭취하는 위장의 인영혈에서 오장육부의 음양허실한열부침지삭활삽대소를 분석한다.

오행	5장, 6부	명칭	기맥의 모양	병증 또는 불편한 부위
木	간, 담낭	현맥(弦脈)	가늘고, 길고, 긴장감, 팽팽함, 미끄러움	눈, 근육, 간, 담낭, 긴장감,
火	심, 소장	구맥(鉤脈)	연하고, 말랑말랑, 콕콕찌르고, 약간의 활맥(滑脈)	수면, 혀, 어깨, 3.4.5 요추, 혈액 심장, 소장, 불안정감
土	비, 위장	홍맥(洪脈)	굵고, 넓고, 짧고, 완만함	살, 유방, 무릎, 입술, 췌장, 위장, 쭉 늘어짐,
金	폐, 대장	모맥(毛脈)	굵고, 넓고, 짧고, 푹퍼짐	배변, 가스참, 코, 피부, 직장, 항문, 푹퍼진 삶
水	신, 방광	석맥(石脈)	단단하고, 걸죽하고, 바둑돌과 같은 느낌이다.	소변, 혈액탁도, 허리, 안압, 아킬레스르건, 고집스러움
相火	심포장, 삼초부	상화맥(相火脈)	가늘고, 길고, 콕콕콕찌름	손, 가슴, 생명력, 저항력, 생기, 총기, 집중력

5장6부 기맥의 모양과 병증

4. 왕숙화 맥경

1) 부맥 : 들면 맥이 남고 누르면 맥이 부족하다.(손끝 아래에 떠 있다.)

2) 규맥 : 부대하면서 연하며 누르면 가운데가 비고 양쪽이 가득 차 있다.

　　(또는 손끝 에는 없고 양 가장자리에는 있다고 한다.)

3) 홍맥 : 극히 크고 손끝에 나타난다.

4) 활맥 : 맥의 오고감이 매끄럽고 삭맥과 비슷하다.(또는 浮하는 중에 힘이 있

　　는 것과 같다고 말하고 연연히 탈하려고 하는 것이라고 한다.)

5) 삭맥 : 맥의 오고 감이 빠르고 때로는 한번 멈추었다가 다시 오는 것이다.

6) 촉맥 : 맥의 오고감이 빠르고 때로는 한번 멈추었다가 다시 오는 것이다.

7) 현맥 : 가볍게 짚으면 맥이 없다가 누르면 활의 줄과 같다.

8) 긴맥 : 맥이 빠르고 마치 끈을 대는 것과 같다.

9) 침맥 : 손가락을 위로대면 부족하면서 누르면 유여하다.(한편 힘껏 누르면

　　맥이 만져진다고 한다.)

10) 복맥 : 손으로 힘껏 눌러서 뼈에까지 대야만 얻게 된다.(또는 손을 꼭 눌러

　　야만 비로소 박동한다고 말하고 또는 누르면 맥이 부족하게 나타나고 누

　　르면 없어진다고 한다.)

11) 혁맥 : 이는 침복한 맥과 비슷하다. 실하고 장하면서 약간 현하다.

　　(천금방에서는 혁을 '뢰'라고 했다.)

12) 실맥 : 맥이 길면서 약간 강하다. 누르면 훈훈히 손끝에 닿고 퍽퍽 뛴다.

　　(또는 부침에서 다 얻을 수 있다고 한다.)

13) 미맥 : 극히 가늘면서 연하거나 또는 끊어지려는 듯한 것이 있는 듯 없는

　　듯하다. (또는 누르면 끊어지려는 듯하다.)

14) 색맥 : 가늘면서 느린 것으로서 맥이 오고감이 어렵고 또한 흩어지면서 또

　　는 한번 멈추었다가 다시 온다.

15) 세맥 : 맥이 연한 것이 미맥보다 크다. 늘 맥이 나타나 있으나 가늘다.

16) 연맥 : 극히 연하면서 부세하다. (또는 맥을 누르면 없고 들면 남아 있다.

또는 작으면서도 연한 것으로서 연을 유라고도 하는데 유하고 일컬는 것은 솜옷이 물에 담겨 있 을 때 손을 가볍게 대면 얻을 수 있는 것과 같다.)

17) 약맥 : 극히 연하면서 침세하여 누르면 손끝에서 마치 끊어지려는 듯하다. (또는 누르면 얻을 수 있고 들면 없어진다.)

18) 허맥 : 맥이 지대하면서 연하고 누르면 맥의 힘이 부족하고 훈훈히 손 끝에 닿는다.

19) 산맥 : 맥이 대하면서 흩어진 것과 같다. 흩어지는 것은 기가 실하고 혈이 허하고 표증이 없는 것이다.

20) 완맥 : 맥의 오고감이 모드 느린 것이다. 지맥에 비해 조금 빠르다.

21) 지맥 : 한번 호흡하는 사이에 3회에 이르고, 오고감이 매우 느린 상태(또는 들면 맥의 힘이 부족하고 누르면 쇠하다. 또는 누르면 쇠하고 들면 없어진다.)

22) 결맥 : 맥의 오고 감이 느리고 때로는 한번 멈추는 것을 결양이라고 하며 처음에 올 때부터 멈추었다가 다시 올 때 약간 빨라지고 다시 돌아오지 못하고 들면 맥이 뛰는데 이를 결음이라고 한다.

23) 대맥 : 맥이 올 때 빠르다가 멈추고 돌아오지 않다가 다시 뛰는 것이다. 맥이 결한 것은 살고, 대한 것은 죽는다.

24) 동맥 : 이는 관부에서만 나타나기 때문에 첫 부분과 끝부분이 없고 크기가 콩알만 하며 짧게 뛴다.(상한론에 이르기를 음양이 상박하게 되면 동이라고 하는데 양이 동하면 땀이 나고 음이 동하면 열이 나고, 몸이 차지고 오한이 나며 관부에 삭맥이 나타나고 첫 부분과 끝부분이 없고 콩알만 한 크기이며 짧게 뛰는데 이를 동이라고 한다)

5. 맥진법의 유의 사항과 부정맥

3가지 부정맥의 종류

1분에 뛰는 맥박의 기준을 성인 맥박은 70~80회, 학생 맥박은 80~90회, 소아 맥박은 120회, 신생아 맥박은 120~140회 정도가 정상이다.

박동이 일정하지 못한 맥상을 부정맥이라 하는데 그 종류로 촉맥, 결맥, 대맥으로 분류할 수 있다.

- **촉맥** : 박동이 빠르고, 이따금 멎었다 다시 뛰는 부정맥
- **결맥** : 맥이 느리고, 완만, 불규칙하게 뛰다가 일시 정지하기도 하는 간헐성 맥
- **대맥** : 규칙적인 휴지가 있는데, 간헐시간이 비교적 길다.
- 맥박이 80박 이상이고, 염증과 열이 있고, 갈증이 심하다.

6. 기맥론의 이해

동양자연치유의 근본

소우주는 대우주와 운영체계가 동일하므로 사람의 몸을 이해하기 위해서는 우주의 원리에 대한 이해가 동양자연치유의 근본이다. 우주의 근본 삼아 자연의 원리와 이치를 적용하면 인체기맥 설명이 가능하다.

〈황제내경〉에는 자연현상의 기준이 되는 오행의 에너지(緩 散 固 緊 軟)를 표현하였으며, 부드러움은(緩)은 木이요. 흩어지고 발산되는 기운(散)은 火요, 견고하여 변함이 적고 중립을 지키는 기운(固)은 土요, 적당히 긴장시키고 억제하는 기운(緊)은 金이다. 그리고 유화되고 연하게 되어 기운(軟)은 水이다. 이를 다시 정리하자면 緩(목)은 부드럽다. 散(화)는 퍼진다. 固(토)는 단단하다. 緊(금)은 긴장시킨다. 軟(수)는 연하다.

7. 부위별 맥진법(分部法)

가장 확실한 진맥법_삼부구후법

〈황제내경〉소문(素問)의 삼부구후론에서 제시한 삼부구후법(三部九候法)은'머리, 손, 발의 삼부로 인체를 나누고, 그 삼부의 천, 지, 인 삼후가 있다'고 하여 머리의 맥박이 잘 뛰는 이마 옆, 뺨, 귀 앞 세 곳을 선택했다. 손에서는 폐경의 태연(泰然)자리와 대장경의 합곡(合谷)자리, 심경의 신문(神門) 자리를 택했으며, 발에서는 간경의 오리(五里), 비경의 기문(期門), 신경의 태계(太鷄) 등 세 곳을 보았다. 당시에는 남녀가 손을 잡을 수 없고 진맥시간이 많이 걸리며 복잡해 거의 쓰이지 않았다. 장중경이 쓴《상한론(像寒論)》에서 제시한 인영맥(人迎脈)에서는'목 앞의 총경동맥이 박동하는 곳이고, 부양맥(跳陽脈)은 발의 해계혈 아래 박동이며, 촌구맥(寸口脈)은 손목의 요골동맥 박동하는 곳'이라 했다. 이 세 곳을 택해 진맥했는데, 촌구맥(寸口脈)으로 오장육부를 살피고, 인영맥(人迎脈)과 부양맥(趺陽脈)은 촌구의 맥이 잘 나타나지 않을 때 보았다. 세 곳을 택해 보았기에 삼부진법이라 했다.《난경(蘭徑)》에서 제시된 독취촌구(獨取寸口)법이란 손목의 요골동맥만을 취하여 맥을 보는 방법이다. 이는 모두 장부의 기가 위에서 나와 폐경으로 모여 이곳에서 변화를 일으킨다고 보기 때문이다.

촌구(寸口)는 폐경맥의 도로이고, 폐는 천기를 흡입하여 모든 경에 배분하며, 해부학적으로 보아도 모든 피는 반드시 폐를 거치게 되어 있다. 또한 폐를 거친 피는 맑게 정화될 뿐만 아니라, 소화관에서 흡수한 영양소가 간을 경유해 피에 다량 함유된다.

기가 폐에 모여서 십이경으로 배분된다. 이러한 맥락에서 기구(氣口), 즉 촌구에 맥의 변화가 잘 나타나는 것으로 믿는다. 그럼 촌구맥의 발견과 유래에 대해 좀 더 구체적으로 살펴보기로 하자. 촌구라고 명명하게 된 이유는 이곳이 폐경의 경혈인 어제(魚際)에서 인접한 곳, 즉 1촌 관계처럼 가까운 곳에 있기 때문이다.

〈난경(蘭徑)〉이후 왕숙화는〈맥경(脈經)〉에서 삼부구후(三部九候)를 배속했는데, 경상돌기 앞쪽 돌출부를 관(關), 팔꿈치 쪽을 척(尺), 손바닥 쪽을 촌(寸)이라 하여 촌(寸)을 상부, 관(關)을 중부, 척(尺)을 하부로 정하고, 각부에 삼후를 대비시켰다. 즉, 부(浮 : 표면)를 천(天), 중(中: 약간 눌러서 느끼는 것)을 인(人), 침(沈:꾹 눌러서 느끼는 것)을 지(地)로 대비시켜 촌구맥에 삼부구후(三部九條)를 적용시켰다. 이렇듯 촌관척으로 분부하는 방법은 이미 난경에서 제시되어 있던 것이 그후 여러 의가들에 의해 다듬어지고 발전됐다. 그리하여 오늘날에도 변함없이 가장 확실한 진맥법으로 자리잡고 있는데 그 주요한 이유는 요골동맥부위의 피부가 얇아 맥상이 가장 잘 나타난다. 그리고 속에는 뼈가 있어 다른 조직들이 비교적 적고 질병에 대한 맥의 변화가 가장 잘 나타나기 때문이다.

8. 〈황제내경〉 인영, 촌구 기맥법

맥은 동양의학의 핵심

맥은 기가 흐르는 통로로서 천기와 지기의 조화를 살핀다. 그러면서 건강상태를 확인할 수 있는 동양의학의 핵심이다.

인류의 발생지인 4대 문명 발생지가 있듯 인체 역시 4관(상하좌우)이 있는데, 이를 골고루 살펴 저마다의 소질을 최대한 살려야 한다.

이와 같이 음과 양, 팔다리 4지의 건강 상태를 살필 수 있는 맥진법이 바로 〈황제내경〉 맥진법이다. 〈황제내경〉 맥진법은 천기인 우주의 기를 흡입하는 폐경락 중 태연혈(촌구맥)에서 음의 기운을 측정하고, 지기인 대자연의 기를 섭취하는 위장경락 중 인영혈(인영맥)에서 양의 기운을 측정한다.

〈황제내경〉 맥진법에 따라 5장6부의 음양허실한열을 살펴 조화와 균형을 맞춘다면 화평지인(和平知人)이 될 것이다.

〈황제내경〉 소문의 선명오기편에 '5장6부에 상응하는 맥상에서 肝脈은 현하고, 心脈은 순하고, 脾脈은 代하고, 肺脈은 毛하며, 腎脈은 石하다'라고 기록되어 있다.[96]

96) 황제내경 소문 −고문사 홍원식

1) 인영맥의 위치 (총경동맥)

인영맥은 땅의 기운이 결실된 먹을거리(곡기)를 섭취하여 생긴 에너지를 측정하는 부위이며 119소방대원들이 응급시에 체크하는 부위이다. 위장경락의 인영

맥의 생성도

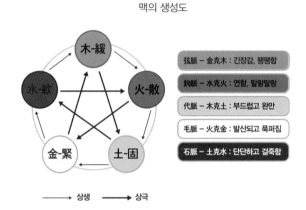

혈을 말하며, 목젖 부위에 불거져 나와 있는 곳의 양쪽 부위에서 측정할 수 있다.

2) 촌구맥의 위치 (요골동맥)

촌구맥은 하늘의 기운이 결실된 공기를 잘 마시는지를 측정하는 부위이다. 폐경락의 태연혈을 말하며, 손목의 요골부위에서 측정이 가능하다.

3) 음양에 따른 증상

사람은 배꼽을 중심으로 상하좌우가 있어 이것을 음양으로 구분하며, 상체로 가는 기혈의 흐름의 양은 인영에서 측정한다. 그리고 하체로 가는 기혈의 흐름의 양은 촌구에서 측정한다.

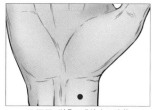
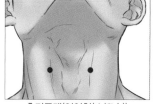

요골동맥(촌구혈(寸口穴))　　　　　총경동맥(인영혈(人迎穴))

구분	음허 양강	양허 음강
맥상과 크기	태연혈(손목) 맥이 약하다	인영혈(목)의 맥이 약하다
장부와의 관계	5장의 기운이 부족하고 5장에 질병이 있다	6부의 기운이 부족하고 6부에 질병이 있다.
장, 부	간, 심, 비, 폐, 신, 심포	담낭, 소장, 위장, 대장, 방광, 삼초
증상	하체의 힘이 늘 부족	뇌에 기혈 공급이 부족
	(뇌에 과산소 상태로 머리가 맑지 못하다.)	(뇌에 산소가 부족해서 기억력이 없다.)
	오래 서있으면 너무 힘들다.	기억력이 점점 떨어진다.
	다리가 붓는다.	얼굴이 붓는다
	생각이 복잡해진다.	생각이 점점 단순해진다.
	점점 야윈다.	점점 살이 친다(비만)
	뇌출혈주의	뇌일혈과 치매주의
청소년과 수험생	기억력이 좋아 학습효과가 좋다.	머리로 하는 공부보단 몸으로 움직이는 운동에 관심
음양 식사법	인삼, 꿀, 녹용, 영지는 피한다.	인삼, 꿀, 영지, 녹용이 좋다.

4) 인체파동이 명확하지 않은 경우

인체 파동은 건강한 경우 아침, 점심, 저녁, 밤 등의 시간 변화뿐만 아니라 봄, 여름, 가을, 겨울 4계절마다 특유의 파동을 갖게 된다. 다음의 7가지는 인체 생명의 흐름이 손상되거나 억제된 경우 인체 파동은 명확성이 떨어져 기맥분석의 정확도가 저하된다.

1) 신경정신과약, 마약 등 기타 장기적인 약물복용이 있을 경우

2) 고혈압, 당뇨약, 심장약, 피임약, 영양제를 장기 복용한 경우

3) 심한 운동이나 노동 직후

4) 심한 감정의 동요가 있을 경우

5) 과식, 기아 중일 경우

6) 절단 수술이 있을 경우

7) 병이 없거나 병이 약할 때

2. 인체파동 감지법(5장6부 맥진법)[97]

〈황제내경〉 '영추 사기장부병형편(邪氣臟腑病形篇) 제4법시'에서는 맥에 관한 다양한 내용들을 기술하고 있다. 이를 통해 보더라도 인체 파동, 즉 맥은 오래 전부터 선인들이 건강을 측정하는 방법으로 사용된 훌륭한 도구였다. 현대사회에서도 스스로 자신의 인체 파동을 정확히 분별하여 생활습관과 식생활에 적용한다면 건강을 증진하는데 크게 기여할 것으로 보인다. 건강에 관심이 있는 사람들은 누구나 깊게 숙지하여 공유의 도구로서 사용되어지길 기대한다.

안색(顏色)을 살펴서 진단할 수 있는 의사를 명(明)이라 한다.
촌구(寸口)의 맥을 짚어서 진단할 수 있는 의사를 신(神)이라 한다.
팔(腕)의 척(尺)의 피부상태를 조사하여 진단할 수 있는 의사를 공(工)이라 한다.
명(明), 신(神), 공(工)의 의사가 쓰는 망진(望診), 맥진(脈診)에 대한 내용을 간추리면 다음과 같다.

환자의 안색과 촌구의 맥상과 하완의 피부에 나타나는 변화는 상응하는 규정이 있다. 이 관계는 북과 북채와 같이 치면 곧 울리고, 초목의 뿌리와 잎의 관계와 같아서, 뿌리가 죽으면 잎도 당연히 시들게 되는 것은 두말 할 나위가 없다.

97) 황제내경 소문, 황제내경 영추 −고문사 홍원식

얼굴의 일정한 부위에 청색(靑色)이 나타나는 사람의 맥(脈)은 팽팽한 활시위 같은 현맥(弦脈)이다. 적색(赤色)이 나타나는 사람의 맥은 갑자기 나타나서 살며시 사라지는 구맥(鉤脈)이다.

황색(黃色)이 나타나는 사람의 맥은 부드럽고 완만한 대맥(代脈)이다.

백색(白色)이 나타나는 사람의 맥은 가볍게 뜬 모맥(毛脈)이다.

흑색(黑色)이 나타나는 사람의 맥은, 수중에 가라앉은 돌을 만지는 것 같이 단단한 석맥(石脈)이다.[98]

색(色)과 맥(脈)이 일치하지 않고 그 불일치가 상극관계(相剋關係)가 되면 이는 청색(靑色)일 때 모맥(毛脈)이 나타나는 것과 같은 경우인데, 이는 사맥(死脈)이다. 만약 그 불일치가 상생관계라면 이는 청색(靑色)에 대해 구맥(鉤脈)이 나타나는 것과 같은 경우이다. 이때는 병이 낫는다. 문헌적 근거를 토대로 인체 파동의 생성원리를 정리하면 다음과 같은 5가지로 정리한다.

1) 현맥(弦脈)

활줄과 같은 맥(현맥) : 인영의 맥의 크기가 촌구보다 2배 크면 병이 담낭에 있고 촌구맥의 크기가 인영보다 2배 크면 병이 간에 있다.

이것을 오행으로 설명하면 긴장시키는 금기 기운이 넘쳐서 간의 부드러운 기운을 억압하여 생긴 것이다. 금기는 과도하여 넘치면 금극목하여 목으로 가는 것은 자연불변의 원칙이다. 그래서 소우주인 인체에서도 폐대장의 기운이 과도하면 그 상대가 되는 목, 즉 간담의 기운이 허약해지게 된다. 그래서 우리는 서늘하고 딱딱하고 긴장감 있는 금기의 기운을 손으로 만져 알 수 있는 것이다.

현맥은 첫째, 곧고 가느다랗다. 둘째, 길고 가늘다. 셋째, 팽팽하고 긴장되고 늘어난다. 넷째, 다소 미끄럽다. 이것을 옛날 사람들은 활시위를 당겨 팽팽하게 긴장된 것과 같다고 해서 활줄현(弦)을 사용하여 현맥(弦脈)이라 칭했다.

98) 황제내경 영추 사기장부 병형편(邪氣臟腑病形篇) 제4 법시

이런 맥에는 당연이 시거나 고소한 음식을 먹어 산을 잘 나오게 하여 몸을 이완시키면 그에 따른 육체적, 정신적 증상이 모두 없어진다.

서커스하는 사람들이 식초를 먹는다는 말은 타당하다. 몸을 부드럽게 하고 이완시키기 위해서는 신맛의 음식이 필요하다. 식사 전에는 산이 나오도록 유도하기 위해 와인 등 신맛의 음식을 섭취해야 하며, 목소리가 잘나오게 하기 위해서 달걀을 많이 섭취해야 할 필요가 있다. 고소한 달걀의 맛은 간담에 영양분을 주고 간담이 좋아지면 그것이 지배하는 부위인 목에 힘에 생겨 목소리가 좋아지는 것이다.

아지랑이 피어오르는 봄날에는 나무와 같은 식물에 부드러운 기운이 왕성해진다. 자연이 완만해지고 풀어지니 소우주인 인체도 그것에 적응하기 위하여 산을 많이 필요하게 된다. 인체에서 산이 안 나오면 간담이 바빠질 것이고, 우리는 그것을 돕기 위하여 신 음식을 먹어 야 한다. 여름철 산이 풍부한 오이냉채가 몸에 좋은 것도 이와 같은 이유 때문이다.

2) 구맥(鉤脈)

꼭꼭 찌르는 맥(구맥)은 인영이 촌구의 맥력보다 3배 크면 병이 소장에 있고, 촌구의 맥력이 인영보다 3배 크면 병이 심장에 있다.

수기는 과도해 넘치면 수극화되는 것이 자연불변의 원칙이다. 그래서 소우주인 인체도 신·방광의 기운이 과도하면 그 상대되는 화, 즉 심·소장의 기운이 허약해지게 된다. 그래서 수기의 말랑말랑하게 하는 기운을 우리는 손으로 만져 알 수 있다. 즉 구맥은 수극화했으므로 수기의 연한 기운을 느끼게 되는 것이다.

혈관 속의 피가 말랑말랑한 것이 지나치면 밖에서는 급하게 흐르는 것이 마치 콕콕 찌르는 것과 같다. 또 터질 듯 느껴지는 것은 피의 순환이 너무 급하고 빠르다는 말이다. 그래서 구맥(鉤脈)은 마치 피부 속에서 밖을 향하여 날카로운 끌로 콕콕 찌르는 것과 같다하여 끌구(鉤)를 써서 구맥(鉤脈)이라 불렸다. 〈동의보감〉

에서는 강하게 오고 힘없이 간다고 표현했다.

이런 맥은 당연히 쓰거나 불내나는 맛을 먹어 심장을 영양하면 그에 따른 육체적·정신적 증상이 모두 없어지는 것이다.

심장병환자가 심장 박동수가 높아져 헉헉거리는데 소금 같은 짠 음식을 먹으면 얼음이 녹아 흐르듯 피의 90%인 물이 뭉치는 힘이 없어진다. 그래서 숨이 가빠지고 순환이 빨라지므로 심장병환자한테는 소금이 독이 된다.

한여름 뙤약볕은 심장을 달구어 피의 흐름을 빠르게 한다. 당연히 심장병환자한테는 더욱 힘든 계절이 된다. 그들에게 한여름은 울화통이 치미는 계절이다.

3) 대맥(代脈)

물처럼 퍼진 맥(홍맥) : 인영의 경우, 맥의 크기가 촌구보다 4배 크면 병이 위장에 있고 촌구 맥의 크기가 인영보다 4배 크면 병이 비장에 있다.

부드럽게 하고 완만하게 하는 목기의 기운이 넘쳐서 목극토하여 위장의 기운이 지나치게 항진 되어 생긴 것이다. 목기는 과도해 넘치면 목극토하여 토(土)로 가는 것은 자연불변의 이치이다. 그래서 소우주인 인체도 간·담의 기운이 과도하면 그 상대되는 토(土), 즉 비위장의 기운이 허약해진다. 이래서 목기의 부드럽고 완만한 기운을 우리는 손으로 만져 알 수 있다.

즉, 홍맥은 목극토했으니 목이 부드럽고 완만한 기운을 느껴 맥이 완만하고, 푹 퍼지며 퍼진 것이 물이 퍼진 것과 같다 하여 물수(水)변에 넓을 홍자를 사용해 옛날 책에는 홍(洪)맥, 대맥(代脈)이라 하였다.

몸에서 산이 많이 나와 맥도 퍼지고 몸도 마음도 퍼져 있는데 소화가 잘 되는 포도주, 오렌지, 빵 등 부드러운 음식을 먹으면 몸이 더욱 퍼져 그에 따른 육체적, 정신적 증상이 따라오는 것은 당연하다. 당연이 단맛의 음식을 먹어 혈관의 당도를 높이고 위장의 기운을 강화시켜야 한다. 위장의 기운이 강화되어 단맛 기운이 더 필요하지 않게 되면 불필요한 식욕은 억제된다. 식사가 끝난 후 디저트 음식으로 아이스크림 등 단맛의 음식을 먹는 이유가 여기에 있다.

장마철 습기는 산이 많이 배출돼 몸에 습기가 많이 나오는 홍대맥이 발현되는 경우 더욱 힘든 계절이 될 수 있다.

4) 모맥(毛脈)

솜같이 부드러운 맥(모맥) : 인영이 촌구의 맥보다 4배 크면 병이 대장에 있고 촌구의 맥력이 인영보다 4배 크면 병이 폐에 있다.

화기의 불처럼 확 퍼지는 기운이 넘쳐서 화극금하여 대장의 기운을 억압하여 병이 생긴 것이다. 화기(火氣)가 과도하여 넘치면 화극금하여 금(金)로 가는 것은 자연의 원칙이다. 그래서 소우주인 인체도 심·소장의 기운이 과도하면 그 상대 되는 금, 즉 폐·대장의 기운이 허해진다. 이래서 화기의 기운을 우리는 손으로 만 져 알 수 있으며 모맥은 화극금했으니 화의 불처럼 산화하여 퍼지는 기운을 느껴 솜같이 부드럽다. 그러니 혈관과 살의 경계의 골이 없어 완만하다. 그래서 솜을 만지는 것과 같다하여 옛날 책에는 모맥(毛脈)이라 했다.

〈동의보감〉에는 흩어지는 특징을 보인다고 했다.

불 같은 기운의 영향을 받아 너무 퍼지기만 하고 오그라드는 힘이 부족하다. 그 러므로 대장의 힘이 없어 설사를 하고 폐대장이 지배하는 부위인 피부에 탄력이 없어져 각종 피부병에 시달리는 것이다. 이 경우 쓴 커피는 해롭다. 커피가 자극 적이고 카페인이 많이 나와 해로운 것이 아니라 불처럼 퍼지는 기운 때문에 그에 따른 육체적 증상, 정신적 증상이 생긴 것이다.

당연이 몸을 긴장시키는 매운 음식을 먹어 장도 피부도 적당히 긴장시켜 탄력 을 유지해야 한다.

가을철 서늘한 기운은 피부를 건조하게 하고 불에 타버려 습기가 보충되지 않 는 폐가 약한 사람에게는 힘든 계절이다. 가을은 얼큰한 매운탕이 제격이다.

5) 석맥(石脈)

돌 같이 딱딱한 맥(석맥) : 인영이 촌구의 맥보다 3배 크면 병이 방광에 있고, 촌구의 맥이 인영보다 3배 크면 병이 신장에 있다.

토기의 끈적끈적하고 뭉쳐서 고정시키는 기운이 과도하여 신방광의 수기를 억압하여 생긴 것이다. 토기가 과도하여 넘치면 토극수하여 수로 가는 것은 자연의 원칙이다. 그래서 소우주인 인체도 비위장의 기운이 과도하면 그 상반되는 수, 즉 신·방광이 허약해지게 된다. 이래서 토기의 뭉치는 기운을 우리는 손으로 만져 알 수 있는 것이다.

석맥은 흐르는 혈관의 피가 걸쭉하게 느껴진다. 피가 걸쭉하니 단단하고, 단단한 것이 심해지면 마치 바둑돌을 만지는 것과 같다. 〈동의보감〉에는 맥이 잠겨서 세게 치는 특징이 있다고 했다.

방광이 말랑말랑하지 않아 수축이완이 곤란하여 오줌을 오래 저장해둘 수 없거나 배설이 시원치 않으면 몸이 붓는 것은 당연하다. 수축이완이 원활하지 않다는 것은 신진대사가 잘 안 된다고 할 수 있다. 신진대사가 안 되는 사람이 신·방광이 허약해서 짠 음식을 먹으면 몸속 자율신경이 짠맛의 농도를 희석시키기 위해 물을 찾게 된다. 그러면 마신 물만큼 붓는 것은 당연하다. 그러나 곧 신장과 방광이 제 역할을 하게 되고 따라서 신진대사도 원활해지면 붓는 증상이 없어진다. 이때에는 짠 맛의 음식으로 신장과 방광을 영양하는 것과 병행하여 신진대사를 원활하기 위해 운동을 하는 것이 더 좋다. 이때 소변이 힘들고 몸이 까맣게 콩처럼 쪼그라드는데 아무리 좋은 꿀을 먹어도 이럼 사람에게는 극약이 된다.

추운 겨울을 지나기 위해 우리는 김장을 짜게 담가야 하는 것으로 알고 있다. 얼음을 녹일 때 소금을 뿌리고 한겨울 꽁꽁 얼어붙은 몸을 녹여 피를 잘 흐르게 하는 것도 짠맛이다. 감옥에서는 콩밥을 먹어야 심장이 자극을 받아 몸에서 열이 나서 한기를 극복할 수 있는 것이다. 지나치면 심장으로 인하여 울화통이 치미는 현상이 나타난다는 사실도 생각해야 한다.

6) 상화맥(相火脈)

변절기와 같은 맥(상화맥): 인영이 촌구의 맥보다 2배 크면 병이 삼초에 있고 촌구의 맥이 인영보다 2배 크면 병이 심포에 있다.

상화 맥은 금기의 긴장시키는 기운도, 수기의 연하게 하는 기운도 동시에 가지고 있다. 즉 수극화하고 금극목하여 생긴 맥이므로 현맥과 같이 가늘고, 길다. 그리고 구맥과 같이 연하고 말랑말랑하기도 하다.

심포장과 삼초부는 상화의 기운인데 각 계절과 계절 사이에는 변화의 기운이 흐른다. 봄에서 여름으로 갈 때는 쓴음식으로 심·소장을 영향하여 그 변화를 준비해야 한다. 여름에서 장하(늦여름)로 지날 때는 단맛의 음식으로 비·위장을 영향하고, 장하에서 가을을 맞이할 때는 매운맛으로 폐·대장을 영향하고, 가을에서 겨울을 지날 때는 짠맛으로 신·방광을 영향해서 월동준비를 한다. 이렇듯 각 계절 사이에 각기 해당하는 맛을 섭취하면 또 다른 상화의 기운을 섭취하는 의미가 있는 것이다. 즉, 상화는 독립적으로 존재하는 것보다 다른 것과 섞여 있는 것이 좋다. 그래서 자연은 아주 바쁘거나 아주 좋은 음식을 우리에게 선물하기보다 서로 다른 음식끼리 상호보완하고 보충하는 음식으로 이루어져 있다는 사실을 이해했으면 한다.

14

양자의학

관찰자효과, 플랙탈 이론, 비국소성

관찰자 효과는 우리의 의식과 영혼이 우리 안에 국한되어 있는 것이 아니라,
우주와 연결되어 있고, 보이지 않는 정보들과 연결되어 있어, 믿음 안에
임하게 되면 모두 성취되고 본래의 모습으로 회복되기도 한다.

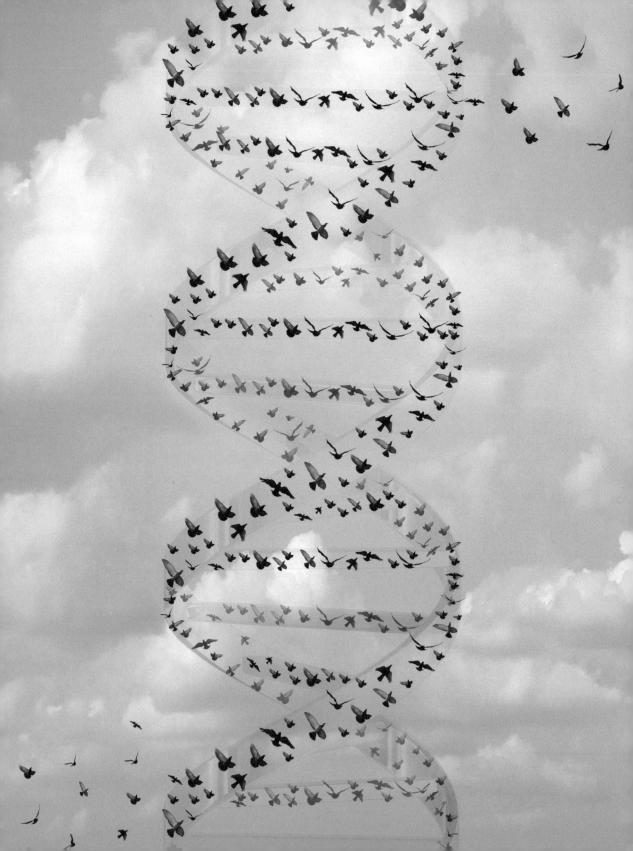

1. 관찰자 효과

한 알의 모래알 속에서 우주를 보고,
한 순간 한 순간 영원을 간직하라.
　　　　– 윌리엄 브래이커 –

먼저 필자는 물리학자나 과학자가 아니다. 단지, 자연치유에 관심을 갖고 다양한 학문을 연구·경험하고 있다. 그 과정에서 양자의학이 주장하는 내용과 일치하는 부분이 매우 많아 여기에서 양자의학이라는 용어를 빌려 경험을 다루고자 한다. 그리고 필자는 이에 대해 옳다 그르다 논쟁의 의도를 전혀 갖고 있지 않다는 점을 밝힌다.

초등학교에서 1학기 초가 되면 진급하거나 입학하는 각양각색의 아이들로 한 반이 구성된다. 그러다가 시간이 흐르면서 담임선생님의 교육과 사랑이 전해져 어느새 대부분의 아이들이 선생님을 닮아가는 모습을 보게 된다. 담임선생님의 에너지가 전달된 결과라고 볼 수 있다. 이렇게 닮아가는 힘은 어디에서 오는 것일까?

관찰자 효과(observer effect)를 살펴보자.

어떤 한 남자가 "이 컵으로 커피를 마시는 모든 사람을 건강하게 해주세요"라고 기도를 하고 그 컵을 포장해 가난한 친구에게 보냈다. 이 컵을 받은 친구는 미국에 유학 중인 친구인데 경제적으로 넉넉지 않아 가격이 저렴한 커피를 마시고 있었다. 미국 친구는 보내온 컵으로 커피를 마시면 다른 컵과는 달리 커피 맛이 달라지는 체험을 했다. 그런데 이게 단순한 개인의 착각이 아니었다. 이 컵을 실험실에 분석을 의뢰했더니 정말로 그 컵에 커피를 부으면, 노화방지 물질의 농도가 향상됐다고 한다. 그래서 그 컵 말고 다른 컵에도 같은 방식으로 기도하며 커피를 마셨는데 똑같은 효과가 발생했다고 한다. 기도가 반복될수록 효과는 더욱 빨리 강력하게 나타났다.

1년 후 더 놀라운 현상이 일어났다. 기도를 한 컵과 같은 공간에 있던 다른 컵으로 커피를 마셔도 똑같은 효과가 나타났다. 방 안 전체에 그 컵의 에너지가 퍼진 것이다. 말도 안 되는 동화 같은 이 이야기는 미국 스탠퍼드대학교의 양자 물리학자 윌리엄 틸러 박사(William Tiller)가 실제 실험한 결과이다.

통계학적으로 동전을 던지면 앞면과 뒷면이 나올 확률이 각각 50:50이다. 그런데 동전을 던지면서 자신이 원하는 앞면만을 반복해서 원할 경우 그 확률은 60%, 70%, 80%까지 높아진다. 이것이 관찰자효과의 한 부분이다.

자연치유 상담 시 이 관찰자효과도 그대로 적용될 수 있다. 상담 후 건강해질 것이라는 믿음을 갖게 되면 그렇지 않은 경우보다 훨씬 더 건강도가 변화됨을 보게 되는 것이다. 건강정보가 너무 많은 이들은 되레 중심을 놓치게 되어 건강 정도가 낮아지는 경우를 보게 된다.

우리는 말과 몸짓을 통해 온갖 정보를 주고받는다. 하루에도 수없이 많은 정보는 에너지 파동을 만들어 그대로 우리에게 영향을 미친다. 관찰자 효과는 우리의 의식과 영혼이 우리 안에 국한되어 있는 것이 아니라, 우주와 연결이 되어 있다. 즉, 보이지 않은 정보들과 연결되어 있어, 믿음 안에 임하게 되면 모두 성취되고 본래의 모습으로 회복하기도 한다.

2. 플랙탈 이론

가족력을 갖는 생활습관성 질환

자연을 인지하다 보면 하나의 패턴이 계속 반복되는 경우를 보게 된다. 일반적으로 생활습관성 질환을 보면 가족력을 갖게 되는데 이와 같은 경우이다. 형상체질학적으로 가족 중에 비·위장이 약한 체질로 저혈당이 반복되다 어느 때가 되면 고혈당에 노출되고, 저혈압으로 살아가다 더는 저혈압으로 인체 관리가 어렵겠다는 판단이 서면 인체가 스스로 혈압을 상승시키게 된다. 심장성 혈압으로 인한 예라고 여겨지는데 가족 중 체질적으로 심장이 약한 경우 이러한 패턴은 지속된다.

'비디오 피드백(Video Feedback)'. 이것은 텔레비전에 연결된 카메라로 텔레비전 화면을 촬영하면 화면 속에 끝없는 화면들의 터널이 반복되어 나타나는 것을 말한다. 어릴 적 과학시간에도 양면거울 앞에 놓인 물체가 거울의 사이를 좁힐수록 많아지게 보이는 실험을 한 적이 있다. 이러한 현상들은 프랙탈 기하학(Fractal Geometry)의 특성을 알려주는 단적인 예이다. 주위를 둘러보면 우리는 그것들을 수없이 관찰할 수 있다. 나뭇가지는 한 그루의 나무와 닮았으며, 돌은 산을 닮았고 파도는 해안선을 닮았다. 인체의 생리주기를 프랙탈 구조로 설명하는 과학자의 이론이 있다. 누구나 한 번쯤은 들어봤을 법한 카오스 이론[99], 나비효과[100] 등을 설명할 때도 프랙탈 구조 현상이 등장하곤 한다. 플랙탈 이론은 1975년 만델브로트가 처음 사용한 용어인데, 그 이전에도 많은 관심을 가졌던 부분이기도 하다.

프랙탈 이론의 예를 들어보자.

첫째, 칸토어 집합(Cantor set)이다. 연속성의 의미를 탐구하던 독일 수학자 모리츠 칸토어는 1883년 수학적으로 칸토어 집합을 연구했다. 선을 하나 그리고, 1/3에 해당하는 한 가운데 부분을 제거한 후, 남은 선분에 대해 같은 과정을 무한히 반복했다. 길이나 내부가 없으며, 서로 분리된 점들로만 이루어져 있는데도 불

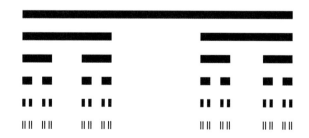

칸토어 집합(Cantor Set)

99) 카오스이론(chaos theory)─ 겉으로 보기에는 불안정하고 불규칙적으로 보이면서도 나름대로 질서와 규칙성을 지니고 있는 현상들을 설명하려는 이론이다. 이는 작은 변화가 예측할 수 없는 엄청난 결과를 낳는 것처럼 안정적으로 보이면서도 안정적이지 않고, 안정적이지 않은 것처럼 보이면서도 안정적인 여러 현상을 설명하려는 이론이다. 「두산세계대백과사전」

100) 나비효과(butterfly effect)─ 기상관측한 데이터를 통해 처음 이야기된 효과로, 어떤 일이 시작될 때 있었던 아주 작은 양의 차이가 결과에서는 매우 큰 차이를 만들 수 있다는 이론이다. 이 개념은 후에 카오스 이론의 토대가 되었다. 「두산세계대백과사전」

구하고 셀 수가 없다. 무한히 분할 가능하지만 완전히 불연속적인 집합이라고 할 수 있다.

두 번째로는 코흐곡선(Koch-Curve)을 들 수 있다. 이것 역시 수학의 곡선으로 가장 처음에 나온 프랙탈 도형 중 하나이다. 1904년 스웨덴의 수학자 헬게 폰 코흐의 논문에 처음 등장하면서 명칭이 알려졌다. 아래 그림에서와 같이 1단계에서부터 무한히 반복되며 완성되는 곡선은 유한한 면적 속에 있으면서도 그 길이는 무한하며, 부드러움이 없다. 특정 각도로 이 곡선을 자르면, 칸토어 집합이 무한이 들어 있는 것을 볼 수 있으며, 현대 과학에서는 해안선이나 동맥 같은 실제 세계의 형태를 나타내는 이상적인 모형으로 이 코흐 곡선이 밑바탕이 되고 있다.

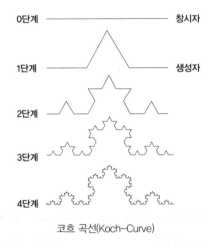

코흐 곡선(Koch-Curve)

마지막으로 시에르핀스키 삼각형이다. 1916년, 폴란드의 수학자 바츨라프 시에르핀스키는 자신의 프랙탈을 도입했다. 이것은 완전히 채워진 정삼각형에서 시작되며, 4개의 정삼각형으로 분할한 다음 한가운데 있는 정삼각형을 제거해 구멍을 남기고, 남아 있는 세 삼각형도 똑같은 방식으로 분할하는 과정을 반복한다. 이 형태는 정사각형, 정오각형을 비롯해 어떠한 정다면체에 대해서도 성립하며 원에 대해서도 마찬가지다. 이것은 순수 수학의 영역에 속하지만, 조개껍데기와 같은 자연의 형태에서도 아주 유사한 패턴들을 발견할 수 있다. 이 외에도 만델브로트 집합, 줄리아 집합 등 수학자와 과학자들에 의해 연구된 다양한 프랙탈 기하학 관련 이론들이 있다.

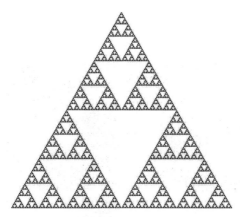

시에르핀스키삼각형(Sierpinski Gasket)

3. 감자 플랙탈

보라감자꽃은 보라감자, 하얀자꽃은 하얀감자

감자꽃은 보라감자꽃과 하얀감자꽃으로 분류된다. 그런데 놀랍게도 보라감자꽃에는 반드시 보라감자가 열리고, 하얀감자꽃이 핀 곳에는 반드시 하얀감자가 열리게 된다. 때문에 감자의 열매를 알려면 꽃 색깔만 알면 정확히 알 수 있다. 일제강점기에 권태응 시인이 쓴 '감자꽃'이라는 동시가 있었다. 그 내용을 감상해 보자.

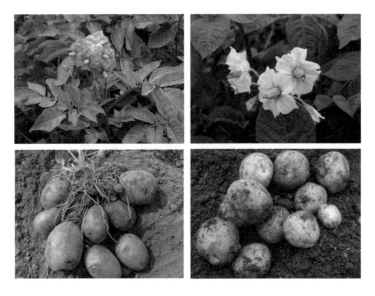

감자꽃

권태응

자주 꽃 핀 건 자주 감자.
파 보나 마나 자주 감자.

하얀 꽃 핀 건 하얀 감자.
파 보나 마나 하얀 감자.

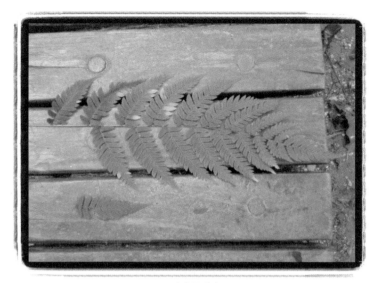

고사리 플랙탈

고사리를 보면 고사리 큰 줄기의 모양과 큰 줄기에서 잘라낸 작은 한 잎은 같고, 그 작은 것에서 하나를 떼어낸 것은 같은 패턴을 하고 있다.

자연치유에서 이러한 프랙탈 이론을 적용 했을 때 촌구와 인영에서 주된 에너지를 파악하면 그 에너지는 생각이나 근육, 분비물이 일치함을 보게 된다.

예로서 촌구와 인영의 기맥이 긴장성이 큰 현맥(弦脈)이 발현된다면 모든 생각이 긴장되어 민감성이 극에 달하게 된다. 그리하여 작은 자극에도 소리를 지르거나 격노하여 흥분하게 된다. 더불어 근육은 긴장성이 크게 되어 눈꼬리가 올라가고, 측두근의 긴장으로 편두통이 발생한다. 생식기 근육도 긴장되어 음부가 가렵거나 따끔거리는 음부소양위축증이 수반된 것이다. 대변 시에도 항문 괄약근이 긴장해 통로가 좁아지므로 가늘고 긴 변을 보게 된다.

양자의학을 빌어 자연치유를 이야기하는 이유가 바로 여기에 있다. 에너지 상태가 어떤가에 따라 개인마다 육체적·정신적·물리적 증상들이 다르다는 것이다.

4. 인체 기맥과 배변

오행	5장, 6부	명칭	기맥의 모양	배변 모양
木	간, 담낭	현맥(弦脈)	가늘고, 길고, 긴장감, 팽팽함, 미끄러움	장근육 약화로 가늘고 긴변
火	심, 소장	구맥(鉤脈)	연하고, 말랑말랑, 콕콕찌르고, 약간의 활맥(滑脈)	말랑말랑한 모양(염소 똥 모양) 여성의 경우 생리시 구맥변 발현
土	비, 위장	홍맥(洪脈)	굵고, 넓고, 짧고, 완만함	변이 풀어져 변기 아래 가라 앉는 변
金	폐, 대장	모맥(毛脈)	굵고, 넓고, 짧고, 푹 퍼짐	변이 푹 퍼져 물위에 뜸, 설사
水	신, 방광	석맥(石脈)	단단하고, 걸죽하고, 바둑돌과 같은 느낌이다.	단단하고 굵고 검은변, 냄새 지독
相火	심포장 삼초부	상화맥(相火脈)	가늘고, 길고, 콕콕콕찌름	다양한 모양, 설사, 변비 교차

5장 6부의 명칭과 기맥 모양

5. 비국소성원리

세상은 부분이 아니라 전체성을 갖는다.

여러분이 지금 집안에 여러 명의 가족과 함께 있다고 가정해 보자.

가족들이 살을 맞대고 있지 않다면 붙어 있는 것은 아니다. 그러나 생각의 틀을 넓혀보자.

한 집 안에 있다고 생각하면 같이 있는 것이고, 더 확장해 같은 아파트라고 생각하면 더 가까이 있는 것이다. 또 시나 도의 개념으로 본다면 붙어있는 것이고 대한민국, 아시아, 지구, 우주라는 개념으로 본다면, 이는 아주 찰싹 붙어 있다고 볼 수 있는 현상이다.

비국소성원리는 세상의 모든 것들이 부분이 아니라 전체성을 갖고 있다는 의

미다. 때문에 아주 가까이 있거나 멀리 있거나 관계없이 정보를 주고받을 수 있다는 개념이기도 하다.

예로 핸드폰을 간단히 설명하여 보자.

핸드폰으로 전화를 할 때 전화번호를 눌러 신호가 떨어지는 순간, 기지국의 정보를 통해 상대방의 핸드폰을 찾아 신호를 보내게 된다. 이후 두 대의 전화기가 연결되어 데이터를 주고받는다. 핸드폰은 디지털 신호를 아날로그로 변조하여 기지국까지 전송하게 되며, 그 후 기지국에서는 그 신호를 디지털로 변화하여 광케이블을 통해 통신사로 들어가게 된다. 통신사에서 다시 기지국으로 보내고, 그 신호는 상대방의 전화기까지 가게 된다. 복잡해 보이지만 번호를 누르자마자 모든 것이 순식간에 연결이 된다. 이렇게 해서 두 단말기는 커뮤니케이션이 이뤄지는 것이다.

우리는 보통 시각, 청각, 후각, 미각, 촉각 등과 같은 오감으로 확인이 가능한 것만 믿으려한다. 그러나 일상에서 보이지 않는 많은 것들이 매우 유용하게 사용되는 경우가 많다. 전기나 주파수(라디오, 핸드폰, TV 등)는 눈으로 볼 수 없고, 맛볼 수 없으며, 냄새를 맡거나 소리를 통해 들을 수 없다 하지만 우리는 실생활에서 아주 유용하게 사용하고 있다.

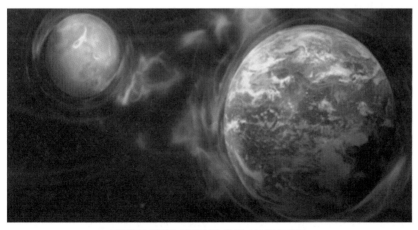

비국소성 물체와 물체의 관계성을 보여주고 있다.

비국소성원리는 세상의 모든 것이 서로 연결되어 있고, 그 연결성에 의해 우연하게 여겨지는 많은 일들이 필연적으로 진행된다는 의미다. 동양의학에서 목성의 기운이 담긴 목기가 간과 쓸개라고 설명하는데 이 역시도 비국소성원리에 의해 설명이 가능한 부분이다.

우주의 목기는 목성인 주피터에서 발생되어 소우주인 간과 쓸개에 영향을 주게 되며, 미립우주적으로는 목기에 해당되는 신맛, 푸른색, 부드러운 에너지와 공명된다, 때문에 간과 쓸개의 기능이 약하거나 에너지가 부족한 경우 이와 공명할 수 있는 각각의 것들을 보거나, 듣거나, 맡거나, 먹거나, 생각하는 것만으로도 큰 변화를 가져올 수 있다는 것이다.

비국성 원리를 적용해 타 지역에 사는 자녀들의 건강 정도와 마음상태를 파악하여 공명에너지를 송신해 자녀의 무의식을 자극하면 치유할 수 있다.

비국소성의 원리를 덧붙여 설명하면 이렇다.
'A'라는 사람의 집단무의식이 우주 공간의 집단무의식과 연결되고, 이는 다시 'B'라는 사람의 집단무의식과 연결되어 일어나는 현상이다.

개인의 집단무의식을 '핸드폰'이라고 할 경우 우주 공간의 집단무의식을 '기지국이나 통신사'의 역할로 보면 이해가 될 것이다.

특정한 번호를 누르면 그 사람과 연결되어 통화를 할 수 있듯, 연습을 통하면 어느 곳에 있든지 다른 사람의 상태를 알 수가 있다.

비국소성원리를 적용하면 대리자 검사 및 원격검사가 가능하다.
대리자 검사는 유아나 아이들, 언어소통이 안 되는 사람, 의식이 없는 혼수상태 등의 증상이 있는 사람들을 검사하는데 사용하고 있다.

원격검사는 멀리 있는 경우든지, 병원에 입원해 거동이 불편한 환자들에게 사용되고 있다. 기존 의학의 개념이나 우리가 가진 생각으로는 받아들이기가 힘든 내용이다. 하지만 우리가 보지 못하기 때문에, 느끼지 못하기 때문에 믿지 못한다는 것은 잘못된 생각이다. 내가 사용하고 있는 핸드폰이나 라디오, TV, 전기, 무선 인터넷 등 대부분의 작동원리를 우리는 보거나 느끼지 못한다. 하지만 분명히 존재하고 있다.

우리 인체는 너무나도 신비롭게 무한한 것 같다.

우리 몸의 무한한 능력을 이해하게 될 때 우리는 우리를 위협하는 많은 질병으로부터 자유로워질 것이다.

1미터 떨어져 있는 사람의 인중 에너지를 측정해 강약을 분석할 수 있다면 100m, 1,000m, 더 나아가 지구 반대편에 있는 사람의 인중 에너지도 측정이 가능하다. 인중은 독맥의 기시점으로 경추, 흉추, 요추의 건강 상태를 분석할 수 있는 경혈점이다. 그러면 지금 척추의 흐름이 궁금한 누군가를 떠올리고 인중에너지를 감지하자.

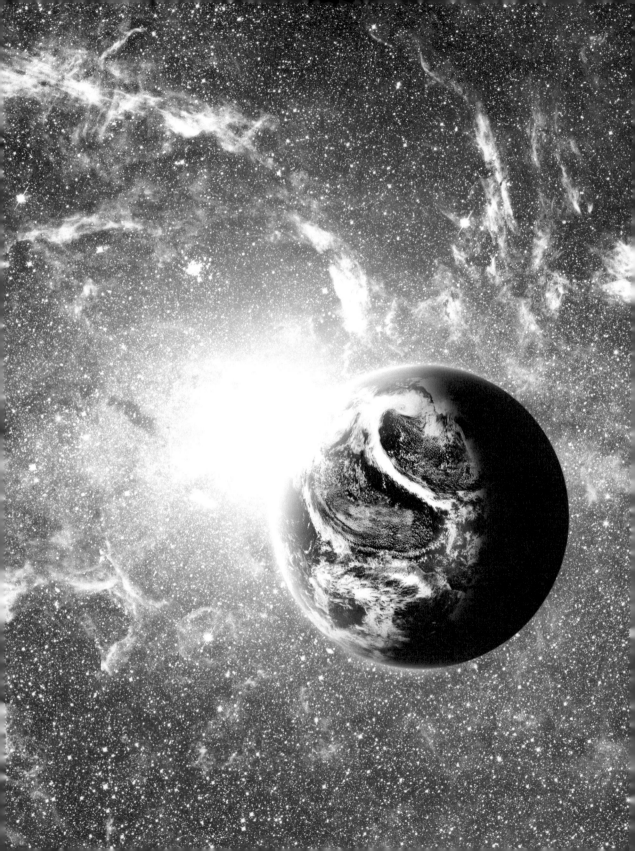

15

동종요법_플라워 에센스
유사한 것을 통해 유사한 것을 치유

환자의 병과 같은 종류의 병 또는 유사한 병을 인위적으로 만들어
미량의 동종요법으로 치유하면 자신의 병과 비슷한 병을
가볍게 앓고 동시에 치유가 시작된다.

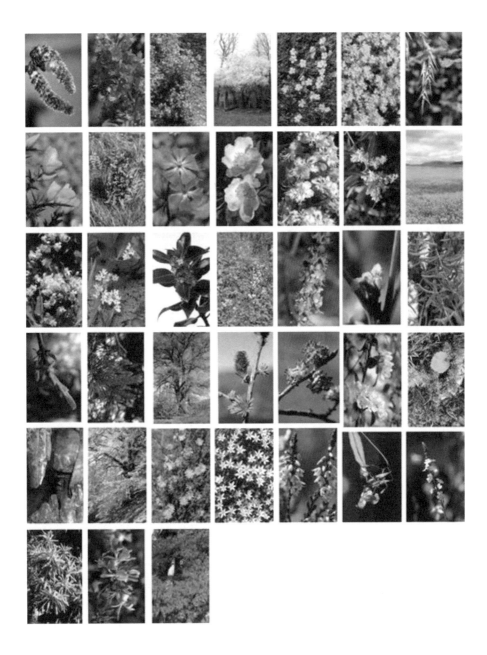

배치 플라워
논문 〈Bach Flower Card를 이용한 우울증 평가에 대한 연구〉
(인제대학교 첨단산업기술대학원, 박상미, 4쪽)

1. 동종요법(Homeopathy)이란

병이란 생명력의 요동

동종요법은 유사성(類似性)의 법칙(Law of Similars)이다. 즉 '유사한 것을 통해 유사한 것을 치유한다'는 원리에 기초한 대체의학의 한 분야다. 이 법칙의 진실성은 과거 200년 동안 실험적·임상적으로 증명되어 왔다. 시술 방법은 병에 유사한 징후를 보이는 치료법을 실시하여 병을 극복하고 면역체계를 바로 잡아 건강을 유지하고자 하는 것이다.

모든 생명체가 그러하듯 사람은 질병을 스스로 치유할 수 있는 능력을 가지고 있다. 고대 자연철학자들은 병에 대해 다음과 같이 정의했다.

'제어할 수 있는 자연적인 힘을 가진 자연치유력(Healing power of nature).'

동종요법의 관점에서 볼 때 병이란 이 생명력의 요동이다. 또 아플 때 나타나는 여러 증상은 동요된 생명력의 반향(Reflection)이다. 환자의 증상과 비슷한 상태를 만들 수 있는 약을 찾아 투여하면, 동요된 생명력이 교정되면서 우리 몸이 가진 자연치유력에 의해 치료되는 것이다.[101]

동종요법은 히포크라테스가 기원전 4세기, 동종의 원리를 처음으로 시도했다. 동종요법의 처방 원리인 '유사성의 법칙'은 18세기 라이프찌히 의사인 하네만이 주장했다. 유사성의 법칙이란 병의 증상과 유사한 증후를 건강한 사람에게서 나타낼 수 있는 약은 그 질병의 치료제가 될 수 있다는 것이다. 즉, 환자의 병과 같은 종류의 병, 또는 비슷한 병을 인위적으로 만들어 미량의 동종요법을 복용하면 자신의 병과 비슷한 병을 가볍게 앓고, 동시에 치유가 시작된다는 이론으로서 기존의 이종요법(Allopathy)과 정면 대치된다. 동종요법은 서양의 전통의약과 다른 점은 자연치유력을 최대로 활용한다는 점이다.[102] 하네만은 말라리아 치료제

101) 대체요법의 한 수단으로서 동용요법의 약국 응용, 김원길, 경성대학교 임상약학대학원 2001.08 3페이지

102) 대체요법의 한 수단으로서 동용요법의 약국 응용, 김원길, 경성대학교 임상약학대학원 2001.08 5페이지

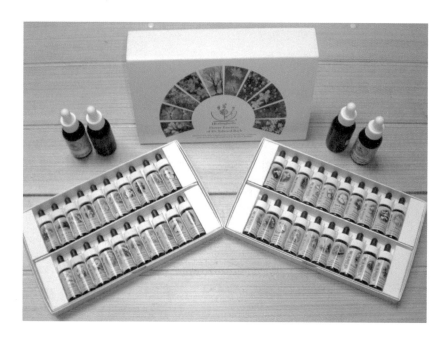

인 키나피를 복용한 후 말라리아 증상과 유사한 증상이 나타나며 치유된다는 사실을 확인한 후 동종요법을(Homeopathy)라 불렀다. 그 후 동종요법에 적용되는 67종의 의약품을 건강한 자원자를 대상으로 실험한 후 증명해 1810년 약물학(Materia Medica)에 발표했다.

동종요법에서 사용하는 약은 자연(동물, 식물, 광물)에서 얻는다. 일상에서 흔히 볼 수 있는 것들(모래, 소금 등)을 약으로 만들어 쓸 수 있다. 동종요법 약물은 꽃, 뿌리, 열매, 채소, 씨앗, 염분, 뱀독, 꿀, 오징어 먹물 등 천연물에서 추출한 제재들이다. 이들은 알약, 물약, 연고, 과립 등의 형태로 만든다. 이렇게 자연에서 얻은 꽃을 희석하여 섭취하는 요법이 배치 플라워 에센스이기에 보통 동종요법의 한 부분으로 여긴다.

2. 배치 플라워 에센스[103]

1) 에드워드 배치 (Edward Bach, 1886~1936)

배치 플라워를 창안한 배치 박사는 1886년 영국 버킹검에서 출생했다. 그는 병의 원인이 주로 정서적 요인에서 온다는 것을 깨닫고 마음을 다스리는 치료법 개발에 힘을 기울였다. 1919년에는 동종요법 의사로서 전향했고, 1930년에는 정통적인 동종요법을 벗어나 새로운 시도를 했다. 이후 1936년에 플라워 에센스 38종류를 완성하여 지금껏 그 유업을 받들어 그대로 사용되고 있다. 그의 대표 저서는 〈Heal Thyself〉과 〈The Twelve Healers and Other Remedies〉가 있다. 그의 저서는 http://bachcentre.com에서 무료 다운로드가 가능하다.

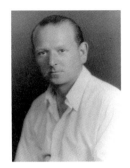

http://bachcentre.com/
centre/download/index.htm
출처 : The Twelve Healers
and Other Remedies

플라워 에센스는 질병을 치료하는 것이 아니라 사람을 치유하는 것이다. 모든 질병에는 부조화로운 마음상태가 항상 존재한다는 개념을 갖고 있다. 그래서 사람은 누구나 인성을 통해 이 조화와 균형을 이루어야 한다고 주장한다. 특히 플라워 에센스는 어떤 감정이나 행동 패턴의 재발을 치료한다. 즉, 도움이 필요할 때, 위기 상황에 처했을 때, 질병으로 인해 나타나는 감정적 증상 치료가 필요할 때. 질병을 유발할 수 있는 부정적인 감정 상태를 파악하여 질병을 예방 및 치료가 필요할 때 활용 할 수 있는 치유 방법이다. 배치 박사는 "치유는 우리 내면으로부터 비롯되어야 한다"고 주장했다.

모든 질병과 치유는 개인의 감정적·정신적 측면에 달려 있다. 즉, 모든 처치는 거기서부터 시작돼야 한다고 믿었다. 배치 박사는 미세 에너지에 대한 믿기 힘든 감각을 개발해, 꽃들이 자신에게 끼치는 영향을 관찰한 결과, 다양한 꽃들의 영향력을 발견할 수 있었다. 그는 특정한 종류의 꽃들을 한 사발의 샘물에 담아 두고 몇 시간 동안 햇볕에 놓아두는 방법으로 '꽃 치료제'를 조제했다. 그런 다음 꽃들을 걸러내고 이 에센스를 안정시키기 위해 그 물을 알코올과 섞었다. 플라워 에센스(flower essences)는 이른 아침에 이슬이 맺혀 있는 꽃이나 식물을 따서

103) 바하 박사의 꽃 에센스치료 원저 주디 하워드, 역자 김종호, 도서출판 신일북스

물을 담아 놓은 그릇에 넣고 약 3시간 동안 태양광선에 노출시키는 과정을 거쳐 준비된다. 이 과정에서 식물의 미세한 에너지와 파동이 물에 '전사(轉寫)'되어 이를 마시거나 사용한 사람의 감정 치유에 효과가 활용된다.

플라워 에센스를 만드는 방법은 두 가지다. 대부분의 꽃들은 깨끗한 물에 개화된 꽃을 몇 시간 동안 띄워놓고 햇빛을 사용하는 법(the sun method)을 통해 만들어진다. 나무로 된 식물들, 또는 태양이 약할 때 피는 꽃들은 30분 정도 물에 끓이는 방법(the boiling method)을 통해 만들어진다. 이렇게 만들어진 것을 팅처(tincture)라고 하며 팅처는 40% 도수의 브랜디를 넣어 보존하는데, 팅처(tincture)와 50 : 50의 비율로 브랜디를 섞는다. 팅처와 브랜디를 섞어 만든 것을 모액, 마더 팅처(mother tincture)라고 부른다. [104]

2) 플라워 에센스 38종
배치 박사는 38가지 플라워 에센스를 정립했다. 38종류의 에센스는 각각 고유한 감정과 연결돼 있으며, 그 종류는 다음과 같다.

고스(Gorse), 라치(Larch), 레드 체스넛(Red chestnut), 락로즈(Rock rose), 락워터(Rock water), 머스터드(Mustard), 미뮬러스(Mimulus), 바인(Vine), 버베인(Vervain), 비치(Beech), 세라토(Cerato), 스위트 체스넛(Sweet chestnut), 스클레란투스(Scleranthus), 스타 오브 베들레헴(Star of bethlehem), 아스펜(Aspen), 아그리모니(Agrimony), 엘름(Elm), 오크(Oak), 올리브(Olive), 와일드 로즈(Wild rose), 와일드 오트(Wild oat), 워터 바이올렛(Water violet), 월넛(Walnut), 윌로우(Willow), 임파티언스(Impatiens), 젠션(Gentian), 체리 플럼(Cherry plum), 체스넛 버드(Chestnut bud), 치커리(Chicory), 센타우리(Centaury), 크랩 애플(Crab apple), 클레마티스(Clematis), 파인(Pine), 허니서클(Honeysuckle), 혼빔(Hornbeam), 홀리(Holly), 화이트 체스넛(White chestnut), 헤더(Heather).

104) 바하 박사의 꽃 에센스치료 원저 주디 하워드, 역자 김종호, 도서출판 신일북스 93- 94

3) 38종 플라워 에센스의 7개 그룹

배치 플라워 학문이 발전하면서 연구자에 의해 인도의 아유르베다 7챠크라와 접목되어 크게 7개 그룹으로 분류했다. 이 분류가 자연치유 현장에 유용하게 적용될 것 같아 설명하고자 한다.

* 외로움 (Loneliness)

1. 워터 바이올렛 Water Violet(개인주의. 자만하여 나와 비슷한 이와 어울림).

2. 임파티언스 Impatiens(업무처리 속도가 느려 조급한 느낌, 일복이 많음).

3. 헤더 Heather(수다로 인해 소외를 당하는 외로움).

* 과잉간섭 (Over for Welfare of Other)

4. 치커리 Chicory(타인에게 친절하지만 소유욕이 강함).

5. 버바인 Vervain(지나친 야망과 열정이 있어 과도한 긴장으로 지쳐 버림).

6. 바인 Vine(타인에게 독재적인 경향을 보임).

7. 비치 Beech(인내심이 없고 속이 좁아 비판적이고 편협한 반응을 보임).

8. 락 워터 Rock Water(표준. 모범이 되기 위해 스스로를 몰아세움).

* 현재의식 결여 (Insufficient interest in present circumstance)

9. 클라메티스 Clematies(몽상. 백일몽, 몽롱함).

10. 허니서클 Honeysuckle(과거의 일로 머릿속이 가득함).

11. 와일드로즈 Wild Rose(무관심, 삶에 의욕이 없고 만사가 귀찮음).

12. 올리브Olive(에너지 고갈. 피로).

13. 화이트 채스넛 White Chestnut(계속 반복되는 생각이 끊임없이 이어짐, 근심, 걱정).

14. 머스터드 Mustard(이유 없는 우울).

15. 체스넛 버드 Chestnut Bud(똑 같은 실수를 반복함).

16. 아그리모니 Agrimony(웃는 얼굴로 자신의 문제를 감춤).

17. 센타우리 Centaury(No라고 거절을 못하는 의지 약함).

18. 월넛 Walnut(변화에 불안하고 타인의 말, 행동에 쉽게 영향을 받음).

19. 홀리 Holly(상처를 쉽게 받고 시기, 질투, 복수심이 강함).

* 불확신 (Uncertainty)

20. 세라토 Cerato(자신의 판단을 의심함).

21. 스클레란투스 Scleranthus(2개 중 하나를 선택하지 못함).

22. 젠션 Gentian(실패에 대해 의기소침).

23. 고스 Gorse(포기, 희망 없음, 좌절)

24. 혼빔 Hornbeam(어떤 일을 시작해야 한다는 마음에 피로함).

25. 와일드 오트 Wild Oat(인생 방향에 혼돈).

* 두려움 (Fear)

26. 아스펜 Aspen(이유가 없는 두려움).

27. 미뮬러스 Mimulus(특정 대상에 대한 두려움, 부끄러움이 많음).

28. 락로즈 Rock Rose(극심한 공포),

29. 체리플럼 Cherry Plum(행동, 감정 등을 조절하지 못할까 봐 찾아오는 두려움).

30. 레드 체스넛 Red Chestnut(사랑하는 사람의 안전을 지나치게 걱정).

* 좌절감 (Despondency or Despair)

31. 라치 Larch(자기 비하, 죄의식).

32. 파인 Pine(죄의식으로 자책함).

33. 엘름 Elm(과중한 책임감으로 압도당함)

34. 스윗체스넛 Sweet Chestnut(무너진 희망으로 절망이 가득함).

35. 베들레헴 스타 Star of Bethlehem(사고, 죽음, 이별 등의 충격, 쇼크로 고통 받음).

36. 윌로우 Willow(어려운 일이 닥치면 타인을 원망하고 탓함)

37. 오크 Oak(강인한 사람으로 한계에 부딪혀도 강하게 나아감).

38. 크랩애플 Crab Apple(결벽증이 강함, 병과 약함을 치유하고픈 의지).

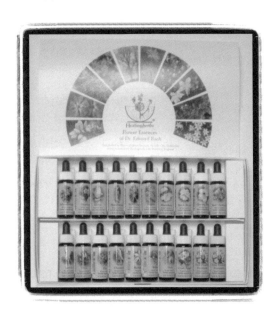

(1) 외로움 Loneliness : 7번 챠크라

사진	엔센스	대표 설명	설명
	Water Violet 워터 바이올렛	개인주의, 비밀, 자만	– 당신을 고결하고 고상하다고 생각함 – 독립심, 간섭 받지 않고 시간 보내고 픔
	Impatiens 임파티언스	참지 못함. 불안	– 빠른 일처리, 상황을 급하게 연결시킴 – 느리면 짜증나고, 조급해지고 참을성을 잃음 – 타인의 일처리에 대한 불만족감 (본인직접)
	Heather 헤더	수다, 자신에게 집중	– 혼자 있는 것이 싫고 고민을 들어줄 사람이 필요함 – 상대방이 지칠 정도로 자신에 대한 이야기를 반복함

(2) 타인의 복지에 대한 지나친 관심 Over - care for welfare of other : 6번 챠크라

사진	엔센스	대표 설명	설명
	Chicory 치커리	소유욕	– 다른 사람의 사소한 문제들까지 바르게 해주려 함 – 내가 너보다 뛰어나다는 생각이 깔려있음
	Vervain 버바인	야망, 열정, 긴장	– 다른 사람을 납득시켜 올바른 것이 무엇인지 주장함 – 다른 사람을 돕고다 강하게 주장
	Vine 바인	강력한 요구. 지도	– 주변 사람들을 완전히 복종하게 하고픈 강한 의지력 – 자신이 타고난 지도자라고 생각함
	Beech 비치	인내심 없는	– 타인의 사소한 습관이 당신을 방해한다고 느낌 – 자신의 기대와 기준치에 벗어나면 비판적
	Rock Water 락 워터	모범. 표준	– 자신의 모범적인 틀, 패턴 안에서 정당화 함 – 자신의 삶이 올바르기 위해 어떤 사명이 있어야 한다고 느낌

(3) 현재(주변)상황에 흥미가 없는 마음 Insufficient interest in present circumstance : 5번 챠크라

사진	엔센스	대표 설명	설명
	Clematis 클레메티스	몽상	– 집중이 안되고 주의력이 쉽게 흩어지곤 함 – 현실에 별로 관심이 없음
	Honeysuckle 허니써클	과거. 망향증	– 과거의 추억을 자주 회상하고 다시 과거의 삶처럼 살고 싶음 – 삶속에서 꼭 하고 싶은 일을 할 수 없을거 같은 느낌
	Wild Rose 와일드 로즈	무관심	– 자신에게 냉담하고 앞으로의 삶에 무관심 – 모든 것이 끝난 것 같고 무슨 일이 생기든 상관없다고 느낌
	Olive 올리브	에너지 고갈. 피로	– 질병이나 정신적 고통에 의해 정신적 에너지가 없음 – 약간의 일에도 기력이 빠지고 쉽게 피로해짐
	White Chestnut 화이트 체스넛	걱정. 근심	– 바라지 않는 끝없는 생각들 때문에 괴로움 – 마음의 근심과 혼자 생각들 때문에 잠을 자기 어려움
	Mustard 머스터드	이유 없는 우울	– 우울함이 삶의 즐거움을 검은 구름처럼 가리고 있음 – 주변상황은 다 좋은데도 이성적으로 알 수 없는 우울 함이 있음
	Chestnut Bud 체스넛 버드	경험의 학습 실패	– 주의 부족으로 계속 반복된 상황을 만듦 – 자신이 극복하고 싶은 일들이 자꾸 반복되고 지속됨

(4) 주변의 영향, 생각 등에 너무 민감한 마음 Over sensitive to influence and idea : 4번 챠크라

사진	엔센스	대표 설명	설명
	Agrimony 아그리머니	웃는 얼굴로 자신의 문제를 감춤	– 근심이나 아픔이 있을 때에도 웃으며 사람을 대함 – 문제가 생겼을 때, 기호약물에 노출
	Centaury 센타우리	No라고 말 못하는 의지 약함	– 다른 사람을 돌보기 위해 자신을 위한 시간을 포기하기 쉬움 – 누군가의 요청을 거부하기 어려워 어쩔 수 없이 도움
	Walnut 월넛	변화	– 근래 어떤 변화를 겪고 있어서 예민함 – 새로운 것에 대한 적응 시간이 오래 걸림
	Holly 홀리	질투. 시기	– 다른 사람들에게 질투하거나 앙심을 품고 있음 – 스스로 다른 이들에 대해 따뜻함과 열정이 부족하다고 느낌

(5) 불확실성 Uncertainly : 3번 챠크라

사진	엔센스	대표 설명	설명
	Cerato 세라토	자신을 의심함	– 자신이 무엇을 원하는지 알면서도 다른 이에게 자문을 요구 – 스스로 결정한 일이나 자신의 판단력을 신뢰하지 않음
	Scleranthus 스클레란투스	결정력 없는	– 감정의 급변함을 경험하거나 조절하기 어려움을 겪음 – 마지막에 어떤 물건을 선택할지 오래 망설임
	Gentian 젠션	용기 부족	– 자신에 대한 믿음이 부족 – 실패에 대한 두려움 때문에 어떤 것도 할 수 없다고 느낌
	Gorse 고스	염세적인. 희망없음(절망)	– 자신이 무언가를 시도하더라도 큰 희망을 걸지 않음 – 앞으로 더 나아질 수 있다고 자신에게 기대하지 않음
	Hornbeam 혼빔	의지 박약. 피로	– 아침에 일어나기 힘들고 일어나고 싶지 않음 – 무언가 새로운 일을 할 때 힘이 빠지고 무기력해짐
	Wild Oat 와일드 오트	인생의 방향감 혼돈	– 삶의 역할에 만족하지 못하고 허무를 느낌 – 여러 직업을 전전하고 삶의 방향감을 잡지 못함

(6)두려움 Fear : 2번 챠크라

사진	엔센스	대표 설명	설명
	Aspen 아스펀	이유를 알 수 없는 두려움	– 자주 자신이 명확히 알 수 없는 이유로 근심하고 불안 – 무언가 안 좋은 일이 일어날 것 같은 예감과 불안감에 초조
	Mimulus 미뮬러스	이유 있는 두려움. 부끄러움	– 특정 사물이나 상황에 대해 쉽게 두려워 하거나 부끄러워함 – 분명히 알고 있는 두려움이 있고, 그것을 극복하고 싶어함
	Rock Rose 락 로즈	경악. 공포	– 두려움에 경악하고 매우 신경질적으로 대함 – 악몽에 시달림
	Cherry Plum 체리플럼	비 이성적 생각	– 통제력을 상실해서 자신이나 타인을 다치게 할까 두려움 – 자신의 몸이나 마음을 컨트롤 하지 못할까 두려움
	Red Chestnut 레드체스넛	사랑하는 사람의 안녕, 걱정	– 자신의 가족이나 친구의 건강과 안전을 지나치게 걱정 – 다른 이들에 대한 지나친 생각과 걱정이 자신에게 스트레스

(7) 절망이나 자포자기 Despondency or despair : 1번 챠크라

사진	엔센스	대표 설명	설명
	Larch 라치	자기 비하. 불신감	– 다른 사람이 자신보다 능력이 있다고 느낌 – 자신을 과소평가하여 기회를 놓치곤 함
	Pine 파인	죄의식	– 해선 안될 부정되고 부끄러운 일을 했다고 느낌 – 자주 자신을 자책하고 반성하며 문제가 있다고 느낌
	Elm 엘름	책임의 무게감	– 자신의 능력을 과장하는 경향이 있음 – 자신의 최대 능력의 한계에 직면했을 때 실망
	Sweet Chestnut 스위트 체스넛	무너진 가슴, 상실	– 자신의 문제를 위해 더 이상 도움이 소용없다고 느낌 – 자신의 상황이 더 나아질 수 있다는 희망을 포기
	Star of Bethlehem 스타 오브 베들레헴	쇼크, 슬픔, 비애감	– 완전히 치유되지 못한 충격 – 슬픔을 어떻게 표현할 길이 없어 괴로움
	Willow 윌로우	처량. 원망. 후회	–자신을 불행하게 만든 대상과 환경들을 원망
	Oak 오크	본연의 강인함	– 본연의 강인함이 상실되었을 때 좌절 – 자신의 위약함을 못 견딤 –모든 어려움을 극복하며 끊임없이 쉬지 않고 일을함
	Crab Apple 크랩 애플	크랩 애플 결벽, 정화	– 깨끗함을 강요하기도 하고 지나치게 예민 – 자신의 육체적 모습에 불만족스러워 고치고 싶어함

3. 처방법 및 효능

배치 플라워 에센스 처방법은 각각의 핵심 내용을 이해한 후 합당한 제품을 권하는 방법이 보편적으로 적용된다. 그 외에도 에센스와 경락의 관계성을 분석하여 처방하는 방법, 직관을 통하거나 에너지 흐름에 맞춰 처방하는 방법, 설문지를 통해 처방하는 방법들이 있다.

배치 플라워 에센스는 알코올(브랜디)을 첨가하여 만들기에 장기 보존이 가능하다. 이때 플라워 에센스에 흡수되는 알코올의 양은 극소량에 불과하다. 그러므로 아이들과 임산부들도 안심하고 사용할 수 있다. 그러나 알코올 알러지가 있거나 민감한 경우 무알코올 에센스를 처방하는 것이 필요하다. 보통 6가지 이내 에센스를 선택하여 희석하며, 1일 4회 정도 100ml의 물에 4방울을 떨어뜨려 혼합하여 마시는 방법이 대표적이다. 경우에 따라서는 차, 우유, 목욕물에 혼합하기도 한다. 또 신체부위인 입술, 배꼽, 이마, 손목, 통증 부위나 적합한 피부에 바르기도 한다. 플라워 에센스는 독성이나 습관성, 부작용이 전혀 없으며, 식물의 특성이 그대로 담겨 있어 피부건강에 뛰어난 역할을 한다고 한다. 효능은 부정적인 감정의 요소들이 긍정적인 요소로 변경되어 삶의 기쁨을 전하고, 육체적 건강에도 도움을 준다.

4. 응급 및 특별 레미디

1) 응급 레미디 (Rescue Remedy)

응급상황은 다양한 응급상황에 적용하면 안정을 꾀할 수 있는 종합 레미디이다. 대인관계 불편 시, 면접 인터뷰 시, 대중 앞 발표 시, 큰 시험을 치를 시, 무서운 치과 치료 전, 고공 공포증 있는 사람이 해외여행 시, 교통사고로 놀랐을 시, 결혼식 긴장감이 고민될 시 등 일상생활 가운데 두려움과 충격, 공포 집중이 안

되고, 자신의 생각이나 행동, 감정을 통제하지 못할 것 같은 복잡한 생각이 가득할 때 사용하면 큰 도움이 된다.

Rescue Remedy는 Impatiens, Star of Bethelehem, Rock Rose, Clematis, Cherry Plum이 혼합 구성되어 있다.

2) 수면 응급 레미디 (Night Rescue Remedy)

아이들이 잠자지 않고 지속해서 핸드폰을 사용하고 있거나, 불을 끄지 않고 무언가를 하고 있다면 어른들 입장에서는 딴 짓을 하고 있다며 야단이나 혼내기 쉽다. 그러나 플라워 에센스 관점에서 아이를 이해한다면 두려움과 공포, 근심 걱정으로 잠을 이루지 못하는 경우가 많다고 여겨진다. 수면 응급 레미디는 기본 응급 레미디에 White Chestnut를 가미하면 도움이 된다.

3) 피부 응급 레미디 (Skin Rescue Remedy)

피부이상으로 한번 쯤 고생한 경험이 있을 것이다. 칼에 베이거나 화상을 입었을 때 벌레나 모기에 물려 트러블이 생겼을 때, 금속 알러지로 피부 발진·습진 등이 수반되었을 때, 햇볕에 장기 노출되어 트러블이 발생되었을 때, 자외선 알러지나 동상 등에 노출되었을 때 피부 응급 레미디를 사용하면 도움이 될 수 있다.

피부 응급 레미디는 응급 레미디(Rescue Remedy)에 세정 레미디라 일컫는 Crab Apple를 가미하여 사용하면 된다. Crab Apple는 환경적으로는 세정에 도움이 되고 Self Image로 자기 혐오나 수치심, 결벽증, 불결함 등을 조절하는 레미디로 그 기능을 담당하게 된다.

4) 감정적 폭식 레미디 (Emotional Overeating Remedy)

'Emotional Overeating'이란 어떤 특정한 감정이 과식이나 폭식을 야기하는 것을 의미한다. 뿐만 아니라 특정한 감정으로 다양한 중독에 노출되는 것을 포함하고 있다고 보인다.

중독의 종류로는 쇼핑중독, 게임중독, 도박중독, 알코올 중독, 에너지음료중독, 커피중독, 약물(마약)중독, 일중독, 인터넷중독, 투자중독(주식 등), 정치(권력)중독, 수집중독(우표, 그림, 골동품, 책 등), 스마트폰 중독, 흡연중독 등이 있다. 이와 같은 경우 감정적 폭식 레미디로 Cherry Plum(행동, 생각, 정서 등을 통제하지 못하면 어쩌나 하는 비이성적 불안감)과 Crab Apple(환경적 세정과 자기혐오, 수치심, 결벽증, 불결함 등을 조절하는 레미디), Chestnut Bud(경험에서 교훈을 얻지 못하고 반복된 실수)를 혼합 레미디로 섭취하면 도움이 된다.

5) 우리 모두 파이팅 레미디 (Let's all cheer up Remedy)

현대사회를 살아가는 우리는 거의 심리적 에너지 고갈로 에너지가 부족하다. 그러므로 생각을 바로 실천하거나 행동으로 옮기는 것이 쉽지 않다. 무언가를 하려는 생각만으로도 피곤함을 느끼게 된다. 육체적·심리적 무리로 인해 에너지가 바닥까지 고갈돼 만성피로에 노출되어 있다.

지금 나와 연결되어있는 관계망을 그려보면 참으로 많은 관계망이 있다. 아빠, 엄마, 아들, 사장, 부장, 과장, 누군가를 도와줘야하는 사람, 즉 나만 바라보고 있는 사람 등 과도한 부담감과 압박감, 책임감 등으로 어깨가 무겁다. 이렇듯 자신 능력의 한계에 직면하여 실망하는 사람들이 꽤 많을 것이다.

모든 어려움을 극복하며 끊임없이 일을 해왔고 이렇듯 쉬지 않고 일만 하다가 큰일 날 것을 짐작한다. 그러면서 멈추지 못하고 계속 직진만하는 모습을 보게 되는 이들이 있다면 잠시 멈춰 잠시 뒤돌아보고 한 템포 늦춰야 한다.

여러분 모두에게 파이팅 레미디(Let's all cheer up Remedy)를 돕는 플라워 에센스로 Hornbeam, Olive, Elm, Oak를 권하고 싶다.

5. 사례 연구

초등학생과 50대, 60대, 70대 사례

플라워 에센스 처방 중 초등학생의 사례를 먼저 들어보자. 아침마다 옷을 2~3개 골라놓고 무엇을 입어야 할지 결정을 하지 못하는 아이에게 스클레란투스(Scleranthus)를 처방했다. 그러자 초등학생은 옷을 입는 걱정에서 벗어나 아침마다 기분 좋게 등교할 수 있었다.

초등학생 가운데 수면 시 무서운 악몽에 시달려 잠자다 소리를 지르며 우는 아이가 있었다. 이 아이는 엄마와 떨어지지 않으려고 쉼 없이 말을 시킴으로 엄마를 지치게 했다. 이 학생에게 락 로즈(Rock Rose)와 헤더(Heather)를 처방하여 한 달 정도 복용시켰더니 악몽에서 벗어났다. 그뿐만 아니라 엄마를 힘들게 하던 태도가 개선돼 엄마와의 관계가 크게 좋아졌다.

또 다른 초등학생은 걱정이 너무 많아 길을 걷다가도 건물이 무너지면 어쩌나? 지진이 나면 어쩌나? 또 북한이 전쟁을 일으키면 어쩌나? 늘 그런 걱정들로 인해 힘들어 했다. 그런데 락 로즈(Rock Rose)와 화이트 체스넛(White Chestnut)을 5개월 정도 꾸준히 섭취하게 했더니 두려움과 걱정들로부터 벗어났다.

50대 초반의 남성은 가족과 떨어져 살고 있었다. 그러던 중 '어버이날'을 맞았는데 자녀들로부터 한 통의 전화조차 없었다. 이에 삶에 회의를 느꼈다. 그는 심적 충격을 받고 자녀들에게 오는 전화도 받지 않을 만큼 고통이 커졌다. 이런 상황에서, 그는 스타 오브 베들레헴(Star of Bethlehem) 처방을 받아 일주일 정도 복용했다. 그 이후부터 가족들을 모두 용서하고 오히려 자기의 부족함을 되돌아보았다. 그러면서 가족 관계가 더 돈독해지는 계기를 만들어낼 수 있었다.

또 다른 50대 초반의 남성은 부인과의 관계가 원만치 않게 되면서, 그 동안 축적한 재산을 자꾸만 떠올리게 되었다. 이 남성은 자신이 모은 재산이 너무 아깝다는 생각이 들면서 욕심이 커졌고, 아내와의 관계가 왜 이 모양인가, 하는 자책이 심해졌다. 그런 자책이 깊어지는 시점에 치커리(Chicory) 처방을 받아 1주일 정도 복용한 후에는 재산에 대한 욕심이 서서히 사라졌다.

어느 60대 부인은 5년 이상 상담을 지속했다. 어느 날, 부인과 그 동안 해보지 않은 감정치유 플라워 에센스를 상담하게되었다. 그 결과 충격과 쇼크에 해당하는 스타 오브 베들레헴(Star of Bethlehem) 증세가 가장 크게 나타났다. 그래서 그녀 이야기를 들어보니 원인은 남편과의 이혼 문제였다. 이를 처방해 1달 후 다시 체크하니 사랑하는 사람의 안녕과 걱정에 해당되는 레드 체스넛(Red Chestnut)이 나타났다. 그래서 1달 정도 이를 복용한 후 남편과 재결합할 수 있었다.

70대 어느 부인과 상담을 했는데 죄의식에 해당되는 파인(Pine)이 나타났다. 그래서 그에 관해 설명하니 그녀는 자신이 70대 중반인데 무슨 죄의식이 있겠느냐고 오히려 역정을 냈다. 그래서 역정을 내지 말고 집에 가셔서 편히 계시다보면 떠오르는 것이 있을 것이니 편하게 받아들이세요라고 설명했다. 그런데 1주일 후 그녀로부터 전화가 걸려왔다. 부인이 전한 통화 내용은 다음과 같다. 90대 중반의 친정엄마와 싸우고 몇 년 동안 뵙지를 않았는데 오늘 딸기를 사가지고 친정엄마를 찾아뵙고 왔다고 했다.

감정적인 문제를 조절하는 방법이 배치 플라워 에센스이므로 문제가 해결되었더라도 2~3개월 정도는 꾸준히 섭취하는 것이 좋다. 참고하기 바란다.

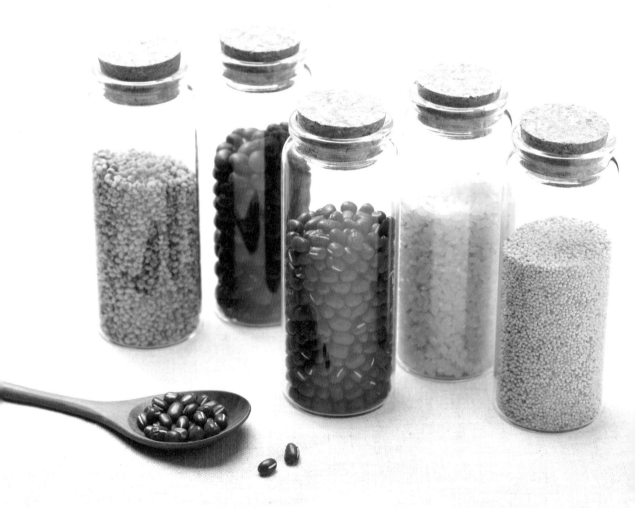

16

임상사례 처방법

다음 임상사례는 서울장신대학교에서 진행하고 있는
'자연건강과 푸드테라피' 과목 수업에서 학생들이
5주간의 푸드테라피를 경험한 임상내용을 기록한 것이다.

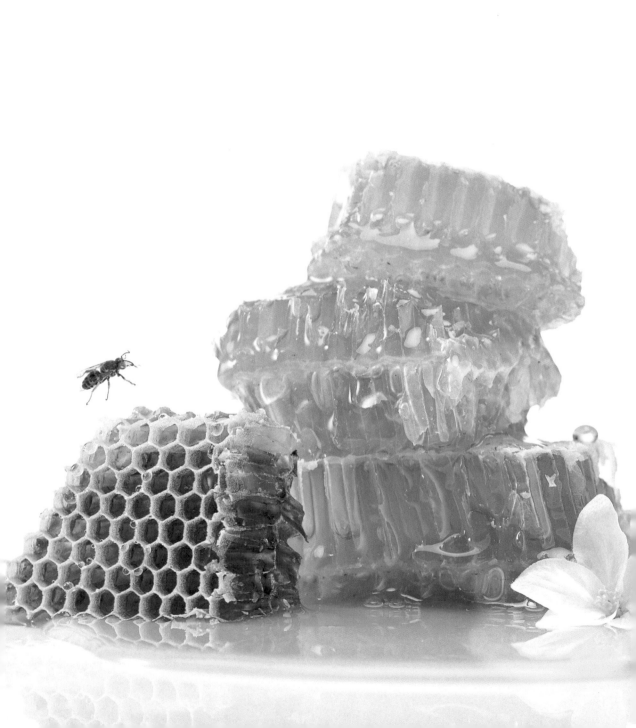

1. 5주간의 푸드테라피

* 손혜진 : 화토형-꿀, 검은 콩 물, 소금

1) 음식을 섭취한 5주간의 기록

'하나님이 이르시되 우리의 형상을 따라 우리 모양대로 우리가 사람을 만들고 그들로 바다의 물고기와 하늘의 새와 가축과 온 땅과 땅에 기는 모든 것을 다스리게 하자 하시고 하나님이 자기 형상 곧 하나님의 형상대로 사람을 창조하시되 남자와 여자를 창조하시고 하나님이 그들에게 복을 주시며 하나님이 그들에게 이르시되 생육하고 번성하여 땅에 충만 하라, 땅을 정복하라, 바다의 물고기와 하늘의 새와 땅에 움직이는 모든 생물을 다스리 라 하시니라.

하나님이 이르시되 내가 온 지면의 씨 맺는 모든 채소와 씨가진 열매 맺는 모든 나무 를 너희에게 주노니 너희의 먹을거리가 되리라. 또 땅의 모든 짐승과 하늘의 모든 새와 생명이 있어 땅에 기는 모든 것에게는 내가 모든 푸른 풀을 먹을거리로 주노라 하시니 그 대로 되니라.'

– 창세기 1:26-30

우리는 하나님께서 창조하신 세상에서 살고 있다. 주위를 둘러보면 하나님의 솜씨가 담기지 않은 곳이 하나도 없다. 채소와 열매, 모든 짐승과 하늘의 모든 새, 바다에 있는 모든 물고기조차 하나님의 손길이 닿지 않은 곳은 없다. 하나님께서 아름답게 만들어주신 이 세상에서 우리는 무엇을 먹고 다스리며 살아가야 할까? 이번 대학에서 '자연건강과 푸드테라피' 수업을 통해 하나님께서 만들어 주신 나, 더 나아가 우리의 형상에 맞는 음식을 섭취한 5주간의 기록을 써내려가 보려 한다.

2) 체질분석과 진단 프로그램

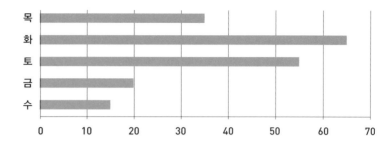

1. 체질 분석 : 火土형

※검사 방법 : 형상, Value Scale, 기질 유형 평가서, 오링 테스트

2. 외형상 특징

(1) 얼굴 火 : 이마가 넓다, 역삼각형이다.

　　　　　土 : 안색이 노랗고 얼굴이 둥글다.

(2) 몸 火 : 심장을 보호하기 위해 어깨가 넓다, 역삼각형이다.

　　　　土 : 어깨와 등이 예쁘고 위장을 보호하기 위해 배가 나왔다.

발달 장부 : 火 → 심장, 소장　　　　**약한 장부 :** 金 → 폐장, 대장

　　　　　　　　土 → 비장, 위장　　　　　　　　　　水 → 신장, 방광

잘 걸리는 질병:

火 : 콧병(알레르기 비염, 축농증, 콧물, 코 막힘), 폐병(폐렴, 해소, 천식), 대장(대장염, 설사, 변비, 치질), 피부병(아토피 및 각종 피부질환), 허리, 하체이상(발목, 종아리-쥐 잘나고 오금 저림), 중이염과 치아가 약함.

土 : 허리(신허요통, 소변이상), 하체이상(발목, 종아리, 쥐 잘남, 오금 저림), 중이염과 치아가 약함, 생식기 이상(물혹, 냉증, 생리통), 목과 편도선이 약함, 눈에 이상(눈물, 시

력저하, 안구건조증), 근육이상(근육통, 담들고, 요실금, 편두통, 등).

평소에 본인은 비염과 코 막힘이 심하다. 최근 날씨가 쌀쌀해져서 그런지 더 건조하고 코피가 자주 난다. 폐가 약해서 헛기침을 자주하고 먹는 것에 따라 변비 혹은 설사를 자주 한다. 허리도 자주 아파서 오래 앉아 있거나 바닥에 눕기가 힘들고 잘 쑤신다. 종아리가 자주 붓고 뭉치며 발목이 매우 약하다. 치아가 작고 약해서 물만 마셔도 시릴 때가 있다. 월경 때 생리통도 심한 편이고 방광이 약해 소변을 자주 봄과 동시에 시원하지 않을 때가 많다. 목과 편도선이 약해서 잘 붓고 쉰다. 눈도 많이 건조해서 눈물이 자주 나고 렌즈를 자주 끼지 않아도 안구건조증 때문에 뻑뻑하게 느끼는 경우가 대부분이다.

3. 진단프로그램 – 건강분석
현재 본인의 몸 상태에 따라 필자가 제시해준 음식으로 푸드테라피를 진행한다.

▶ 가장 약한 부분 : 비장, 신장, 방광
▶ 먹어야 할 음식 : 꿀, 검은 콩 물, 소금

3). 결론
5주간에 걸쳐 푸드테라피 임상이 끝났다. 자연치유에 대한 믿음이 있었으므로 의심하는 마음보다는 기대하는 마음이 더 컸다. 몸이 너무 망가져 있는 상태이기도 했고, 빨리 회복되길 바라는 마음 때문에 더 간절했고 지키려고 애썼던 것 같다.

전체적으로 봤을 때 가장 첫 번째로 보인 변화는 붓기가 많이 빠졌다는 것이었다. 처음엔 얼굴부터 시작해 손, 다리, 종아리까지 큰 변화는 아니었지만 스스로 느낄 만큼 붓기가 빠지기 시작했다. 두 번째로는 화장실에 가는 횟수가 현저히 줄어들었다. 3주차 중간부터 정확하게 기록하기 시작해 전에는 몇 번 갔는지 분명히 알 수 없었다. 하지만 5주차로 진행가면 갈수록 계속 좋아지는 것은 확연하게 드러났다(중간에 헤아리기 시작한 횟수가 10번인데 전엔 얼마나 더 많이 갔을까).

세 번째로는 전체적으로 몸에 변화가 오고 생기가 돋았다. 소화가 잘되고, 피부와 머릿결이 좋아졌다. 전체적인 몸의 균형이 바르게 되고 나서부터 아침에 일어나는 시간도 줄고 잠과 싸우는 시간도 줄어들었다. 몸이 건강하니 어떤 일을 하든지 내 모든 역량을 쏟으며 일 할 수 있게 되었고 감사한 마음이 들었다.

또 한 가지, 스스로 변화하는데 기쁨을 느꼈다. 뿐만 아니라 주변 사람들에게도 푸드테라피를 조금이나마 알릴 수 있다는 게 기쁘고 뿌듯했다. 하나님께서 말씀을 통해 '내 이웃을 네 몸과 같이 사랑'하라고 하신 것처럼 치유방법을 나만 알고 쓰는 것이 아닌, 주변의 사랑하는 이웃들에게도 더 많이 알려줘야 하는 게 수업의 목적이었다. 동시에 하나님의 사람으로서 해야 할 일이지 않을까 생각한다.

2. 5주간의 푸드테라피
* 강주영- 수형인 – 수수차

1. 형상 체질 분석
형상 체질 분석 결과 '수형인'으로 나왔는데 수형인은 얼굴이 삼각형(면불평)이다. 신장과 방광이 발달하여 '신방광 체질' 이라고도 한다.

수형인은,
① 신장과 방광을 보호하기 위해 하부가 발달되어 있으며 골반이 넓어 자연스럽게 하관이 발달돼 턱 선이 갸름한 편이다.
② 저장과 저축을 잘하는 데다 인내와 끈기가 있다.
③ 심장과 소장, 비장과 위장이 비교적 약하므로 보완해야 하는 장부이다.

* 장상학 에서는 심장과 소장이 약하면,
① 혓바늘이 자주 나서 발음이 원활하지 않다.
② 팔이 휘며 어깨가 좋지 않다.

③ 소장에서 영양분을 흡수해 피를 만드는데 그것이 원활하지 못하다. 그래서 빈혈과 현기증이 생기는 등 혈액 문제도 발생한다. 그리하여 혈압이 떨어져 쉽게 피로하다.

④ 혈액 순환이 원활하지 않고 스트레스를 받으면 명치가 딱딱해진다.

⑤ 웃을 상황이 아님에도 통제할 수 없는 웃음이 많다.

2. 건강 분석

건강을 분석한 결과 '화'에 문제가 있다고 나왔다.

화기가 약한 사람은 심장과 소장이 약하다고 한다. 교수님께서 검사한 결과 심장이 약하다는 진단이 나왔다. 그리하여 교수님께서 쓴맛의 기운을 가지고 있는 수수차, 홍삼, 원두커피 등을 추천해 주셨고 나는 수수차를 마시기로 했다.

3. 건강법

① 잘 자고 : 음인- 7시간 이상, 양인- 6시간 정도

② 잘 먹고 : 가공식품, 캔(뇌에 안 좋음), 냉동식품 몸에 안 좋음.
하루 세끼 동일한 양을 섭취 (4개의 어금니 2개의 앞니 1개의 송곳니)

③ 잘 누고 : 전음(소변)- 신장과 방광이 안 좋으면 자다가 (새벽에) 화장실을 가기 위해 일어남.
후음(대변)- 아침 7시-9시 사이(대장이 움직이는 시간) 변을 봐야 건강한 사람이다.

4. 5주간의 푸트테라피

*섭취한 음식: 수수차

*끓이는 방법

①수수를 물에 깨끗이 씻는다.(15분~20분 정도, 뿌연 물이 나오지 않을 때까지)

②잘 씻은 수수를 팬에 볶는다.(40분 정도)

③물 1L 당 수수를 밥숟가락으로 한 숟갈 넣고 약 40분 동안 끓인다.

〈1주차: 10/13 – 10/19〉

-수수차를 마셔도 잠을 잘 못자고 개운하지 않음.

-묽은 변이 나오며 화장실을 자주 감.

〈2주차: 10/20 – 10/26〉

-수수차를 마신 후 더 잠이 안 오는 것 같음, 전에는 바로 잠에 들었으나 마신 후로는 그렇지 못하고 뒤척임.

-아직도 묽은 변이 나옴. 배가 아픔

〈3주차: 10/27 – 11/2〉

10월 29일 교수님께 화장실을 너무 자주 가서 힘들다고 말씀드렸다. 그랬더니 화장실을 자주 가고 변이 묽게 나오는 현상은 노폐물이 빠지는 증거라고 하셨다. 이어 수수 물을 마시니까 잠을 못자서 피곤하다고 했더니 물을 너무 과하게 섭취해서 그런 거라고 하셨다. 그래서 수수물을 1L에서 700ml로 줄이라고 조치해 주었다.

물 섭취량은 줄인 후에는 숙면을 할 수 있었다. 그리고 매일 새벽에야 잠을 잘 수 있었는데 11시로 개선이 되었다. 뿐만 아니라 변 또한 단단하고 건강한 배변을 볼 수 있었다.

〈4주차: 11/3 – 11/9〉

수면시간이 22시30분~7시30분으로 고정돼 매일 약 9시간의 규칙적 수면을 취한다. 신기할 정도로 22시30분이 되면 졸립고 아침 7시30분 즈음에는 눈이 떠진다. 매일아침 규칙적인 배변활동과 규칙적인 식습관 또한 잡혀져서 맨 처음에 말한 '잘 자고, 잘 먹고, 잘 누고'가 잘 이뤄지는 것 같다.

〈5주차: 11/10 – 11/16〉 〈총정리〉

5주간의 푸드테라피를 통해 스트레스 받았던 수면이 개선되어 정말 좋았다.

'사람들은 누구나 자다가 일어나면 개운하지 않다.'고 한다. 나 역시 다르지 않다. 그런데 이번 푸드테라피를 통해 그것이 아니라 나의 몸이 안 좋아서 그렇다는 사실을 깨달았다. 교육을 통해 규칙적인 수면시간뿐 아니라 규칙적인 배변활동과 규칙적인 식습관까지 깨닫게 되어 매우 유익한 시간이었다.

그리고 나의 적정 수면시간이 아홉 시간 이라는 것 또한 알게 되었다. 항상 아침에 일어나면 얼굴과 손이 부었는데 수수차를 마신 후부터 수면시간이 개선되면서 그 증세역시 사라졌다.

교수님께서 푸드테라피를 열심히 하는 나의 심장이 정말 많이 좋아졌다고 격려해 주었다. 그 말씀을 듣기 위해서라도 더 열심히 한 경우도 있다. 수수차를 마시면서 몸이 건강해져서 참 뿌듯하다. 앞으로도 계속해 나갈 작정이다. 이것을 나 혼자만 알고 있을 것이 아니라 도움이 필요한 다른 많은 사람들에게도 널리 알려주고 싶다는 생각이 들었다. 참 의미 있고 행복한 시간이었다.

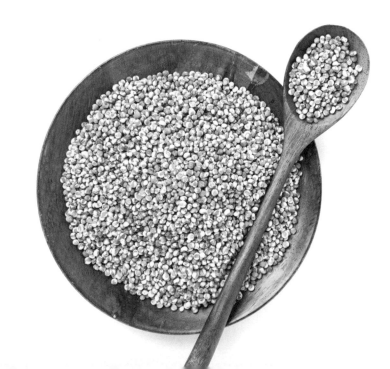

3. 5주간의 푸드테라피

* 홍유표 : 금형인_ 감식초, 원두커피

1. 나의 체질

나의 체질은 금형이다.

금형은 폐와 대장이 크고, 간장, 담낭과 심장, 소장이 작은 편이다.

다음은 간장, 담낭이 약하기 때문에 생기는 문제이다.

1)성격상 문제

①인색하고 소극적이며 아집이 강한 편이다.

②유연성이 약해져 직설적이고 상대방의 마음을 아프게 한다.

③노하기를 잘하며 약 올리고 비비꼬며 부숴버리고 싶어진다.

④변덕이 심하고 쉽게 결단해서 손해를 본다.

2)육체적 문제

①눈 - 눈곱 끼고 시력저하, 눈이 시다.

②목, 편도선 - 목감기, 목이 잘 쉼, 편도선 부음, 가래, 기침

③간 - 근육경련, 쥐남, 긴장되어 잠꼬대, 경기, 사시, 야뇨증, 음부소양위축, 탈장

④쓸개 - 담석증, 늑막염

⑤기타 - 손발톱이상, 전후굴신불가통(고관절), 편두통, 닭살, 입이 쓰고 백태, 한숨

다음은 심장, 소장이 약하기 때문에 생기는 문제이다.

1)성격상 문제

① 참을성이 없고 급하고 부산스럽고 폭발적이어서 예측하기가 어렵다. (다혈질)

② 쓸데없이 웃음이 많고 친해지고자 반말 잘해 버릇없다고 여겨진다.

③ 꿈이 많아 숙면을 취하지 못하고 충동구매를 잘하며 아주 야하다.

④ 집중력이 떨어져 학습효과가 떨어지며 깜짝깜짝 잘 놀란다.

⑤ 가슴이 두근거리고 누군가 짝사랑하게 된다.

2)육체적 문제

①혀 - 혓바늘, 혀에 염증, 말을 더듬는다(발음부정확)

②얼굴 - 면종(얼굴에 붓기), 면홍(얼굴이 붉어짐)

③상완 - 팔꿈치부터 어깨까지 저리고 쑤시고 살이 찜

④피 - 조혈부족으로 빈혈, 현기증, 생리불순, 조기폐경

⑤혈관 - 수족냉증, 수족저림, 다래끼

⑥심장 - 심장통증(왼쪽가슴), 숨차고, 습관성 유산, 불임, 심근경색

⑦소장 - 50견통(천종)

⑧기타 - 척추가 아프고 좌골신경통, 명치끝 답답, 심하통, 딸꾹질

2. 현재 건강상태

나의 건강 상태는 목이 잘 쉬고, 찬 공기를 조금만 마셔도 기침이 많이 난다. 갑자기 근육이 움츠러들 때가 자주 있고 담이 결릴 때가 많다. 신경을 많이 쓰면 편두통이 심하다. 이유 없이 한숨을 자주 쉰다. 피곤하면 바로 혓바늘이 나고, 얼굴이 붓는다. 그리고 입이 쓰고 백태가 자주 생긴다. 군대에서 제대한 뒤로는 척추가 자주 아프고 살이 찌면서 더 아프게 되었다. 책을 오래 보면 눈이 시큰거려서 눈물이 날 때가 자주 있고, 어쩔 수 없이 독서를 중단해야 할 때가 많다. 가끔 오래 앉았다가 일어나면 어지럽다.

3. 추천 푸드테라피

금형인 사람은 폐와 대장을 영향하는 음식인 매운맛의 음식을 조심해야 한다.

많이 섭취해야 하는 음식은 간과 쓸개를 영양하는 음식인 신 음식과 심장과 소장을 영양하는 음식인 쓴맛 음식이다.

내게 추천해 주신 음식인 감식초를 꿀물에 타서 먹는 것이다. 그리고 커피는 설탕을 타지 않고, 연하게 해서 마신다.

4. 임상사례

푸드테라피 / 주차	적용 전(월요일)	적용 후(일요일)
1주차	목이 잘 쉰다. 겨울에 기침이 심하다. 자주 담에 걸린다. 편두통이 심하다. 이유 없이 한숨이 나온다. 조금만 피곤해도 혓바늘이 난다. 아침마다 얼굴이 붓는다. 입이 쓰고, 백태가 자주 생긴다. 눈에 통증을 느낀다. 척추 부근에 통증이 있다.	꿀 두 수저에 식초 한 수저를 머그컵 크기의 잔에 타서 마셨다. 하루에 한 잔, 저녁에 마셨다. 그리고 커피도 하루에 한잔 마셨다. 첫 주에는 많은 차이가 없었다. 가장 일주일이 다되어서 가장 빨리 반응이 나타난 것은 혓바늘이었다. 조금만 피곤해도 혓바늘이 심했는데, 혓바늘이 덜 생겼다. 생겨도 금방 없어졌다.
2주차	혓바늘을 제외한 다른 증상은 호전되지 않았다.	꾸준히 먹었지만 2주째도 그렇게 큰 차이는 없었다. 조금 나아졌다고 느낀 것은 입이 쓰고 백태가 자주 생겼는데, 입의 쓴 느낌이 덜해졌다. 등에 담이 걸려서 고생했다. 고통이 쉽게 호전되지는 않았다.
3주차	혓바늘은 인식하지 못할 정도로 많이 나아졌다. 아침에 입의 쓴 느낌이 많이 줄어들었음을 느꼈다. 나머지 증상은 크게 호전되지 않았다.	이유 없이 한숨을 잘 쉬었는데 어느새 한숨을 잘 쉬지 않음을 느꼈다. 겨울의 시작이라서 아직은 잘은 모르겠지만, 기침을 시작할 시기가 지났는데 조금 덜 하는 것 같다.

4주차	한숨을 쉬지 않게 되었다. 겨울이 되면 기침 때문에 목이 편할 날이 없었는데, 기침을 잘하지 않아서 목이 편하다.	혓바늘을 인식하지 못하며 산 것 같다. 혓바늘 때문에 고통스러운 적이 없다. 등에 담이 걸려서 고생했던 게 잘 풀리지 않는 걸로 보아서 담이 걸린 게 아니라 병이 있는 것 같다. 한 달이 다 되어 갈 때 편두통이 많이 줄었다. 편두통을 달고 살았기 때문에 정말 많이 편해졌다.
5주차	혓바늘, 목이 잘 쉬는 것, 입이 쓴 것, 기침, 편두통은 빠른 시간에 효과를 본 것 같다.	척추 쪽에 통증이 많이 좋아지기는 했는데, 아직도 바늘로 찌르는 것처럼 찌릿찌릿하다. 얼굴 붓는 건 매일 같이 붓지는 않는다. 책을 조금만 읽어도 눈에 통증이 있었다. 안압이라고 해야 하나 무언가 꽉 누르는 느낌이 심했다. 이 증상은 크게 호전되는 않았다. 그리고 나아짐을 잘 느끼지 못했다.

5. 종합평가

가장 좋아진 것은 조금만 피곤해도 혓바늘이 나던 문제였다. 식초를 꾸준히 섭취하면서부터 시험기간에 밤을 세워도, 혓바늘이 나도 곧바로 가라앉았다. 그리고 겨울마다 목이 건조해져서인지 기침을 정말 많이 했는데 이번 겨울에는 기침을 적게 했다. 아직 잘 모르겠지만 기침에도 효과가 있어 보인다. 아침에 일어나면 입이 쓰고, 양치질을 해도 개운치 않았는데, 5주 동안 입의 쓴 느낌이 크게 줄어들었다. 일상생활에서 제일 불편했던 편두통과 혓바늘 상태가 호전된 것이 나에게는 무엇보다 기쁜 일이었다. 하지만 잘 낮지 않고 차도가 없었던 증상들도 있었다. 척추가 자주 아픈 것은 다른 이유 탓이라는 생각을 했지만, 아침에 얼굴이 붓는 것과 눈이 쉽게 아픈 증상은 큰 변화가 있지는 않았다. 이런 점을 보면 푸드테라피는 긴 시간을 두고 지속적으로 노력해야 함을 느꼈다.

식초를 먹는 것이 결코 쉬운 일이 아니었다. 입에 잘 맞지 않았기 때문이다. 그리고 증상을 천천히 다시 살펴보니 나에게는 심장과 소장이 좋지 않을 때 나타나는 현상이 더 많았음을 느낀다. 그리고 월요일 수업시간에도 앞에 나가 팔 들고 자세를 잡는 것을 시도했다. 금형인 내가 금형의 자세를 취했을 때는 오히려 힘이 빠졌는데, 화형의 힘이 부족하다고 말씀하시어 화형의 자세를 취하니 힘이 생김을 느꼈다. 확실히 심장과 소장이 약함을 느꼈다. 초등학교 때 심장에 이상이 있었었는데, 푸드테라피에서 심장이 안 좋을 때 나타나는 여러 증상들을 보면서 필요성을 느꼈다.

푸드테라피를 하면서 가장 놀라웠던 점은 병원의 치료를 받지 않아도 건강상 문제가 됐던 것이 이렇게 호전될 수 있었던 것이다. 자연치유의 위력을 새삼 느끼게 된다. 하지만 이 수업을 통해 내 상태와 내 체질을 알지 못했다면 병을 더 키워서 병원 치료를 받아야 될 지경까지 이르렀을 지도 모를 일이었다.

푸드테라피는 서양의학처럼 단기간에 문제가 있는 질병을 치료하는 것이 아니다. 음식을 통해서 면역력을 강화하고, 자연스럽게 치유하여 건강하게 하는 신비한 치료법이다. 내면으로부터 병을 치유하고 미리 병을 예방할 수 있는 푸드테라피라는 말을 처음 들었을 때 약간 의심이 들었지만 곧 나의 생각이 틀렸음을 알게 되었다. 서양의학에 익숙한 우리는 음식으로 치료한다는 점에 익숙하지 못하고, 음양오행이라고 하면 일단 거부감부터 갖는다. 하지만 수업을 들으면서 이해하게 되었고, 직접 시험하면서 거부감도 사라졌다. 체질을 이해하며, 자신에게 맞는 음식을 섭취함으로 무병장수하려는 인간의 자연스러운 욕구를 충분히 만족시킬 수 있으리라는 생각이 들었다. 뿐만 아니라 사랑하는 가족들과 지인들에게도 추천하고 싶다.

6. 개별적 참여도

상, 중, 하로 참여도를 나눈다면 나는 중상 정도인 듯하다. 시험 때나 세미나 등 지방 출장을 제외하고는 감식초에 꿀물을 타서 매일 저녁마다 복용하기를 잊지 않았다. 커피는 아주 연하게 이틀에 한잔 씩 마셨다.

4. 5주간의 푸드테라피
* 김효선 : 목형인_ 꿀, 고추장

1. 나의 체질: 목기(木氣)
- 간과 쓸개가 발달했으며, 폐·대장·비·위장이 약하다.

2. 현재증상
- 소화불량과 목 주변에 아토피 증상

3. 추천 푸드테라피
- 하루 세 번 꿀 두 숟가락, 고추장 두 숟가락 먹기

4. 변화
- 원래 속이 편하지 않고 변을 잘 못 봤는데, 방귀가 잘 나오고 변을 하루에 한 번씩 보게 되었다. 주로 오전에 식사를 후 화장실에 갔다. 변을 봐도 개운하지 않았었는데, 꿀과 고추장을 먹고 나서는 건강한 변을 볼 수 있었다.
- 아토피 증상 때문에 가려워서 자꾸 긁게 되었는데, 고추장을 먹음으로써 가려움이 없어지고 피부도 깨끗해 졌다. 아직 자국은 남아있지만 크게 좋아지고 있다. 아토피는 어떠한 약을 먹고 발라도 잘 낫지 않아서 고생을 했었는데 내 몸에 필요한 음식을 먹으니 바로 반응이 와서 좋아졌다. 가려워서 고통스러웠는데 신기하게 푸드테라피를 한 후 긁지 않게 되었다. 아토피에 걸렸던 걸 까먹을 정도였다.

5. 임상의 적응성
- 처음에 꿀을 먹는 건 좋았다. 사실 단 음식을 좋아했기 때문이다. 그런데 먹다 보니 약을 먹는 기분이었다. 입맛이 변했는지 처음처럼 단맛이 안 느껴지고 쓴맛 비슷하게 느껴졌다.
- 고추장은 처음부터 먹기가 힘들었다. 독약을 먹는 듯한 거부감이 들었고 평소

에도 고추를 싫어해서 먹지 않았다. 그런데도 고추장을 먹으려니 여간 힘든 게 아니었다. 눈 딱 감고 먹은 뒤 물로 넘길 때도 있고 밥에 비벼먹기도 해보고 여러 가지 방법으로 먹기를 시도했다. 그 결과 아토피 증세가 없어졌는데 없어졌다. 그때쯤 생리를 하게 되었는데 생리할 때는 입맛이 사라지고 배도 아파서 푸드테라피를 조금 소홀히 하게 되었다. 그래서 다시 먹기를 시도했는데 처음처럼 매끼마다 먹지 못했다. 겨우 하루 한 끼에서 두 끼 정도를 시행했다.

6. 개인별 참여도

- 처음 3주는 아주 열심히 참여했다. 꼬박 체크하면서 먹었는데, 그 다음 주는 생리를 하게 되어 소홀히 했었다. 마지막 주는 한 끼에서 두 끼 정도 시행할 수 있었다.

- 나의 개인별 참여도는 중간 정도이다.

7. 느낀 점

예전에 여드름이 많이 나서 병원 치료를 받은 적이 있다. 그때는 정말 너무 심각했다. 병원을 질색하는 나는 할 수 없이 처방 받은 약을 복용하고, 얼굴에는 연고를 바르기도 했다. 그런데 달라진 게 거의 없었다. 너무 실망을 해서 얼굴에 녹차를 발라보기도 하고 깨끗한 생수로 세수도 해보았다. 그렇게 하다보니 너무 힘이 들어 포기하고 지냈는데, 살을 빼고 나니 피부가 좋아졌다. 내 몸속에 노폐물이 쌓여 있었던 게 아닌가 하는 생각이 들었다. 그래서 얼굴에 여드름 꽃이 피어난 것이었다. 이처럼 내 몸은 신호를 주는 것 같다. 그런데 이런 현상을 자연치유법을 통해 치료할 수 있다면 부작용도 없고 더 잘 치유할 수 있는 것이다.

푸드테라피를 하면서 아침마다 변을 꼬박꼬박 보는 게 신기했고, 아토피가 없어지는 게 너무 좋았다. 가족들도 관심을 보여 따라 하기도 하고 수업시간에 들은 내용을 이야기해주기도 했다. 나 스스로 음식을 조절함으로써 내 건강을 지킬 수 있어 좋았고, 나의 체질을 파악해 나의 성격이나 나에게 필요한 것들을 알 수 있어 참 좋았다. 푸드테라피를 하기 위해 세끼를 거르지 않고 식사하는 좋은 습관마저 기르게 되었다.

수업을 들으면서 몰랐던 음식과 몸의 관계를 알게 되니 이제는 하나를 먹더라도 제대로 알고 먹으려 하고, 인스턴트나 육류는 먹지 않으려고 노력 중이다. 아무래도 현대인의 입맛은 조미료와 인스턴트에 맞춰져 있기에 그런 음식을 먹지 않는건 매우 힘든 일이다. 야채를 자주 먹고 내 몸에 필요한 음식을 의무적으로 섭취해야겠다.

5. 5주간의 푸드테라피
*조시영 : 목형인_꿀, 고추장

내가 경험한 푸드테라피

1. **체질** - 나는 목(木)형이자 간·담 체질이며 비위와 폐가 약하다. 그런 이유로 자주 목감기에 걸리고 또한 위산 역류로 가래가 많이 껴서 자주 콩콩 거린다. 또한 상대적으로 간 · 담이 건강하기에 잠을 많이 못 자더라도 쉽게 피곤을 느끼지는 않는다. 그러나 입안에는 자주 입병이 돋아 혓바늘과 함께 거의 4주 정도 고생하곤 했었다. 아마도 2-3개월에 한번 씩 자주 생겨서 그로 인해 고생을 해왔다. 위장이 편치 않아 그런지 변을 보더라도 굵기가 얇고 배변 후에도 찝찝함이 남아 있다. 그리고 하루를 그냥 보내도 먹고 싶다는 생각이 들지 않을 때가 있다.

2. **성격** - 대체로 인자하고 부드럽고 완만한 성품을 지녔다. 아무리 강하게 이야기 한다 해도 성품의 완만함으로 인해 오히려 부정적 반응을 보이게 된다. 그래서 가급적 큰소리를 내거나 강한 어조로 이야기 하는 것을 금하고 있다. 그러나 지속되는 위장의 불안과 폐의 압박으로 오히려 짜증이 늘어나거나 쉽게 어떤 일에 지겨워하는 경향을 보인다. 왜 이러나 하는 생각에 스스로 의문을 품을 때가 있곤 한다.

3. 푸드테라피 – 비비위가 약하고 폐의 약함으로 이를 돕기 위해 필요한 음식 맛으로는 단맛과 매운맛이 필요하다. 그러나 워낙 단맛을 좋아하지 않고 매운맛에는 부정적 반응이 나타나서 현재까지는 비교적 부드러운 음식을 많이 섭취하곤 했다.

4. 처방 – 교수님의 처방은 현재 위장과 폐가 모두 약하다. 그러므로 이를 강화시키기 위해 고추장과 꿀을 섭취하라고 하셨다.

5. 나의 생활 습관과 음식 관리 – 그동안 위장이 많이 불편했었기에 칡청을 구입했다. 그러고는 하루에 두 번에서 세 번 정도 뜨거운 물에 세 스푼씩 섞어 차처럼 마시곤 했다. 또한 생강을 꿀에 재서 약 1.5리터 주전자에 끓여 수시로 마시곤 했다.

6. 처방과 푸드테라피 관리
   5주간의 프로젝트 : 고추장과 꿀

1주차 : 그리 신경을 많이 쓰지 않아 3회 정도 밖에 못했다. 매운 고추장을 먹으니 속이 쓰렸고 단것을 싫어해 꿀을 먹으니 역겹고 느끼한 느낌이었다. 기존에 섭취하던 칡과 생강차는 꾸준히 마셨다.

2주차 : 일주일을 통틀어서 보니 낮에는 금식으로 인해 섭취를 못했으나 조식 후 그리고 석식 후 또한 잠자기 전까지 포함해 하루 세 번씩 성실히 복용했다. 그리고 주말엔 꼬박 세끼 섭취하고 생강차를 마셨다. 몸의 변화는 별로 없었지만 변비가 생긴 것처럼 용변 보는 것에 부담이 생겼다. 속도 쓰린 느낌이 들어 불쾌했다. 전에는 하루에 한 번씩 마무리가 편하지는 않았지만 테라피 요법을 한 후 이틀에 한 번씩 가게 되었다. 아마 금식의 영향 때문이라는 생각이 든다.

3주차 : 여전히 주중 점심 금식과 더불어 일주일 섭취를 진행했다. 생강차도 끊지 않았다. 특별히 몸의 반응은 없었다. 그러나 잠을 4시간 정도 자고 나도 피곤함을 느끼지는 못했다. 음식으로 인한 반응일까? 변은 여전히 불편했다.

4주차 : 지난주와 동일하게 복용을 했다. 용변은 좀 편해졌다. 그러나 매일 가지는 않는다. 그리고 음식을 먹고 싶다는 욕구가 생겼다. 잠도 더 편하게 자게 됐다. 입안의 병은 생기지 않았다. 그리고 혓바늘도 생기지 않았다. 잠은 3시간 30분에서 4시간정도 잤다. 피곤함을 크게 느끼지 못했다.

5주차 : 입입병이 생겼다. 혓바늘도 돋았다. 그러나 신기하게도 입병이 생기면 보통 3주에서 4주정도 갔는데 입병 생긴지 1주일 만에 거의 다 나았다. 혓바늘은 3일 정도 지났는데 거의 나았다. 화장실 가는 것이 편해졌다. 소변에는 효과를 못 느꼈다. 그러나 이틀에 한 번 정도씩 꾸준히 대변을 본다. 변의 색깔도 황금색으로 변하고 있다. 이전보다 굵기도 더 두꺼워졌다. 속이 편해졌다. 먹고 싶은 욕구가 늘어났다. 그러나 식사량을 늘리지는 않았다. 잠은 여전히 동일하다. 그래도 피곤함을 많이 느끼지는 않는다. 낮에 약 10분 정도만 잠을 자고 일어나면 금방 상큼해진다.

7. 평가

- 여전히 꿀과 고추장을 섭취하고 있다. 그리고 생강차는 꾸준히 마시고 있고 둥굴레 차와 죽염을 조금씩 섭취하게 되었다. 밥맛이 좋아졌다. 그리고 화장실이 편해졌다. 입병도 더 빨리 낫게 되었다. 그러나 소변은 여전히 시원하지 않다. 그래도 잠깐의 과정이지만 음식으로 인해 좋아지고 있으니 꾸준히 실천해나가면 달라질 것이라 생각한다. 그러나 좋다고 한꺼번에 많이 먹는 것은 오히려 역효과를 볼 수 있기에 몸의 반응에 세심한 관심을 기울이게 되었다. 달라진 것이 있다면 음식이 몸과 무슨 관계가 있을까 하며 별로 크게 신경 쓰지 않았는데 이제는 관심을 더 많이 갖게 되었다. 그리고 몸이 좋아지는 것을 느끼게 되니 더 성실한 자

세로 음식관리에 임하게 되었다. 위장이 편하니 감기 증상이 오더라도 금방 이겨 내게 되고 그로 인해 잘 먹고 잘 쉴 수 있게 되어 일석이조의 효과를 보게 되었다. 그밖에도 배변활동이 편해져서 기분이 좋다. 또한 끊임없이 괴롭혔던 것 중 하나가 혓바늘과 입병이었는데 신기하리만치 생기더라도 빨리 회복하게 되니 음식과 체질 관리에 마음을 더 쓰게 된다. 그리고 내가 좋아지니 다른 사람들에게도 잘못된 상식을 알리는 것보다는 그 사람에게 맞는 음식과 습관에 대해 바르게 전달할 수 있게 되었다. 아마도 내 몸에 맞는 음식을 일부러 찾아다니지는 않겠지만 적어도 기본적으로 약한 부분을 건강하게 해야겠다는 생각에 대한 자리 매김이 확실히 되었다. 그리고 음식 에너지가 인체에 미치는 영향이 이렇게 엄청나다는 생각을 하게 되면서부터 아무것이나 함부로 먹지 않는 습관이 생겼다. 혹시라도 문제가 생기면 내가 무엇을 먹었나부터 생각하게 되고 그에 따르는 증상과 해결 방법에 관심을 갖게 되었다. 앞으로도 여러 가지 몸에 대한 숙제가 남아있을 것이다. 그러나 푸드테라피의 배움을 통해 깨닫게 된 것은 꾸준한 실천을 통해 몸이 느끼는 것에 바르게 반응하는 것이다. 더 오래, 더 건강하게 일할 수 있다면 과감하게 잘못된 것은 정리하고 바른 식습관을 길러야겠다.

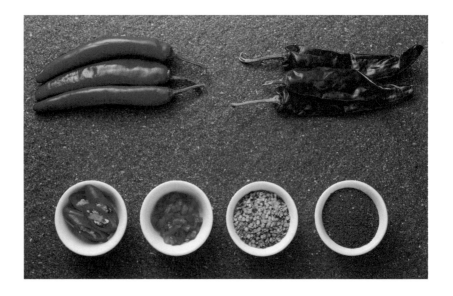

6. 5주간의 푸드테라피

*이하영: 화형인_ 검정콩, 죽염

1. 체질과 증상

나는 화(火)형으로 활발하고 외향적이다. 한 곳에 집중이 어려워서 매우 산만한 스타일이다.

이마가 너무 넓어서 앞머리로 가리고 다닌다.

아무에게나 말을 잘 놓는다(반말사용). 처음에는 열정적이지만 끈기가 부족해서 일을 벌려놓고 끝까지 마무리를 잘하지 못한다. 잘 듣지 못한다. 그래서 "뭐라고?", "다시 말해줘" 라는 말을 많이 하고 "귀 좀 파라" 소리를 자주 듣는다.

보통 심장이 좋으면 폐 쪽이 약하다고 하지만 교수님이 기맥을 분석하여 주시고 설문지로 해 본 결과 신장과 방광이 좋지 않다고 했다. 그 예로 추위를 심하게 많이 타고 무서움(공포)이 굉장히 많다. 꿈을 자주 꾼다. 생리 전날부터 생리통이 심해서 둘째 날까지 누워있어야 한다. 스트레스를 받거나 조금만 잠을 못자면 얼굴에 여드름, 뾰루지 같은 것이 많이 올라온다.

2. 추천 받은 테라피

처음 추천 받은 테라피는 검정콩이었다. 그런데 내가 기숙사에 살기 때문에 콩을 끓여 먹을 수 없어 다시 추천을 받아 죽염을 먹게 되었다.

3. 실천사항, 변화

죽염을 주문하는 과정에서 어려움이 있어 테라피를 조금 늦게 시작하게 되었다.

1주차	10월28일 월요일 죽염이 택배로 도착하고부터 먹기 시작했다. 얼마큼 먹는지 몰라서 티스푼으로 반 스푼씩 아침에 먹었다. 효과는 모르겠지만 엄청 쓰고 짜고 괴로웠다. 계속해서 먹는데 일주일 동안 설사가 나고 배가 많이 아팠다. 변은 계속 묽고 피부가 굉장히 거칠어졌다. 여드름이 심하게 올라오고 트러블이 생겼다.

2주차	은이도 죽염을 먹는다고 해서 조언을 구했다. 내가 너무 많은 양을 섭취하고 있다는 것을 알았다. 은이는 고체로 된 죽염이여서 쌀알 2개 정도의 죽염을 아침, 저녁으로 먹는다고 했다. 나도 양을 그 정도로 줄였다. 또, 나는 죽염만 먹어야 하는 건 줄 알았는데 물에 타서 먹어도 된다고 교수님이 말해주셨다. 그래서 섭취 방법을 바꿨다. 입에 죽염을 넣고 물과 함께 넘겼다. 훨씬 속이 편했다. 설사가 멈췄다. 그런데 피부는 여전히 트러블이 나고 있었다.
3주차	죽염을 먹어도 짠 것을 못 느끼겠다. 익숙해 진 것 같다. 설사도 멈췄고 피부도 깨끗하게 들어갔다. 만져보면 여전히 우둘투둘한 느낌이 있긴 하지만 멀리서 봤을 때 안 좋아보이던 피부는 사라졌다. 나는 생리 주기가 들쑥날쑥 맞지 않아서 언제 시작할지 모른다. 항상 생리 시작 전에 허리가 끊어질 듯이 아팠기 때문에 '내일 생리 시작하겠구나' 하는 것으로 알고 준비했었다. 11월 14일 생리가 터졌는데 준비하지 못했다. 원래대로라면 13일에 허리가 많이 아팠어야 했는데 전혀 통증이 없었기 때문이다. 첫째 날 둘째 날도 생리통이 없는 건 아니었지만 생활이 가능할 정도로 통증이 없었고 약을 먹지 않고, 찜질팩을 하지 않아도 괜찮았다.
4주차	나도 모르는 사이에 나에게 변화가 있었다. 꿈을 꾸지 않고 잠을 엄청 잘 잔다는 것과 어둠에 대한 공포가 완전히 사라졌다는 것이다. 나는 겁이 정말 많다. 어두운 곳에 빛이 없이(핸드폰 후레시) 가거나 혼자 간다는 것은 상상할 수 없는 일이었다. 혼자 다니는 것도 있을 수 없었다. 혼자 집에 있을 때도 불을 다 켜놓는다. 그런데 어느 샌가 보니 어두운 곳을 불빛 없이 혼자서 잘 가는 나를 보았다. 나는 CEF이다. 수요일마다 새소식반을 나가기 때문에 주일저녁 자료들을 준비해야한다. 그 밤에 아무도 없는 캄캄한 밀알관에 혼자 자료를 만들고 했다. 가능해졌다. 겁이 없어졌다. 여전히 귀신은 무섭지만 어두움에 대한 공포가 사라졌다.

4. 느낀 점

　5주차를 해야 하는데 검정콩요법을 하다 죽염으로 바꾸고 주문하는 과정에서 한주를 날려버렸다. 그래서 4주차밖에 못했는데 4주 한 것만으로도 효과를 보았다. 먹으면 먹을수록 짠 맛을 점차 느끼지 않게 되었다. 소변은 원래 잘 보았으므로 그것에 대한 차이점은 잘 모르겠다. 하지만 공포감과 생리통 부분에서는 큰 변화를 느꼈다. 계속 죽염을 먹으면 귀신이 안 무서워질까? 하는 의구심이 든다. 내 최대의 약점이다. 어딜 놀러가도 귀신의 집에 못 들어가고 공포영화를 전혀 못 본다. 본다는 것이 대단한 것은 아니지만 그래도 신학생이고 나중에 사역을 하게 될 텐데 이렇듯 귀신을 무서워한다는 취약점을 가지고 있다면 내가 가르치는 아이들에게 어떻게 보일까 걱정된다. 피부가 좋아졌으면 하는 바람이다. 은이는 죽염을 먹고 나서부터 화장이 잘 받는다고 한다. 나는 그런 피부 변화는 잘 모르겠다. 크게 돋으라진 트러블이 사라졌다는 정도다. 수업을 마친 후에도 멈추지 않고 계속해서 죽염을 먹을 생각이다.

내게 맞는 푸드테라피 말고도 감기약에 대한 영상을 시청한 적이 있었다. 그 영상을 본 이후 약을 복용하는 게 망설여진다. 올해는 아직 감기에 걸린 적이 없어 약을 먹게 될지는 모른다. 하지만 감기에 걸리면 병원에 가지 않고 약 먹지 않고 그냥 푹 쉴 생각이다.

항상 수업을 들으면서 엄마도 이 수업을 들었으면 했다. 체질만 알면 그것에 걸맞는 음식을 먹을 수 있을 텐데….

7. 5주간의 푸드테라피

* 최윤수 : 토금형인_커피

1. 나의 체질

얼굴형상은 3, 4번인 토형과 금형에 해당된다. 그중에서 나와 비슷하다고 생각되는 형상은 금형보다 토형에 더 가까운 것 같다. 토형의 체질은 비와 위가 발달된 체형이고, 얼굴 형상은 동그란 형이다. 복부가 발달한 것 같다.

토형이기 때문에 신방광과 간담, 심소가 약하다.

무릎과 허벅지, 배 부위가 잘 발달되어 있다. 식성이 좋고 소화흡수도 좋아서 살도 찌게 된다.

작년까지는 내 얼굴형상은 화형에 가까웠다 얼굴이 갸름했고 몸이 전체적으로 갸름하고 상체가 발달했다. 순발력이 있었고 상체 어깨가 발달했고 감정적이고 사교적이었다. 그런데 지금은 성격이 변했다 묵묵히 참고 말을 머금고 입속에 넣고 말하지 않는다. 그래서 주변 사람들이 답답하고 속을 모르겠다고 말했다.

2. 나의 건강 상태

평소에 심장이 약하다는 소리를 들었다. 수업시간에 교수님께서 몇 군데 집어 보시고는 콜레스테롤이 있고 심장과 소장이 약하다고 하셨다. 평소 작은 것에 놀라고 한번 탈이 나면 장염이 오랜 기간 동안 걸린다. 그리고 평소 열이 많고 땀을 많이 흘리고 혓바늘이 자주 나고 얼굴이 자주 붓는다. 또한 작은 것에 쉽게 웃고 크게 웃는다. 실없는 웃음이 많은 편이다. 이것 또한 심장이 안 좋은 사람의 특징이라고 하는데 내가 해당되는 것 같다.

열이 많다고 했다. 그래서 여름에는 선풍기를 틀고, 겨울에는 추위를 잘 안타서 보일러도 적당히 켜고 잔다. 남들보다 추위를 덜 타는 것 같다. 그래서 약을 지을 경우에 열이 나는 약을 처방하지 않은 것으로 기억한다.

잠을 자도 잔 것 같지가 않고 잠을 자고 일어나도 개운한 것을 잘 느끼지 못한다. 피곤함이 많이 느껴진다.

3. 푸드테라피 처방

교수님께서는 내가 토형에 해당되고 심장과 소장이 약하다고 분석해 주었다. 교수님께서는 나에게 쓴 것을 먹으라고 권하셨고 커피를 마시라고 하셨다. 그래서 쓴 것을 잘 안 먹고 못 먹는 내가 푸드테라피를 배우면서 왜 쓴 것을 잘 못 먹고 잘 안 먹게 됐는지 알게 되었다. 그래서 좀 먹기 힘들더라도 쓴맛을 많이 먹고 특히 커피를 많이 마시기로 하였다.

4. 5주간 느낀 점

- 커피는 되도록 아메리카노를 마시려고 노력했다. 믹스커피를 먹을 때 설탕은 되도록 안 넣어서 먹고 카페모카처럼 쓴 커피를 먹으려고 했다. 1주부터 2주까지는 꾸준히 잘 마시려고 노력했고 잘 마신 것 같다. 초반에는 잠을 자는데 조금 어려움을 겪었고 쓴 것을 원래 못 먹기 때문에 아메리카노 하나를 다 먹는데 시간이 걸렸다.

- 커피를 먹기 시작하고 1주, 2주 때는 몸의 변화를 잘 느끼지 못했다. 겉으로

보기에는 변한 게 없어보였다. 하지만 조금씩 몸의 변화가 생기는 것 같았고 조금씩 느끼게 되었다. 피곤함이 많이 사라졌고, 주변에서도 얼굴이 밝아졌다고 했다. 그리고 몸에서 땀이 많이 안 나기 시작했다.

- 5주간 푸드테라피를 하는 동안 별도로 운동을 하지는 않았다. 콜레스테롤을 줄이기 위해 고기를 자주, 많이 먹던 습관을 고치고 고기를 가끔씩 먹게 되었다.

- 살이 찌지 않았고 조금 빠졌다.

- 4주째 5주째가 되면서 쓴 것에 익숙해 진 것 같다. 전보다 쓴 것을 잘 먹을 수 있게 되었고, 같은 것을 계속 먹다보니 힘들어서 가끔 가끔 다른 커피도 먹으면서 견딜 수 있었다.

- 5주간 푸드테라피를 하면서 내 몸에 좋은 음식들이 무엇인지 큰 관심을 갖게 되었다. 약한 심장과 소장을 강하게 하기 위해 많이 노력하고 조사했다. 또한 심장이 약해서 빨간색 옷을 자주 입었는데 어느 순간부터 빨간 옷을 가끔씩 입게 되었다.

- 나도 모르는 사이에 작은 부분에서 큰 변화가 일어났다.

- 내 몸에 큰 관심을 가지게 되었고 나를 포함한 우리가족의 몸 건강에 대한 관심이 높아졌다.

5. 종합정리

평소 다이어트나 운동에 대해 관심아 많았지만 몸에 대한 기, 혈, 또한 내 몸에 맞는 체질이 무엇인지 관심을 많이 갖게 된 것 같다. 푸드테라피를 통해 알지 못했던 내 몸의 체질과 맞는 음식들, 약한 것에 좋은 음식들, 또한 내가 필요한 색을 알게 되었다.

이 수업을 듣게 된 이유는 과연 내 몸은 현제 어떤 상태이고 무엇이 필요한지 내 몸이 건강한지가 매우 궁금했다. 그리고 이를 통해 가족들에게도 적용해보려고 했다.

수업을 들으면서 부모님과 동생에게 맞는 체질은 무엇이고 어디가 안 좋은지 관심을 갖고 또 알게 되어 수업에서 배운 것을 가족에게 적용해보았다. 특히 혈자리를 통해서 아픈 것이 치료되는 점도 집에 가서 부모님과 동생에게 시도해보았는데 효과가 있었다.

내 몸이 정확하게 어떤 몸이고 어떤 상태인지 잘 몰랐다. 그런데 수업을 들으면서 처음으로 내 체질과 성향을 확실히 알게 되었다. 큰 도움이 된 것 같다.

일 년 사이에 내 성격이 많이 변했다는 점을 느끼긴 했는데 왜 변했는지는 잘 알지 못했다. 하지만 푸드테라피를 배우면서 일 년 전과 현재 상태를 비교해보니 내가 화형이었는데 토형으로 바뀐 것을 알게 되었다. 일 년 전에는 얼굴도 갸름하고 몸 전체가 날렵한 느낌이었는데 현재는 얼굴형이 동그란 형태로 바뀌었다. 또한 심장과 소장이 튼튼했는데 약해진 것을 알게 되었다. 그래서 땀이 많이 나게 되었고 빨간색을 필요로 한다는 것을 알게 되었다. 그래서 단 음식을 많이 먹은 것 같다.

5주간 푸드테라피를 하면서 제일 중요한 것은 음식이었다. 다른 것보다 음식에 많은 신경을 쓰게 되었다. 되도록이면 몸에 안 좋은 음식과 안 맞는 음식들은 먹지 않으려고 노력했다. 특히 단음식과 고기를 줄이도록 했고 쓴 음식을 주로 먹으려고 했다.

그리고 내 몸의 변화에 대해 면밀하게 조사하기 시작했다 처음에는 어떤 변화가 생기는지 거의 느끼지 못 했다. 처음에는 체형에서만 변화가 있는 줄 알았다. 그렇지만 일상생활에서 생체리듬이라든가 땀이 적게 나는 몸의 작은 변화도 알아차릴 수 있게 되었다. 뿐만 아니라 커피를 마시면서 몸의 변화를 느끼려고 시도했다.

고기를 먹고 인스턴트 음식을 먹은 후 피부에 트러블이 나는 것을 보고 트러블이 나는 것과 안 나는 것을 조금이나마 구별하고 자제할 수 있었다. 그리고 커피를 빼놓지 않고 먹었다. 음식을 비롯한 여러 것들이 내 몸의 피로 상태 등을 알아가면서 내 몸을 더욱더 건강하게 관리하기 위한 방법을 찾고 노력하게 되었다.

어느덧 5주차가 지나가고 처음에는 못 느꼈던 몸의 변화를 조금씩 체험하면서 5주 동안 몸이 많이 좋아진 것 같다. 단지 5주차 리포트를 위해서 먹는 것이 아니라 앞으로 내 몸의 건강을 위해, 몸의 변화에 즉각 반응해서 내 체질과 체형과 음식이 무엇인지 항상 관심을 갖고 긍정적 방향의 몸이 되도록 노력할 것이다. 아무런 생각 없이 입던 옷과 바지 등 옷들이 그냥 고른 것이 아니라 다 몸에서 필요로 하는 색에 따라 고른 것이라는 점도 알게 되면서 매우 유익하고 놀라운 시간이었다.

이런 좋은 푸드테라피를 나 혼자만이 아니라 가족과 함께 몸 관리를 할 수 있어 더 좋았던 것 같다. 아직 푸드테라피가 정확하게 뭔지 모르는 사람들에게 꼭 들어보라고 추천하고 싶은 과목이다. 좋은 수업을 떠나 자기 몸의 관리를 할 수 있는 유익한 시간이기 때문이다. 앞으로 푸드테라피를 바탕으로 건강한 몸이 될 수 있도록 노력해야겠다.

8. 5주간의 푸드테라피

*김동현: 화토형인_검정콩, 다시마

1. 체질

2번 화(火)형으로 심장과 소장이 강하고 폐 · 대장, 신장, 방광이 약한 체질이다.

2. 성격

- 열정이 강하다.
- 화려한 것을 좋아한다.
- 마음이 조급하다.
- 감정적이고 사교적이다.
- 예절이 바르다.(예의를 중요시 생각함.)
- 친화성이 뛰어나고 예술적 감각이 뛰어남.
- 끈기와 인내가 부족하다.

3 건강 상태

- 소화 장애

- 변비
- 귀가 잘 안 들림
- 복부에 가스 참
- 하품을 잘하고 식욕부진
- 종아리통(부종), 얼굴 부종
- 방광염
- 자궁근종
- 냉대하
- 혈액순환 잘 되지 않음.
- 심한 피로감. 머리를 눕자마자 잠에 쏟아지고 일어나지 못함. 때로는 식사시 졸고, 대화시 조는 경우도 있음. 잠이 많음.(기면증 의심)
- 배꼽주위 딱딱한 덩어리
- 명치끝 통
- 숨이 참. 한숨을 잘 쉼
- 손발이 차가움
- 온몸에 쉽게 멍이 듦.

4. 푸드테라피

- 검은콩차: 수시로
- 다시마: 한 조각씩 하루 3회(기숙사 관련 보관 문제로 2주 경과 후 멈춤)

5. 과정

〈열심도〉 1~3주차 ★★★★★ 4주차 ★★★★☆ 5주차 ★★★☆☆ 6주차 ★★★★☆

	Food Therapy	상태
1주차	• 다시마 하루 3회 섭취 • 검정콩물 수시로 마시기	별 반응이 없다. 방귀가 좀 잘 나오는 듯하다. 평소 의식하지 않고선 방귀를 뀌지 못했는데 가스가 배출되는 느낌이 있다. 근데 다시마가 너무 짜다.

2주차	• 다시마 하루 3회 섭취 • 검정콩물 수시로 마시기	콩물에서 좀 매운 맛을 느꼈다. 방귀가 잘 나오고 얼굴의 붓기가 사라진 듯하다. 교수님이 난소의 자리라고 손 지압을 알려주신 곳이 너무 아프다.
3주차	• 검정콩물 수시로 마시기 • 매 식전 고추장 한 숟갈 섭취 • 삶은 검정콩 간식으로 섭취	과정 중이라서 그런가? 별다른 변화는 못 느끼겠다. 그저 삶은 검정콩이 이렇게 맛있는지 모르고 여태 2주간 버렸다는 사실이 아깝다. 식사는 여전하고 식습관도 그대로인데 점점 살이 찌는 것을 느낀다. 생리 전이라서 그런가? 흠...나도 체중감량을 기대했는데.
4주차	• 검정콩물 수시로 마시기 • 매 식전 고추장 한 숟갈 섭취 • 삶은 검정콩 간식으로 섭취	어느 순간 난소 부위의 손 지압이 아프지 않다. 그러나 얼굴에 여드름이 올라오기 시작한다. 생리 때 이런 일이 종종 있기는 하나, 생리가 끝난 지금까지 이렇게 피부 트러블이 생긴 적이 없는데 걱정이 된다. 살이 점점 더 찌는 것 같다. 아니. 찐 것이 유지가 된다. 이번 학기 시작 후 4kg이 쪘다. 평소 체중 변화가 심한 편도 아닌데 단백질 섭취가 늘어서 그런가? 살이 찐다. 슬프다.
5주차	• 검정콩물 수시로 마시기	초심을 잃었나...열심히 하지 못했다. 이것저것 너무 바빠서 콩물을 끓일 시간이 없었다. 이제 삶은 콩을 먹는 것도 물리기 시작한다. 피부가 조금씩 좋아지는 것 같다. 교수님이 속에 있는 독소들이 빠져나오는 기간이라서 피부에 트러블이 있다고 하셔서 꾸준히 먹다보면 좋아진다고 하셨다. 화장도 줄이고 그 말을 믿고 있다.
6주차	• 검정콩물 수시로 마시기	검정콩차를 따뜻하게 마시기 시작했다. 차갑게 마실 때보다 많이 마시지 못하고 자주 마시지 못했지만, 맛은 더 좋은 것 같다.
6주차		지난주에 콩물을 열심히 마시지 못해서 이번 주는 열심히 마셨다. 그러니까 다시 피부 트러블이 생기기 시작하였다. 어떤 것이 진실일까? 인터넷을 뒤져봐도 검정콩이 여드름에 좋다고 나와 있는데 왜 검정콩을 줄인 후에 더 피부가 좋아졌을까? 독소가 나오다 말은 것인가? 아니면 혹시 검정콩 끓일 때 보면 기름기가 쭉~ 뜨던데..내가 산 콩의 질이 안 좋은 것일까?

6. 변화

- 가장 큰 변화로는, 교수님이 자궁이 안 좋은 사람은 생식기 앞쪽에 살이 찐다고 말씀하셨는데 그 부분이 호전되었다. 앞쪽에 통통하게 살이 올라왔는데 그 부위가 살이 빠졌다. 그리고 냉대하증도 컨디션이 안 좋을 때를 제외하고는 많이 호전되었다.

- 검은콩차를 먹을 당시에는 소변도 시원하게 잘 보고 변도 꽤 잘 보았던 것 같다.

- 평생 여드름 한 번 나지 않았는데 검은콩차를 먹은 후 왼쪽 뺨과 이마에 여드름이 났다. 평소의 식사량과 식습관이 비슷하고 오히려 더 건강하게 챙겨 먹었는데도 살이 4kg 더 쪘다. 아무래도 과도한 단백질 섭취 때문인 듯하다.(콩차를 끓이고 난 콩도 간식으로 계속 먹었다).

- 3주째 고추장을 먹기 시작했을 때, 식욕이 좋아지고 소화가 잘되는 듯한 느낌을 받았다.

- 7월에 자궁근종을 진단 받았는데 의사 선생님이 암이 아주 작아 생리 중에 떨어져 나갈 수도 있다고 했다. 진짜 그것 때문인지 콩차를 마신 덕에 건강해진 것인지 모른다. 일단 11월 중순에 다시 검사 받았을 때 자궁근종이 사라졌다.

- 어디에 살짝 부딪혀도 멍이 잘 들었다. 그리고 멍이 든 지도 몰랐는데 요즘엔 안 부딪힌 건지 몸에 멍이 사라졌다.

- 혈액순환이 잘되는 것인지, 손과 발에 때로는 따뜻한 온기가 흐른다. 불에 쬐지 않는 한 늘 차가웠던 손과 발이 이젠 혈액이 흐르고 부종도 사라졌다.

- 아직도 심장과 위장 등 장기 부위에 딱딱함이 있지만, 호전됐음을 볼 수 있다.

7. 종합평가

'심(心)-기(氣)-혈(血)-정(精)'

수업시간 중 제일 마음에 와 닿았던 말이다.

마음이 기를 움직이고 기는 혈액을 움직이고 혈액은 건강을 움직인다는 뜻이다.

무릇 지킬만한 것 중에 네 마음을 지켜라.

나의 마음과 생각에 따라 같은 음식도 약이 되고 독이 되는 것 같다.

가짜 약을 약이라고 믿고 먹을 때 효과를 보는 '플래시보 효과(placebo effect)' 와 진짜 약인데 가짜라고 믿고 그 약 효과를 떨어뜨리는 '노시보 효과(nocebo effect)'처럼 말이다.

몸이 아픈 것은 오히려 몸을 건강하게 하라는 신호로 우리에게 나를 되돌아보게 한다. 기침은 몸속의 나쁜 세균들을 내보내는 과정이고, 콧물이 코 속에 불순물을 흘려보내는 것처럼, 질병이 꼭 안 좋은 것이 아닌, 우리 몸에게 보내는 신호인 것을 새롭게 깨달았다.

질병은 무엇을 먹고, 마시고, 어떤 마음, 생각, 행동을 했는지에 따라 달라지는 삶의 결과이다. 그러므로 질병에 대해, 조금이나마 순응하고 그 안에서 건강하겠다는 본인의 의지와 노력만으로도 건강해 질 수 있다.

평소 소화 장애가 있고 변비로 고생하던 터였다. 그래서 식사기도 때마다 "하나님 주신 음식 감사히 먹겠습니다. 그리고 소화 잘되고 변을 잘 볼 수 있도록 도와주세요"라고 기도했다. 그러나 이제는 기도가 "하나님, 주신 음식 감사히 먹고 늘 굶지 않게 해주심에 감사드립니다. 이 음식이 소화 잘되고 변을 잘 봐서 몸 건강해지게 해주세요. 그리고 제 세포 하나하나가 감사하고 즐겁게 먹을 수 있게 도와주세요"라고 바뀌었다.

'건강과 행복의 척도를 감사의 정도라고 생각한다. 범사에 감사하면 분명 건강과 행복이 가득할 것이다.'-'체질과 푸드테라피' 118쪽- 확인

책에서 처럼 감사함으로 하루를 살고 음식을 섭취하다보니 더욱 건강해 지는 것 같다.

좋지 못한 식사가 병을 유발하는 가장 큰 원인이라는 말과 하나님은 창조하실 때 우리 몸 안에 자연치유 능력을 주셨다는 것 또한 수업 중 가장 큰 깨달음이다. 조용히 생각해보니 의학이 발달하지 않았던 선조들의 삶을 돌아보면 그들이야말로 하나님이 주신 자연치유를 극적으로 체험한 분들인 것 같다.

이번 푸드테라피로 효과를 본 것은 아무래도 부인과쪽인 듯싶다. 평소 소화가 잘 안되고 변비가 있어 그 부위를 치료하고 싶었는데 교수님이 신장이 안 좋아서 그런 것이라며 검은 콩차만 열심히 먹으라고 하셨다. 그런데 소화 장애가 자꾸 마

음에 걸려서 그런지 몸 따로 마음 따로였던 것 같다. 교수님께서 생각이 중요하다고 강조하시므로 종종 검은콩차를 마시며 '소화도 잘되고 변도 잘 나올 거야' 라고 암시를 걸었다. 그래서인지 나름 소화부분도 별 탈 없었고 심한 변비도 없이 잘 지낸 것 같다.

선무당이 사람 잡는다고, 조금 배웠다고 주위에서 어디 아프다고 하면 내가 먼저 진단에 앞장서고 건강상태를 관찰하는 등 진단을 하면서 Food Therapy를 권유하고 있다. 그 친구들이 효과를 보았는지 아직 확인하지 못한 상태지만, 참 얕은 지식을 가지고 위험할 수 있다는 생각을 했다. 그러나 내가 직접 체험한 것이므로 어느 것보다 진실하고 정확하다는 생각에 내 몸 하나는 건강하게 유지하는 것 같다.

신장·방광이 약해서 그런지 요즘 내 옷과 가방, 구두를 살펴보면 검정색이 유독 많은 것을 느낄 수 있었다. 나도 모르게 검정색을 내 몸에서 끌어당기고 있었던 모양이다. 또한 푸드테라피를 처방 받기 전부터 검정콩을 좋아해 검정콩두유, 볶은 검정콩 등을 먹었던 기억에 '아 역시 몸에서 원하는 것이 자연스럽게 끌리게 되는구나' 라는 것을 알 수 있었다.

그밖에도 심장이 강해서 그런지(아니, 심장이 강해진 것인지), 예전에는 커피를 정말 좋아하고 하루에 3잔 이상씩 마셨다. 특히 아메리카노를 선호했는데, 이제는 홍차, 블랙빈, 블루베리류를 마시는 내 모습에서 또 한 번 '아 이제 심장이 강하니까 아메리카노를 원치 않구나' 라고 생각하게 되었다.

몸이 아프면 온 몸에서 반응을 한다. 그러니까 내 몸이 어디가 안 좋은지 신호를 보내는 착한 몸을 더 건강하게 가꿔주어야겠다는 생각을 한다.

무엇보다도 나는 당장 눈에 보이는 소화 불량과 변비로 인해 위내시경도 하고 소화제도 먹는 등 위에 신경을 많이 썼다. 그러면서 자연치유는 증상에 근거한 것이 아닌, 원인에 근거한 치유를 한다. 이렇듯 신장을 보완하니 자연스럽게 소화와 변비에 도움이 된 것 같다. 증상을 치유하는 것이 아닌 원인을 치유하다보니 시간도 오래 걸리고 당장 호전되는 것을 느끼기는 어렵지만, 무엇보다도 꾸준히 함으로 몸의 독소를 제거하고 전체적으로 건강하게 만든다는 생각이 든다.

자연건강과 푸드테라피 수업을 통해 앞으로 식사에도, 그릇에도, 색에도 나에게 맞는 것을 더 선호하고 가까이 하여 보완하게 되었다. 앞으로도 체질에 맞게 식사해 더욱더 건강해질 나의 모습을 기대한다.

9. 5주간의 푸드테라피

*김혜지:수형인_꿀, 수수,커피

1 유형

나는 수형이다. 몸이 물방울 형태를 닮아, 상체가 허한 것에 비해 하체가 튼실한 체형이다. 체형은 신장과 방광이 발달해 검고 짠 음식은 몸에 맞지 않고, 비장과 위장 그리고 심장과 소장이 약해 노랗고 단 음식, 빨갛고 쓴 음식이 잘 받는 체질이다. 그러므로 짠 음식은 피하고 꿀(40%)과 커피 혹은 수수(60%) 섭취를 권장 받았다.

2. 음식을 섭취하기 전, 몸 상태

몸이 전반적으로 찬 체질이다. 그렇기에 여름에는 더위를 많이 타지 않는다. 그러나 유달리 추위를 많이 타는 편이다. 초가을만 되면 스카프는 기본적으로 달고 다닐 만큼 자그마한 추위에도 민감하다. 특히 손이 차, 실내에서도 장갑이 없으면 생활이 불편할 정도이다. 상체에 땀이 많이 맺히는 체형이기에 두꺼운 옷과 장갑을 착용할 시, 끈적끈적한 땀이 자주 맺히고는 한다. 그럴 때면 오히려 땀이 식어, 더 큰 추위를 느낄 만큼 겨울만 되면 생활이 다소 불편하다.

뿐만 아니라 수면시간도 상당히 늦은 편이다. 몸이 다소 무리를 해, 피곤하더라도 잠을 일찍 청하지 못했던 적이 많다. 학기 중에는 열두 시가 넘도록 잠을 청하지 못했던 적도 잦았다. 그리고 방학 중에는 낮과 밤이 바뀌는 올빼미 생활을 하기도 했다. 잠을 청하기 위해 눈을 감고 긴 시간 동안 누워 있어도 서너 시간 동안 잠을 설친 적도 있었다.

소량의 식사를 함에도 잦은 소화 불량 때문에 음식 섭취를 멀리하곤 했다. 아랫배가 뜨끈하고 속이 부글부글 끓으며 식도로 소화 되지 않는 음식 냄새가 올라오는 괴로움이 있었다. 그리고 그러한 소화 불량이 수면에 방해가 되고는 했다. 그렇기에 배고플 때만 식사를 하는 등 식사시간이 불규칙했다. 그리고 하루 식사량 또한 일정하지 않았다.

그밖에 실없는 웃음이 시도 때도 없이 잦았다. 웃으면 안 되는 상황에도 웃음이 나올 만큼 난처했던 경험이 있다. 홍조가 심해, 몸에 조그만 열기가 느껴지면 얼굴(심각한 경우엔 몸통까지)이 빨갛게 달아오르곤 했다. 심지어 간단한 운동을 할 때에도 얼굴이 붉게 달아오르고, 화끈거리는 탓에 운동까지 멈추곤 했다. 그밖에도 작은 피로를 느끼면 잇몸과 입 안에 입병이 자주 돋곤 했으며, 혀가 종종 꼬여 발음이 부정확한 경우도 자주 있었다.

3. 섭취한 음식 (하루치 기준)
- 꿀은 아침, 저녁 두 숟갈씩, 총 네 숟가락을 섭취했다.
- 커피는 한 잔씩 마셨다.
- 은행은 8알 정도 섭취했으며, 수수는 물에 불려 한 숟갈씩 생으로 씹어 먹었다.

4. 증상 변화

주	섭취 음식	변화
1주	꿀	속이 부글부글 끓는 현상은 줄었다. 하지만 여전히 소화가 원활하진 않다. 뿐만 아니라 생각하는 시간(특히 걱정)이 줄고, 스트레스 지수가 다소 낮아진 경향이 있다.
	커피	수면 시간이 당겨졌으며, 평상시보다 수면시간이 길어졌다. 뿐만 아니라 예전과 달리 잠을 깊게 청할 수 있었다. 그러나 예민한 성격 탓에 잠에서 여러 번 깨어나곤 했다.
2주	없음	졸업여행인 관계로 권장 음식을 섭취하지 못했다. 그 결과 1주차와 달리 소화가 잘되지 않아 속이 불편했으며, 졸업여행 기간 동안 배변활동을 제대로 하지 못했다. 또한 몸이 곤한 것에 비해 잠을 제대로 청하지 못했다.

3주	꿀	다시 소화가 원활하게 진행되었다. 2주차에 꿀 섭취를 건너뛰었음에도, 1주차에 비해 소화가 원활했다.
	은행, 커피	몸에 조금씩 온기가 돌기 시작했다. 손과 발은 여전히 찼지만, 그 외의 다른 곳은 작년과 달리 추위를 덜 타는 경향이 있었다. 또한 매년 비슷한 시기에 환절기 감기에 걸렸던 것에 비해, 올해는 무난히 넘어갔다.(1주차에는 스카프를 착용할 만큼 추위를 탄 것에 비해, 3주차에는 스카프 착용을 그만 뒀을 만큼 추위에 덜 민감해졌다.)
		그리고 수면 시간이 일정해 졌으며, 예전과 달리 잠을 설치는 횟수가 사라졌다. 쉽게 잠에 들고, 1주차에 비해 깊게 잠들었다.
4주	꿀	살이 조금씩 빠지기 시작했다. 특히 아랫배가 많이 빠졌다. 예전과 달리 배변활동이 편해졌고, 소화 불량이 사라졌다. 특히 아랫배가 뜨끈하고 속이 부글부글 끓으며 식도로 음식향이 올라오는 괴로움이 사라졌다.
	은행 수수	손에 점액질 땀이 다소 줄어들었다. 그렇기에 장갑을 착용해도 예전과 같은 불쾌함이 느껴지진 않았다. 하지만 그 외에 상체에서 나는 땀은 여전하다. 얼굴에 홍조가 다소 사라졌으며, 실없는 웃음 또한 줄었다.
5주	꿀	소화가 원활해진 탓에 식사량이 많아졌다. 하지만 식사량이 많아진 탓에 종종 소화가 되지 않아 속이 거북한 감이 있다. 그러나 배변활동이 일정하고, 예전과 달리 소화 불량이 오래가지 않는다. 4주차에 비해 살이 더 빠졌다.
5주	은행 수수	3주차에 비해 몸이 더 따뜻해졌다. 매년 느끼던 감기기운도 전혀 없으며, 추위에 약간 둔감해졌다. 그리고 수면을 깊고 충분히 청하게 되었다. 손과 가슴에서 나는 땀은 다소 줄었으나, 여전히 얼굴과 등에서 땀이 잦아 불쾌한 감이 있다. 체력과 발음이 좋아졌다.

5. 최종 점검 및 느낀 점

예전부터 잠이 오지 않으면 종종 커피를 마시고는 했다. 남들은 잠을 자지 않기 위해 마시는 커피라지만, 나는 반대로 커피를 마시면 잠이 오기 때문이었다. 그때마다 사람들은 물론 나 역시 고개를 갸우뚱 거리며 의구심을 갖고는 했다. '나는 왜 커피를 마시면 잠이 오지? 카페인 중독인가?'

뿐만 아니라 어릴 적, 유달리 초콜릿을 자주 먹은 편이었다. 초, 중학생 시절에는 용돈만 받으면 쪼르르 슈퍼마켓으로 달려가, 초콜릿만 사먹고는 했다. 고등학생 시절에는 매일 스니커즈 하나는 먹고는 했다(당일 기분에 따라, 200g 초콜릿 한 봉투를 혼자 섭취했던 적도 있다). 대학생이 되고 나서 초콜릿 섭취를 줄이긴 했지만, 여전히 일주일에 서너 번은 꾸준히 초콜릿을 섭취하고는 했다. 아무리 노력해도 단 것이 지속적으로 생각났기 때문이었다.

사실 이 수업을 듣기 전에는 음식을 섭취하고 난 뒤 따라오는 반응에 대해 깊게 고민하지 않았다. 내가 꾸준히 찾고, 섭취하는 음식에 대해 별 다른 생각을 하지 않았다. 하지만 푸드테라피 수업을 듣고, 그동안 나는 음식 섭취에 대해 무지했다는 점을 깨닫게 되었다. 단순히 인스턴트 음식을 피하는 것만이 건강을 유지하는 비결이라고 생각했던 것과 달리 체질에 맞는 음식을 섭취하는 것이 건강한 식습관이라는 것을 깨달았기 때문이다. 그리고 지금부터라도 내 체질에 맞는 음식을 섭취하도록 노력해야겠다는 생각이 들었다.

5주라는 짧은 기간이었지만, 꿀을 지속적으로 섭취하는 것만으로도 소화가 어느 정도 매끄럽게 진행되었다. 심지어 꿀 복용이 어린 시절부터 초콜릿을 복용해 왔던 습관을 없애는 데 일조했다. 지금은 초콜릿을 먹는 횟수가 현저히 줄었으며, 단 것을 찾는 입맛도 사라졌다. 뿐만 아니라 커피와 은행, 수수의 섭취로 고등학생 시절부터 앓아오던 불면증을 한 순간에 고치게 되었다.

여전히 손과 발이 차고, 얼굴에 홍조가 있으며, 상체에 땀이 많이 나고, 실없는 웃음과 부정확한 발음이 과제이기는 하다. 하지만 권장 음식을 섭취함으로써 몸 상태가 차츰 좋아지는 것을 보아, 수업이 끝난 후에도 지속적으로 섭취할 생각이다. 무엇보다 오랜 시간동안 마음을 고생하게 만들었던 손발이 찬 현상이 꾸준한 음식 섭취로 인해 자연 치유 될 것을 고대해 본다. 그뿐만 아니다. 지속적으로 입맛이 도는 음식이 있다면, 단순히 예전처럼 그 음식을 섭취하고 끝내는 것이 아니라, 섭취하는 음식을 통해 몸 상태를 체크하는 등, 음식을 통해 지혜롭게 건강한 몸을 유지할 생각이다.

10. 5주간의 푸드테라피
*유영윤:금형인_커피, 도라지

자연건강과 푸드테라피

1. 체질 : 金체질

- 발달된 폐를 보호하기 위해 어깨와 가슴이 넓다.
- 대장인 충수, 상행결장, 횡행결장, 하행결장, S자결장 등 아랫배도 발달됐다.
- 매사가 정확한 것처럼 좌우상하 길이가 거의 비슷해 약간 사각진 느낌을 받게 된다.
- 긴장된 에너지가 충만해 상대방을 적당히 긴장하게 한다.
- 팽팽하고 긴장시키며 엄숙하게 위엄을 지켜 나가려는 강직한 성격을 가지고 있다.
- 의리가 있고, 정직하고, 덕망을 갖추려고 노력하며 도덕적이고 인격적인 면도 있다.
- 정중하고, 공경하고, 소탈하고 이성적이어서 한 쪽으로 치우치지 않는 명석한 판단력을 갖추었다.

2. 증상 : 심장과 소장이 약하다.

- 땀이 많다.
- 갈증이 자주 난다.
- 배꼽 위쪽에 딱딱한 덩어리가 있다.
- 약간 말을 더듬는다.
- 피곤하면 바로 충혈이 된다.
- 수면이 어렵고 깊게 잠들지 못한다.
- 빈혈이 있다.
- 열기를 싫어한다.
- 팔꿈치 관절이 안 좋다.
- 눈 충혈이 잦다.

3. 푸드테라피

나는 금 체질, 폐대 체질이어서 심장과 소장이 약하다. 쓴맛이 필요하다. 심장과 소장에 좋은 것은 수수, 커피, 도라지, 카카오 초콜릿, 산수유 등이다.

4. 5주간의 변화(실천기록/변화)

1주차

실천기록 : 하루에 커피를 한 잔씩 매일 마셨다.

변화 : 그로 인하여 일어난 변화는 커피를 마실 때 마음이 진정되고 기분이 좋아지고 몸의 긴장이 풀리는 느낌을 받았다. 하지만 평소에도 커피를 자주 즐겨 마셔서 그런지 커다란 변화를 느끼지 못했다.

2주차

실천기록 : 커피를 아침에 한잔, 점심에 한잔 총 하루에 두 잔씩 매일 마셨다.

변화 : 1주차랑 별다른 변화가 없다. 커피 마실 때 마음이 진정되고 기분이 좋아지고 몸의 긴장이 풀어지는 느낌이 들었다. 하지만 큰 변화가 없다.

3주차

실천기록 : 하루에 한잔씩 커피를 매일 마셨는데 이번에는 도라지를 달여서 마셨다. 처음에는 매우 썼으나 적응이 돼서 날마다 한잔씩 마셨다.

변화 : 앉았다 일어나면 빈혈 때문에 몸이 휘청거리거나 어지러움이 잦았다. 그런데 도라지를 달여 마시고나서는 빈혈이나 몸이 휘청거리는 증세가 많이 줄어들었다.

4주차

실천기록 : 3주차랑 같이 하루에 한잔씩 커피를 매일 마시고 도라지도 매일 한잔씩 달여서 마신다. 그밖에도 카카오 초콜릿을 먹고 있다.

변화 : 빈혈이나 몸이 휘청거리는 게 많이 줄었다. 또한 배꼽 위에 딱딱한 덩어리 같은 것이 많이 부드러워 졌다. 팔꿈치 관절도 조금 부드러워졌다.

5주차

실천기록 : 하루에 한잔씩 커피와 도라지를 매일 마신다. 카카오 초콜릿도 매일 섭취한다. 교수님이 수업시간에 추천해주신 산수유를 학교에 있을 때마다 먹었다.

변화 : 빈혈이나 몸이 휘청거리는 게 많이 줄었다. 팔꿈치 관절이 조금 부드러워졌고, 눈에 충혈이 잦았는데 무리하지 않으면 이제는 눈 충혈이 생기지 않는다.

5. 최종 경험 / 느낌

나의 체질은 금체질이다. 그렇기에 발달된 폐를 보호하기 위해 어깨와 가슴이 넓은 편이다. 얼굴에 사각이 약간 졌으며 평소에 긴장을 많이 해 상대방도 긴장시키게 하고는 한다. 나의 성격은 약간 우직스럽고 기본적인 예의범절(약속, 우정 등)을 중요시 한다. 이성적이지 않지만 항상 소신 있게 행동하려고 한다. 그리고 명석하게 판단하고 결정하는 편이다.

이번 푸드테라피를 통해 내가 심장과 소장이 안 좋다는 사실을 처음 알게 되었다. 심장과 소장이 안 좋아서 땀을 많이 흘린다. 지금까지는 그냥 땀을 많이 흘리는 체질이라 생각했지만 심장과 소장이 안 좋아서 땀을 많이 흘렸다는 사실을 처음으로 알게 되었다. 또한 평소 생활하면서 자주 갈증을 느끼고 그래서인지 물을 많이 마시려고 한다. 때문에 어느 순간부터 먹는 것보다 마시는 것을 더 좋아한다.

누구나 다 그렇겠지만 나는 피곤하면 눈 충혈이 일어난다. 이 증세도 단지 내가 피곤하기 때문에 일어난 줄 알았는데 심장과 소장이 안 좋아서 그렇다는 사실을 알게 되었다. 또한 대학교 1학년 때까지만 해도 몰랐지만 대학교 2학년 개강할 때 내게 빈혈이 있다는 것을 알게 되었다. 오랫동안 앉아 있다가 일어 설 때 또는 쪼그려 앉아 있다 일어 설 때 머리가 어지러운 적이 종종 있었다. 심할 때는 몸이 휘청거리면서 픽 쓰러져 버린 경우도 있다. 이러한 증세를 발견하고 나니 내 몸이 더는 건강하다는 생각이 사라졌다. 그러면서 나 역시 건강하지 않고 치유 돼야 할 게 많이 있구나 라는 것을 느꼈다. 푸드테라피가 나에게 필요한 것을 느끼고 교수님이 추천해주신 것들을 실천하기 시작했다.

교수님이 추천하신 음식들은 수수, 커피, 도라지, 카카오 초콜릿, 산수유가 있다. 매주 새로운 음식을 섭취했다. 첫째 주는 하루에 커피 한잔씩 매일 마시기로 결심했다. 푸드테라피를 하기 전에도 커피를 너무 좋아했기에 매일 한잔씩 마시곤 했다. 그래서 첫 주는 부담 없이 실천할 수 있었다. 평소 커피를 즐겨 마셔서 그런지 첫 주는 별다른 효과가 없었다. 약간의 변화라면 커피를 마시는 순간에만 마음이 진정되고 기분이 좋아지고 몸의 긴장이 풀리는 것처럼 느껴졌다.

평소에 커피를 즐겨 마시던 터라 큰 변화를 못 느꼈다. 그래서 2주 때는 아침에 한잔 점심에 한잔 총 하루 두 잔의 커피를 마셔보았다. 매일 두 잔씩 마셨지만 첫 주 때와 큰 차이가 없었다. 이번에도 커피를 마시는 순간에만 마음이 진정되고 기분이 좋아지고 몸의 긴장이 풀리는 것 외에는 커다란 변화가 없었다.

셋째 주에는 커피를 하루에 한잔으로 줄이고 대신 매일 도라지를 달여서 마셨다. 커피는 나에게 익숙하고 마시기 편했으나 도라지는 익숙하지 않아서 그런지 매우 써서 마시기 힘들었다. 하지만 몸의 변화를 기대하고 마시기 시작했다. 도라지를 달여서 먹었더니 2주간의 효과보다 더 큰 효과가 있었다. 앞서 설명했다시피 오랜 시간 앉아 있다가 일어날 때나 쪼그려 있다가 일어날 때 어지러움이나 휘청거려 넘어지는 증상이 종종 있었다. 하지만 커피와 도라지를 마셨더니 빈혈증세가 줄어들었다. 도라지를 마시는 것이 힘들었지만 이렇게 조그만 변화가 있으니 너무 뿌듯했다.

넷째 주에는 셋째 주에서 효과가 있었던 도라지와 커피를 매일 마셨다. 이번 주에는 드림카카오 78%를 같이 섭취했다. 평소 초콜릿의 단맛을 좋아해 카카오 초콜릿을 즐겨 먹지 않지만 몸의 변화를 위해 적극 섭취했다. 커피는 즐겨 마셨지만 도라지는 여전히 마시기 힘들었다. 카카오 초콜릿은 먹을 때 맛이 묘해서 먹는데 큰 무리 없이 섭취할 수 있었다. 매일 세 가지 음식을 섭취했고 그로 인해 나타난 몸의 변화는 빈혈이나 몸 휘청거림이 3주차보다 어느 정도 좋아졌다. 또한 배꼽 위에 딱딱한 덩어리들이 좀 부드러워졌다. 그것뿐만 아니라 팔꿈치 관절도 많이 부드러워짐을 느낄 수 있었다. 2주 때까지 변화가 없어 그냥 끝나는 것이 아닐까 크게 걱정했지만 넷째 주에는 이렇게 몸의 변화를 느끼자 매우 뿌듯했다.

다섯째 주에는 도라지와 커피를 여전히 마시고 카카오초콜릿을 매일 섭취했다.

그리고 수업시간에 교수님이 심장과 소장에도 좋다고 말씀해 주신 산수유를 먹기 시작했다. 학교에 있을 때 산수유를 따서 흐르는 물에 닦아 섭취했다. 커피와 카카오 초콜릿은 부담 없이 즐겨 먹을 수 있었다. 하지만 도라지는 여전히 마시기 힘들었다. 산수유의 맛은 약간 떫었지만 무리 없이 섭취할 수 있었다. 하지만 양치를 하고 먹기에는 무리가 있었다. 그렇게 5주째 내게 필요한 음식물을 섭취하고 나니 빈혈이나 몸 휘청거림이 더 좋아짐을 느꼈다. 팔꿈치 관절이 부드러워졌고 조금만 피곤해도 바로 눈 충혈이 잦았다. 이렇게 너무 무리하지만 않으면 충혈이 나지 않거나 눈 충혈이 많이 줄어들었다.

처음에는 병원에 가서 주사를 맞고 약을 먹어야 몸이 좋아지는 줄 알고 푸드테라피만으로 내 몸이 좋아질 것이라 생각하지 못했다. 하지만 몸이 좋아지는 현상을 보며 더는 그러한 생각을 갖지 않게 되었다. 평소 눈 충혈, 빈혈, 배 위에 딱딱한 응어리, 팔꿈치 관절로 인해 고생했고 특히 빈혈 때문에 병원 가서 치료를 받아야 하나 고민했다. 그런데 푸드테라피로 크게 호전되는 것을 보고 고민이 확 사라졌다. 푸드테라피 과목만 말고 앞으로 심장과 소장에 유익한 음식을 많이 섭취해야겠다.

5주간의 푸드테라피를 하면서 많은 생각이 들었다. 우리의 몸이 수술이나 약에 의존하지 않아도 음식만 조절하면 저절로 치료가 되는 것을 보고 하나님께서 인간을 얼마나 아름답게 창조하였는지를 깨닫게 되었다. 또한 내 몸이 건강하지 않다는 것을 알게 되었고 내 몸을 조심히 다루고 철저히 관리해야겠다고 다짐했다. 5주간의 푸드테라피는 나에게 매우 유익했고 앞으로 내 몸에 필요한 음식을 섭취한다면 지금보다 더 몸이 더 좋아질 것이라 믿는다.

11. 5주간의 푸드테라피

*박세라:수형인_수수, 커피

자연건강과 푸드테라피

1. 체질

〈황제내경〉 체질론에 의해 수형인 체질(신장, 방광체질)이다.

물의 특성이 수증기가 모여 물방울을 이루고, 물방울은 시냇물을 지나 강물, 바닷물로 흐르고, 모여서 다시 수증기화 되어 순환한다. 물은 위에서 아래로 흐른다. 그리고 앞이 막히면 옆으로 돌아서 흘러간다. 연하게 자신의 모습을 바꿀 수도 있으나 차갑다는 느낌을 피할 수 없다. 물의 특성이 시작은 미약하지만 그 끝은 창대한 것처럼 수기가 많은 수형인은 어깨가 좁은 반면 신장과 방광을 보호할 수 있도록 신장과 방광 부위가 발달되어 하복부가 넓게 된다. 〈황제내경〉에서 말하는 수형인의 특징은 '안색이 검고 얼굴이 평평하지 않다. 머리가 크고 턱이 각이 졌다. 어깨가 작고 배가 크며 손발이 잘 움직인다. 걸을 때 몸을 흔든다. 꽁무니까지의 길이가 길어서 등이 길다. 남을 공경할 줄 모르고 잘 속여서 죽임을 당할 수 있다.' 수형인의 몸 체질은 신장과 방광이 다른 장부에 비해 발달됐기에 이 장부를 보호하기 위해 하복부와 골반이 발달되었다.

체형이 삼각형을 보는 것과 같다. 때문에 의복의 허리 크기가 클 수 있으며 여성의 경우 골반이 발달돼 다른 체질에 비해 순산이 용이하다. 얼굴체질은 물의 특성이 작게 시작해 크게 이루는 것처럼 시작점인 이마는 좁고 에너지가 모이는 하관은 넓은 편이다. 그래서 하악골이 돌출돼 보이며 요즘과 같은 미의 기준점으로 보면 상당히 부담되는 모습을 지니고 있다. 마음체질은 지혜로움과 유연성을 지니고 있다. 물은 물길이 막히면 또 다른 곳으로 흘러가는 본성을 지니고 있듯 새로움을 창안하고 아이디어를 창출하는 능력을 선천적으로 지니고 있다. 그러나 물길이 보이지 않는 곳으로도 흐르듯 성격이 내성적이고 바깥으로 드러나지 않으면서 지하수처럼 감추는 성질이 짙게 나타난다. 감추고, 저축하고, 숨고, 찾고, 혼자 있고 싶어 하는 조용한 성격에 입이 무겁고 말수가 적어 내성적이다. 그러다 보니 생각은 많고 깊으며 속을 좀처럼 내보이지 않는 집념이 강한 지혜가 있어 연구하는 과학자 기질이 있다. 그러나 개인적으로는 고독하고, 침울하고, 낮추고, 복종하고, 굴복하는 어두운 면도 있다.

물에 녹아서 차갑고 풀어지는 그래서 극점에 이르는 끈질김과 내구성이 강한 면을 엿보이면서 때로는 보들보들하고, 말랑말랑하고, 하늘하늘한 연한 감정을 드러내기도 한다. 그렇다고 해서 마냥 풀어지는 것이 아니라 살피고, 통하고, 이루어지고, 완료되고, 가득차서 끝장내고 마는 지혜가 있다. 다만 엉큼하여 부정적이고, 소극적이 될 우려를 떨칠 수 없다. 수형인은 상극관계로 화기운인 심장과 소장, 상모관계인 토기운인 비장과 위장이 약하므로 평소 두 장부를 보완하는 것이 중요하다.

2. 현재 건강 상태

내가 느끼는 나의 현재 건강상태는 크게 이상이 있거나 그렇지 않은 상태인 것 같다. 하지만 계속되는 스트레스 같은 것으로 인해 생리불순과 편두통 등 소화가 잘 안 돼서 잘 체한다.

3. 교수 추천 푸드테라피

⑤에 해당하는 수형인 체질로 현재 심장기능이 많이 약해진 상태로 ②가 약하다. 그래서 수수와 커피를 복용해야 한다. 수수는 생으로 물에 불려 하루에 밥숟갈로 두 스푼 복용하거나 혹은 수수밥을 먹고 커피는 아메리칸식으로 하루 두 잔에서 석 잔을 복용해야 한다.

4.임상사례

10월 12일 ~ 11월 15일(총 5주)

〈1주일 간격으로 알아봄〉

1주차(10월 12일 ~10월 18일)

매일 수수 두 스푼, 커피 2~3잔을 마셨다. 별다른 반응은 나타나지 않았다. 커피는 전에도 계속 마셨지만 이 실험을 통해 평소 양에 1잔 정도 더 복용한 결과 심장의 두근거림이 생겨 살짝 긴장 상태의 삶을 살았다.

2주차(10월 19일 ~10월 25일)

첫 주 보다 좋아진 것은 혈액순환이 잘되는 듯했고 거의 1~2주에 한번 꼴로 잘 체했는데 그 증상이 안 나타났다. 커피를 먹어서 그런지 이뇨작용이 잘 일어났다. 편두통이 일어나지 않았다.

3주차(10월 26일 ~11월 1일)

이번 주는 며칠을 수수를 생으로 복용하지 못해 수수밥을 먹었다. 편두통이 생기거나 체하거나 그런 증상이 완전히 없어졌고 생리를 시작했다. 생리불순이라 1달 거르고 있던 중이었는데 수수를 먹어서 그런지 좋아지는 것 같다.

4주차(11월 2일 ~11월 8일)

수수를 생으로 먹기 너무 힘들어서 수수밥으로 먹고 커피도 두세 잔씩 꾸준히 복용했다. 커피를 자주 마셔서 밤에 잠이 안 오면 어쩌나 하는 불안감도 있었지만 전혀 그런 증상 없이 지냈다. 체하는 증상은 전혀 보이지 않았고 머리도 아프지 않았다.

5주차(11월 9일 ~ 11월 15일)

수수밥을 먹었고 커피도 꾸준히 먹었다. 지난주와 같이 머리도 아프지 않았고 체하지도 않았다. 큰 무리 없이 한주를 잘 보냈다.

5. 종합평가(결론)

처음에는 약이 아닌 음식으로 나의 힘들고 약한 부분이나 건강상태가 안 좋은 것을 치료한다는 것이 정말 가능할까하는 의문이 들었다. 그러나 5주간의 푸드테라피를 통해 내 건강상태가 어느 정도 긍정적 상태로 회복이 되고 좋아짐을 느낄 수 있었다. 생리불순으로 생리를 한 달 거르고 있는 상황이었는데도 심장부분의 약함을 수수와 커피로 보완해 준 결과 생리를 하게 되었다. 그리고 푸드테라피를 하기 전에 계속된 편두통과 체증이 반복됐는데 이 두 가지가 없어지게 된 것이 큰 효과였다. 이것이 푸드테라피의 총 결과이다. 그리고 커피를 복용해 이뇨작용으로 몸의 붓기가 빠지는 것을 느낄 수 있었다.

6. 개인별 참여도

보통으로 참여한 것 같다. 물에 불려 생으로 섭취하라는 교수님의 말씀이 있었지만 물에 불려 가방에 넣고 다니는 것이 번거로워서 그냥 수수를 많이 넣어 밥으로 먹었다. 커피는 아예 학교에 두고 꾸준히 먹긴 했지만 수수는 밥으로 먹거나 못 먹은 날도 더러 있었다.

12. 5주간의 푸드테라피

*이재명 : 금형인_커피, 수수

1. 나의 체질

나의 체질을 금(金)형이며 약한 부위는 심소부분이다.

2. 푸드테라피 이전의 상태

항상 몸에 힘이 들어가 있어서 어깨를 자주 웅크린다.

여름에 땀을 많이 흘리며 자주 어지럽다.

자주 갈증을 느껴서 마실 것을 자주 챙기거나 산다.

손발이 차고 자주 저리다.

자주 수전증을 동반한 심장떨림이 있다.

잘 놀란다.

혓바늘이 자주 생긴다.

3. 푸드테라피 추천 음식

커피, 수수

4. 푸드테라피 실천

주차	실천사항	변화
1주	매일 마시던 양의 커피에 한잔을 추가로 더 마셨다.	항상 커피를 마셨기 때문인지 확연한 변화는 느낄 수 없었다.
2주	첫째 주와 마찬가지로 진행하였다.	첫째 주와 마찬가지로 신체적인 변화는 인지하지 못했다.
3주	앞의 두 주와 마찬가지로 진행하였다.	평소보다 잠을 못 잤던 주간이었다. 평소에 있었던 수전증을 동반한 심장떨림 이나 혓바늘이 생기지 않았다.

4주	신체의 두드러진 변화를 느끼지 못하여 교수님께 찾아갔고, 수수를 먹을 것을 제안 받았다. 커피는 이전과 같이 마셨고, 수수를 매일 아침과 저녁에 먹었다.	적은 양의 수면이 유지되었지만 셋째 주와 마찬가지로 신체에 큰 무리가 가지 않았다.
5주	커피와 수수를 4주차와 같이 계속해서 먹었다.	이전의 변화는 유지되었고, 손발이 차고 저린 현상이 많이 줄어들었다. 감정기복이 줄어들고 차분해졌다.
6주	계속해서 커피와 수수를 먹었다.	몸이 많이 차분해지고 편안해졌다. 몸에 긴장감이 많이 줄어든 것을 느낄 수 있었다.

5. 푸드테라피를 하면서 느낀 점

처음에는 그럴 듯하다고 생각했지만 실효성에는 의문이 있었다. 심지어 2주차까지 아무런 변화도 느끼지 못했다. 정확히 말하면 3주차에도 정확한 변화를 느꼈다고 말하기보다는 평소면 이미 일어났어야 할 몸의 이상이 없었다는 설명이 더 정확했다. 때문에 4주차를 접어들면서 교수님께 가서 여쭈어보았고, 교수님께서는 맥이 많이 안정되어 있다고 말씀하셨다. 그 때 비로소 평소처럼 잠을 못 잘 경우 예외 없이 발생한 수전증과 심장 떨림, 혓바늘이 없어졌다는 사실을 깨달았다.

또한 교수님께 질문한 이후 교수님께서 추천하신 대로 수수를 추가로 먹었다. 당장의 큰 변화는 느낄 수 없었지만 심장떨림이 사라진 것만으로도 내게는 충분히 지속할 이유가 생겼다. 항상 심장떨림이 올 때마다 '이러다 죽는 거 아닐까?'라는 생각을 했었기 때문이다.

본격적인 신체 변화는 5주차를 접어들면서 느낄 수 있었다. 손발 저림이 확연하게 줄어들었고 감정기복일 줄고 많이 차분해졌다. 이어 6주차에는 항상 몸이 긴장하고 있어서 뭉쳐있던 어깨 근육이 조금씩 풀어져가고 있음을 느낄 수 있었다.

푸드테라피를 하면서 생각해보니 학창시절에는 증상이 더 심했다는 것을 기억해 낼 수 있었다. 고등학교 3학년 때 심장떨림이 너무 심하고 가끔씩 숨도 쉬기 어려울 만큼 통증이 느껴져 병원을 찾은 적이 있었다. 그러나 병원에서는 심전도에 이상이 없다며 돌려보냈었다.

그러한 증상은 대학에 들어와서 많이 줄어들었다. 당시에는 정확한 원인을 알 수 없었지만 수업을 들으며 생각해보니 대학교 들어와서 많이 마시기 시작한 커피의 영향이 있었던 것 같다.

앞으로도 수수를 계속 먹지는 못하더라도 커피는 지속적으로 마시려고 한다. 심장떨림이 없다는 사실이 나에게 큰 안도감을 주고 있기 때문이다.

13. 5주간의 푸드테라피
*강소정: 토형인_현미, 생강차, 검정콩차)

자연건강과 푸드테라피

1. 체질
– 비장과 위장이 지배장부인 토형에 속한다. 토형은 안으로 단단하게 뭉치는 에너지를 가지고 있다. 얼굴이 둥글고 색은 노란색이며 고지식하다. 신용이 있고 믿음을 준다. 계절은 장마철에 해당하고 하루 중 정오에 속한다. 토형은 남의 눈치를 안보고 비위가 좋고 확실한 성격을 가지고 있으며, 생각이 많고 의심이 생겨 확인하는 습관도 가지고 있다.

2. 건강상태
전체적인 건강상태는 폐와 대장, 신장과 방광이 약하다.

• **신체적 문제** : 평소 가슴이 답답하고 호흡이 잘되지 않는 편이고 변비가 심하다. 비염이 있고, 알레르기가 심하며, 아토피가 있다. 1년에 한두 번은 생리불순을 겪는다. 항상 피곤하고 하품을 자주하는 편이며 얼굴이 검은 편이다. 소변이 자주 마려운 편이고, 허리가 가끔씩 아프기도 하다.

• **성격적 문제 :** 슬픔을 잘 느끼고 자기 연민이 매우 강한 편이다. 항상 좋지 않은 방향으로 생각하는 경향이 있다. 성격은 내성적이고, 생각이 많으며, 어떤 생각이든 다른 누구에게나 이야기를 하는 편이 아니다. 혼자 있는 것을 좋아하며 입이 무거운 편이다. 짜증이 날 때가 자주 있으며 낯선 곳에 있거나 사람들이 많은 곳에 있으면 불안해하고 초조해한다.

3. 푸드테라피
• **폐, 대장 :** 현미밥 하루 2~3번, 생강차 하루 1~2번
• **신장, 방광 :** 검은콩차 하루 1~2번
• 현미밥은 매일 먹되, 생강차와 검은콩차는 하루에 1~2번씩 번갈아 마셨다.

■ 제1주차(10.22-10.28)
평소 찹쌀현미밥을 먹었지만, 일반현미밥으로 바꾸었고, 평소 먹던 밥이라서 거리낌 없이 먹었다. 생강차는 한 번도 마셔보지 않아 걱정했지만, 5일 정도 마시니 이전보다 대장의 순환이 원활해지고 변비 증상이 조금씩 사라져 가는 것을 느낄 수 있었다. 검은콩차는 입맛에 잘 맞아서 차를 마시는 것을 힘들어 하지는 않았다. 3~4일 후에는 허리가 아픈 증상이 조금 나아진 것을 느꼈다.

■ 제 2주차(10.29-11.04)
감기 몸살과 과로가 겹쳤다. 항상 먹던 것처럼 현미밥은 꼭꼭 씹어 먹었다. 하지만 잘 마시던 생강차는 마실수록 목이 매우 따끔해서 제대로 마실 수가 없었다. 평소 마셨던 양의 절반 정도를 마셨고, 검은콩차는 물 대용으로 마시기도 했다. 샤워를 할 때, 가슴 답답함을 호소했었는데, 2주차가 끝나갈 쯤에는 그런 증상을 느낄 수가 없었다. 호흡이 원활하게 잘 되어 걱정 없이 샤워를 할 수 있었다. 허리가 아픈 것은 언제 아팠는지 모를 정도로 호전되었다.

■ 제 3주차(11.05-11.11)

감기는 나았지만 과로가 여전했다. 현미밥은 항상 먹었다. 그러나 여전히 목이 따끔해서 생강차는 절반 정도 마셨다. 하지만 호흡이 잘 되었고, 대장의 순환이 잘 되어 변비 증상은 1~2주차 보다는 좀 더 좋아졌다. 무엇보다도 손등의 아토피가 조금씩 사라져 갔고, 잠을 잘 때 목을 긁던 버릇도, 목에 생겼던 아토피도 어느 사이에 사라졌다. 소변이 자주 마려운 증상도 줄어들었다.

■ 제 4주차(11.12~11.18)

감기와 과로는 완전히 나았다. 교수님께 생강차를 마실 때 목이 아프다고 말씀 드렸더니 혀 밑에 침을 고이게 하고 있으라고 하셨다. 목이 건조한 것이라고 하셨다. 그래서 생각이 날 때마다 알려주신 방법을 했다. 조금씩 생강차를 마시기 시작했는데 언제 그랬냐는 듯 아프고 따끔거리는 증상은 사라졌다. 그리고 손등에 남아있던 아토피는 거의 사라지게 되었다. 소변이 자주 마려웠던 증상도 잦아들었다.

■ 제 5주차(11.19~11.25)

현미밥은 꼭꼭 먹었다. 가슴이 답답한 증상은 더는 찾아볼 수 없었다. 변비증상은 하루에 한번 혹은 이틀에 한번씩, 거의 매일 가다시피 가게 되었다. 소변이 자주 마려운 증상도 거의 사라졌다. 아토피가 조금 남아있긴 했지만, 점차 사라져 갔고, 팔과 다리 겹치는 부분의 아토피도 어느 사이엔가 사라졌다. 무엇보다 어떤 공간에 있으면 왠지 모르게 항상 불안해하고 초조해하는 증상이 있었는데, 이번 주는 지금까지 내가 지냈던 순간들 중 가장 편안하게 지낸 한 주였다.

4. 전체 평가

음식도 치유를 할 수 있다는 것을 알게 되었다. 푸드테라피를 하면서, 나의 몸이 어디가 약하고, 어떤 푸드테라피를 해야 하는지 조금이나마 알게 되었다. 아마 이 수업을 듣지 않았더라면, 아직도 나는 내 자신이 어디가 좋지 않고, 어떻게 해결해야 하는지 잘 몰랐을 것이다. 단지 약에 의존을 하며, 선입견에 빠져있었을 거라는 생각이 든다. 그러나 짧지만 긴 시간, 이번 5주간의 실천을 통해 건강이 우선이라는 것을 확실하게 알게 되었고, 매주마다 조금씩 몸이 좋아진다는 것을 느꼈다. 그때마다, 무엇보다 나의 마음이 편안하고 안정된 상태로 변했다는 것을 느꼈을 때, 자연의 섭리에 놀라기도 하고 신기해했던 기억이 난다. 가끔 변수가 생겨 잘 안될 때도 있었지만, 제대로 하고 싶은 마음을 갖고 하려고 노력했던 것 같다. 단순히 과제가 아닌, 나의 건강을 위해 꾸준히 해나가야겠다는 생각을 하게 된다. 왜냐하면, 한 달이 넘는 시간들은 내 몸이, 마음이 건강해질 수 있다는 가능성을 보여주었기 때문이다.

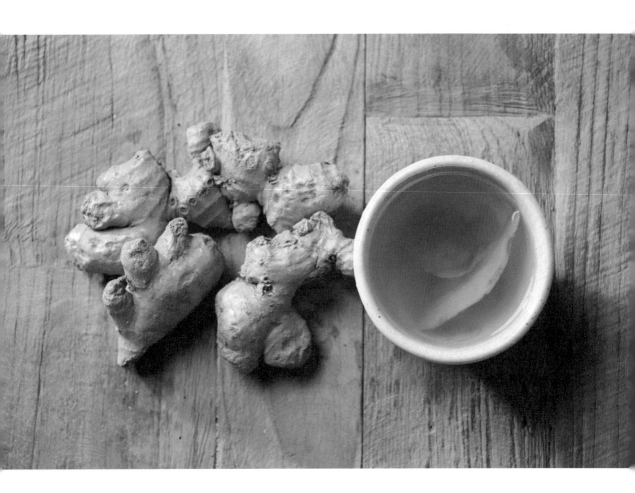

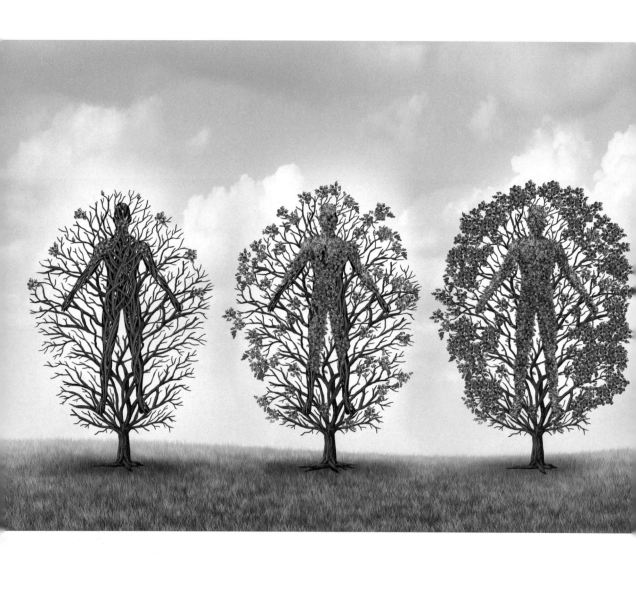

부록

■ 감정치유를 위한 10종류 감정과 세부 내용

1. 화, 분노(Anger)

Abrasive	짜증나게 하는, 신경을 건드리는	Enraged	노하게 하다, 격분하게 하다, 분격시키다
Abhorrent	몹시 싫은, 지겨운	Exasperated	(자기가 어떻게 할 수 없는 상황에 대해) 몹시 화가 난
Abusive	욕하는, 매도하는, 입정 사나운	Explosive	감정이 격하기 쉬운, 격정적인
Acrimonious	폭언이 오가는, 험악한	Fed-up	지긋지긋한, 신물난
Aggressive	공격적인	Ferocious	사나운, 잔인한, 모진, 지독한, 흉포한; 맹렬한, 격렬한
Aggrieved	분개한, 억울해 하는	Fierce	흉포한, 몹시 사나운
Angry	성난, 화를 낸	Fiery	(감정, 특히 분노가) 맹렬한
Annoyed	짜증이 난, 약이 오른	Forceful	격심한, 단호한
Antagonistic	적대적인	Frustrated	실망한, 욕구 불만의, 좌절된
Antagonized	적대감을 불러일으키는	Fuming	노여움으로 욱하는, 격분하는
Argumentative	따지기 좋아하는, 시비를 거는	Furious	성난, 격노한, 화가 치민, 광포한, 무서운, 맹렬한, 모진
Belligerent	적대적인, 공격적인	Gruff	무뚝뚝한, 퉁명스러운
Bitchy	욕하는, 흉보는	Grumpy	까다로운, 기분이 언짢은, 심술궂은
Bitter	언쟁 등이 격렬한	Hard	엄한, 무정한, 혹독한, 빈틈없는, 민완의
Boisterous	활기가 넘치는, 잠시도 가만히 있지 못하는	Harsh	가혹한, 냉혹한
Brutal	잔혹한, 악랄한	Hated	미워하는, 증오하는, 아주 싫은
Bugged	괴롭히는	Heartless	무정한, 박정한, 냉혹한
Bullying	(약자를) 괴롭히다[왕따시키다], 협박하다	Hostile	적대적인
Burning	감정 등이 불타는, 갈망하는	Hot-headed	성미 급한, 격하기 쉬운
Caustic	신랄한, 비꼬는	Hot-tempered	성 잘 내는, 신경질적인
Chaotic	혼돈[혼란] 상태인	Impatient	(특히 오래 기다려야 하는 것 때문에) 짜증난 [안달하는]
Choleric	화를 잘 내는, 걸핏하면 화를 내는	Illhumoured	언짢은[안 좋은] 기분

Cranky	짜증을 내는	Illtempered	성질이 나쁜[더러운]
Cross	짜증난, 약간 화가 난	Incandescent	강렬한, 극도로
Cruel	잔혹한, 잔인한	Incensed	몹시 화난, 격분한
Cynical	냉소적인	Indignant	분개한, 분해 하는
Defensive	방어적인 (태도를 보이는)	Inflamed	흥분한, 격앙된
Defiant	(공개적으로, 때로는 공격적으로) 반항[저항]하는	Infuriated	극도로 화가 난
Demanding	요구가 많은, 쉽게 만족하지 않는	Inhuman	인간미 없는, 잔혹한
Destructive	파괴적인	Insensitive	(남의 기분에) 둔감한, 몰이해한
Disgusted	혐오감을 느끼는, 넌더리를 내는, 역겨워 하는	Insulted	모욕당한, 무시당한
Displeased	화난	Irascible	화를 잘 내는
Irate	성난, 노한	Rough	거친
Irritable	성미가 급한, 애를 태우는,	Rude	버릇없는, 무례한, 실례의
Irritated	자극된, 염증을 일으킨, 짜증이 난	Ruthless	무정한, 무자비한, 인정머리 없는, 잔인한
Jealous	질투(시기,시샘)하는	Sabotaging	방해 행위하는
Livid	몹시 화가 난, 격노한	Sadistic	사디즘, 가학증
Mad	미친, 정신 이상인, 말도 안 되는, 정신 나간, 터무니없는	Sarcastic	빈정대는, 비꼬는
Malevolent	악의 있는, 악의적인	Savage	야만적인, 흉포한, 몹시 사나운
Mean	비열한, 상스러운, 더러운, 성질이 나쁜, 심술궂은, 짓궂은	Seething	부글거리다, 속을 끓이다
Merciless	무자비한, 인정사정없는	Severe	극심한, 심각한, 엄한, 엄격한
Murderous	사람을 죽이려 드는(죽일 것 같은]	Sharp	선명한, 뚜렷한, 분명한
Offended	기분 상하게 하다, 불쾌하게 하다	Simmering	당장에라도 폭발할 것 같은
Onfire	불타는 듯한, 화끈거리는	Smouldering	(불만 등이 속으로) 들끓다[가득 차다]
Outofsorts	기분이 언짢은	Spiteful	앙심[독기]을 품은, 악의적인
Outraged	격분하게하다, 격노하게하다	Steely	사람의 성격·행동이 강철 같은
Peevish	짜증[화]을 잘 내는	Stern	엄격한, 단호한, 가혹한, 용서 없는
Petulant	심술을 부리는, 심통 사나운	Stubborn	완고한, 고집스러운, 완강한
Piqued	(보통 자존심이 상해서 갖게 되는) 불쾌감[언짢음]	Sulky	부루퉁한, 샐쭉한

Pissedoff	화가 나서, 분개해서	Sullen	뚱한, 시무룩한
Pissed	잔뜩 성[짜증]이 난	Unkind	불친절한, 몰인정한, 동정심이 없는, 매정한, 고약한
Pushy	지나치게 밀어붙이는, 강요하려 드는	Unrelenting	용서·가차 없는, 엄한, 무자비한
Upset	속상한, 마음이 상한	Upinarms	격분하여
Pitiless	인정사정없는, 냉혹한, 혹독한, 무자비하게 계속되는	Resentful	분개한, 성마른, 성 잘내는
Provoked	화난, 약오른	Vehement	격렬한, 맹렬한, 힘껏의, 열심인, 열렬한, 간절한, 열성적인
Quarrelsome	걸핏하면 싸우려 드는, 다투기 좋아하는	Vengeful	복수심에 불타는, 이유 있는 강한 집념
Raging	격렬한, 맹렬한, 극심한	Vicious	잔인한, 포악한, 악랄한
Raving	발광한, 미쳐 날뛰는	Violent	격렬한, 맹렬한, 극단적인, 비상한, 광포한, 폭력적인
Rebellious	반역하는, 반항적인, 고집센, 완고한, 다루기 힘든	Wicked	못된, 사악한
Resentful	분개한, 성마른, 성 잘내는	Wild	격렬한, 마구 흥분한, 몹시 화를 내는, 무모한, 터무니없는, 거친
Resistant	저항하는, 반항하는	Wilful	고집이 센, 제멋대로인
Revolted	반발[반항]하다	Wrathful	몹시 노한, 노기등등한
Riled	귀찮게[짜증나게] 하는		

2. 무관심(Apathy)

Alienated	소외받는	Negative	부정적인, 나쁜
Alone	혼자, 외로운	Numb	(제대로 생각반응을 못하고) 멍한[망연자실한]
Bored	지루한, 따분한	Overwhelmed	압도된
Cold	냉정한, 차가운	Passive	수동적인, 소극적인
Cool	차분한, 침착한	Pessimistic	비관적인; 비관주의적인
Cutoff	중단하다, 단절하다	Phlegmatic	침착한, 냉정한
Dead	죽은, 더 이상 믿어지지 않는	Pointless	무의미한, 할 가치가 없는
Defeated	패배한	Powerless	힘없는, 무력한
Depressed	(기분이) 우울한[암울한]	Resigned	(괴롭거나 힘든 일을) 받아들이는[감수를 하는], 체념한
Demoralised	사기꺾인, 의기소침한	Self-defeating	(문제를 해결하기는 커녕) 문제를 오히려 키우는[골치 아프게 만드는]; 자멸적인
Discouraged	낙담한, 낙심한	Spacedout	(흔히 마약에 취한 듯) 멍한
Disillusioned	환멸을 느낀	Spacey	(흔히 마약에 취한 듯) 멍한
Doomed	운이 다한, 불운한	Stoned	(마리화나·술에) 취한[몽롱한]
Drained	진이 빠진	Stuck	움직일 수 없는[꼼짝 못하는]
Emotionless	감정이 없는	Tired	피로한, 피곤한, 지친
Empty	공허한, 무의미한	Unemotional	감정을 드러내지 않는, 침착한
Helpless	무력한, 속수무책인, (감정을) 감당하지[참지] 못하는	Unfeeling	무정한, 냉정한
Hopeless	가망 없는, 절망적인, 절망하는	Unfocussed	초점이 맞지 않는, 뚜렷이 뭘 보고 있지 않은, 멍한
Impassive	무표정한, 아무런 감정이 없는	Uninterested	흥미[관심] 없는, 무관심한
Inattentive	주의를 기울이지 않는, 신경을 쓰지 않는	Unmoved	(동정심·연민으로 마음이) 흔들리지 않는, 냉정한
Indifferent	무관심한, 썩 좋지는 않은, 그저 그런	Unresponsive	무반응의, 묵묵부답의
Lazy	게으른, 성의가 부족해 보이는, 태만한	Useless	소용없는, 쓸모 없는
Listless	힘[열의]이 없는, 무기력한	Vague	(기억 등이) 희미한[어렴풋한]
Lost	길을 잃은, 가망이 없는, 어떻게 할 줄을 모르는	Worthless	가치 없는, 쓸모없는, 무가치한
Low	(몸기분이) 처지는, 기운이 없는		

3. 용감(Bravery)

Adventurous	모험심이 강한, 모험을 즐기는	Focussed	집중한, 집중적인
Alert	기민한; 정신이 초롱초롱한	Gallant	(특히 아주 힘든 상황에서) 용감한[용맹한]
Alive	살아 있는	Heroic	영웅적인, 용감무쌍한
Anticipating	예상하다, 기대하다, 고대하다	Honourable	훌륭한
Assured	자신감 있는	Independent	(상황에 관련되어 있지 않아서 공정한 판단이 가능하게) 독립적인[독자적인]
Aware	의식하는, 지각하는, 눈치 채고 있는	Intrepid	용감무쌍한, 두려움을 모르는
Bold	(사람·행동이) 용감한, 대담한	Invincible	천하무적의, 아무도 꺾을[바꿀] 수 없는
Brave	(사람이) 용감한	Motivated	자극받은, 의욕을 가진, 동기가 부여된
Capable	유능한	Optimistic	낙관적인, 낙관하는
Centred	(마음의) 중심을 잃지 않는	Plucky	용기[결단력] 있는
Certain	확실한, 틀림없는	Positive	(낙관적인) 긍정적인
Competent	능숙한	Purposeful	목적의식이 있는; 결단력 있는, 결의에 찬
Confident	자신감 있는	Resilient	회복력 있는, 탄력있는
Creative	창조적인, 창의적인	Resolute	단호한, 확고한
Courageous	용감한	Secure	안심하는
Daring	대담한	Self-sufficient	자급자족할 수 있는
Decisive	결정적인, 결단력[과단성] 있는	Strong	튼튼한, 강한, 힘센
Determined	단호한, 완강한	Sure	확실한(믿을·신뢰할 수 있는), 안정된, 흔들림 없는
Dynamic	정력적인, 활발한	Tireless	지칠 줄 모르는
Eager	열렬한, 간절히 바라는, 열심인	Undaunted	(곤경·실망 등에도) 의연한[흔들림 없는]
Enthusiastic	열렬한, 열광적인	Valiant	용맹한; 단호한
Excited	신이 난, 들뜬, 흥분한	Vigorous	활기찬, 건강한
Exhilarated	쾌활하게 하는, 고무하는, 기분이 들뜬, 명랑한	Visionary	예지력[선견지명] 있는
Exuberant	활기[생동감] 넘치는	Willing	기꺼이 하는, 자발적인, 열렬한, 적극적인
Fearless	두려움을 모르는, 용감한	Zealous	열성적인
Flexible	융통성 있는		

4. 공포, 두려움, 무서움(Fear)

Afraid	두려워[무서워]하는, 겁내는	Edgy	초조해하는, 불안한
Alarmed	불안해[두려워]하는	Embarrassed	쑥스러운, 어색한, 당황스러운
Anxious	불안해하는, 염려하는	Evasive	얼버무리는
Apprehensive	걱정되는, 불안한	Faint-hearted	용기 없는, 비겁한
Ashamed	부끄러운[창피한, 수치스러운]	Fearful	무시무시한, 무서운
Awed	외경심에 휩싸인[사로잡힌]	Foreboding	(불길한) 예감
Baffled	당혹스러운	Frantic	정신없이[미친 듯이] 서두르는[하는]
Bashful	수줍음을 타는	Frightened	겁먹은, 무서워하는
Bewildered	당혹한, 갈피를 못잡은	Guilty	죄책감이 드는, 가책을 느끼는, 유죄의
Bothered	귀찮게 하는	Hesitant	주저하는, 망설이는, 머뭇거리는
Careful	조심하는, 주의 깊은	Horrified	겁에 질린, 충격받은, 공포를 나타내는[수반하는], 공포감을 주는, 공포에 빠진, 섬뜩한, 실망한, 포기한
Cautious	조심스러운, 신중한	Hot and bothered	안절부절못하는
Clammy	(기분 나쁘게) 축축한	Humiliated	굴욕감을 주는
Concerned	걱정[염려]하는	Hysterical	히스테리 상태의, (히스테리) 발작적인
Conflicted	갈등을 겪는	Ill at ease	불편해 하는
Confused	혼란스러워 하는	In suspense	초조해 하는, 애태우는
Cowardly	겁이 많은, 비겁한, 비열한	In turmoil	혼란 상태인
Cowed	주눅이 든	Inhibited	(감정 표현을) 거리끼는[어색해 하는]
Cowering	(겁을 먹고) 몸을 숙이다[웅크리다]	Insecure	(자기 자신에 대해서나 다른 사람과의 관계에 대해) 자신이 없는, 불안정한, 안전하지 못한
Cringing	(공포로) 움츠린, 위축된	Intimidated	(특정 상황에서 자신감을 잃고) 겁을 내는
Daunted	주눅이든, 기죽은	Irrational	비이성[비논리]적인
Defensive	방어적인 (태도를 보이는)	Miserable	비참한, 우울한
Degraded	타락[퇴화]한, 모욕을 당한, 비속화된	Mixed-up	정서 장애가 있는
Dismayed	(충격을 받은 뒤의) 실망, 경악	Nervous	불안해[초조해/두려워] 하는, 신경이 과민한
Dissatisfied	불만스러워 하는	Neurotic	신경증에 걸린, 노이로제에 걸린
Distraught	(흥분해서) 완전히 제정신이 아닌	On edge	흥분하여, 안절부절못하여, 과민하여
Distressed	(심리적으로) 괴로워[고통스러워] 하는	On tenterhooks	조바심을 치다[안절부절못하다]

Distrustful	의심 많은, (쉽게) 믿지 않는	Over-wrought	잔뜩 긴장한, 몹시 걱정하는
Disturbed	(특히 충격적인 경험으로 인해) 정신적 장애가 있는	Panicky	전전긍긍하는, 공황 상태에 빠진
Doubtful	확신이 없는, 의심[의문]을 품은	Panic-stricken	공황 상태에 빠진
Dread	몹시 무서워하다; (안 좋은 일이 생길까 봐) 두려워하다	Paralysed	마비된
Paranoid	피해망상적인	Tense	긴장한, 신경이 날카로운
Perplexed	(무엇을 이해할 수 없어서) 당혹한[당혹스러운]	Terrified	(몹시) 무서워[두려워]하는, 겁이 난
Perturbed	혼란된, 동요한, 불안한	Threatened	협박받는, 위협받는
Petrified	극도로 무서워하는, 겁에 질린	Timid	소심한, 용기[자신감]가 없는
Phobic	공포증[혐오증]이 있는 사람	Tormented	(특히 정신적인) 고통, 고뇌, 고통을 안겨 주는 사람[것], 고민거리
Puzzled	어리둥절해하는, 얼떨떨한	Torn	분열된, 결단난
Reluctant	꺼리는, 마지못한, 주저하는	Trapped	덫에 걸린, 함정에 빠진
Restless	(지루하거나 따분해서) 가만히 못 있는 [들썩이는]	Trembling	떨리는, 전율하는
Scared	무서워하는, 겁먹은	Troubled	걱정하는, 불안해하는
Shaky	불안한, 안전하지 못해 보이는, 불확실한, 실패할 것 같은	Uncertain	확신이 없는, 잘 모르는, 불확실한, 불안정한
Shocked	충격을 받은, 어안이 벙벙한, 얼떨떨한	Uncomfortable	불편한
Shy	수줍음[부끄림]을 많이 타는, 수줍어[부끄러워]하는	Uneasy	(마음이) 불안한, 우려되는
Skulking	(특히 나쁜 짓을 꾸미며) 몰래 숨는	Upset	속상한, 마음이 상한
Soft	(마음이) 약한[여린], 나약한	Vulnerable	취약한, 연약한(신체적·정서적으로 상처받기 쉬움을 나타냄)
Stressed	스트레스를 받는[느끼는]	Wary	경계하는, 조심하는
Sullen	뚱한, 시무룩한	Weak	(신체적으로) 약한, 힘이 없는
Superstitious	미신을 믿는, 미신적인	Worried	걱정[우려]하는, 걱정스러워 하는
Suspicious	의심스러운, 수상쩍은	Yellow	겁이 많은, 겁쟁이 같은

5. 행복, 만족, 기쁨(Happinesse)

Affable	상냥한, 사근사근한	Happy	행복한[기쁜]
Agreeable	기분 좋은; 쾌활한	Happy-go-lucky	태평스러운
Alert	기민한; 정신이 초롱초롱한	Hopeful	희망에 찬, 기대하는
Alive	살아 있는, (생기·감정·활기 등이) 넘치는	Jolly	행복한, 쾌활한
Amiable	쾌활한, 정감 있는	Joyful	아주 기뻐하는; 기쁜, 기쁨을 주는
Amused	재미있어[즐거워] 하는	Joyous	아주 기뻐하는, 기쁜, 기쁨을 주는
Animated	활기찬, 활발한	Jubilant	승리감에 넘치는, 득의만면한, 의기양양한
Anticipating	기대하는, 고대하는	Kind	친절한, 상냥한, 동정심 있는, 인정 있는
Appreciated	고마워하는, 환영하는	Kindly	친절한, 다정한
Blessed	신성한	Laughing	재미있어[즐거워] 하는
Blissful	더없이 행복한	Light-hearted	편한 마음으로 즐기게 하기 위한
Blithe	쾌활한, 행복한	Lively	활기 넘치는, 활발한, 적극적인
Carefree	근심 걱정 없는, 속 편한	Merry	즐거운, 명랑한
Charming	매력적인, 멋진	Nonchalant	차분한, 태연한
Cheerful	발랄한, 쾌활한	Oncloudnine	너무나 행복한
Comfortable	편안한, 수월하게[편하게] 생각하는	Optimistic	낙관적인, 낙관하는
Congenial	마음이 맞는[통하는]	Overjoyed	매우 기뻐하는
Content	만족[자족]하는	Overthemoon	하늘을 둥둥 떠다니는 듯한[너무나도 황홀한]
Contented	(특히 자기 삶에) 만족[자족]해 하는	Patient	참을성[인내심] 있는
Delighted	아주 기뻐[즐거워]하는	Playful	장난기 많은, 놀기 좋아하는
Eager	열렬한, 간절히 바라는, 열심인	Pleasant	쾌적한, 즐거운, 기분 좋은
Ecstatic	황홀해 하는, 열광하는	Pleased	기쁜, 기뻐하는, 만족해하는
Elated	마냥 행복해하는[신이 난]	Radiant	(행복감·건강 등으로) 빛나는[환한]
Encouraged	격려[고무]하는, 용기를 북돋우는	Rapt	완전히 몰입한, 넋이 빠진
Enthusiastic	열렬한, 열광적인	Relieved	안도하는, 다행으로 여기는
Excited	신이 난, 들뜬, 흥분한	Satisfied	만족하는, 만족스러워[흡족해] 하는
Exhilarated	쾌활하게 하는, 고무하는	Sparkling	흥미로운, 재기 넘치는, 아주 좋은, 뛰어난
Exuberant	활기[생동감] 넘치는	Sunny	명랑한

Floatingonair	들떠서, 기뻐서 어쩔 줄을 모르고	Sure	확실한(믿을[신뢰할 수 있는), 안정된, 흔들림 없는
Fulloflife	에너지[정력]가 넘치는, 원기 왕성한	Sweet	(기분) 좋은, 달콤한
Gay	명랑한, 즐거운	Sweet-tempered	마음씨가 고운, 상냥한, 호감을 주는
Glad	기쁜[반가운]	Thrilled	(너무 좋아서) 황홀해 하는, 아주 흥분한[신이 난]
Glowing	극찬하는	Vibrant	활기찬, 생기가 넘치는
Good-humoured	쾌활한	Vital	활력이 넘치는
Good-natured	온화한, 부드러운	Vivacious	특히 여성이 명랑한, 쾌활한
Gratified	만족한, 기뻐하는	Worthy	…을 받을 만한, (…을 받을) 자격이 있는, 훌륭한

6. 사랑(Love)

Accepted	인정된, 용인된	Friendly	(행동이) 친절한[우호적인], 상냥한, 다정한, 친숙한
Accepting	쾌히 받아들이는 , 솔직한	Gentle	온화한, 순한; 조용한, 조심스러운
Adored	흠모[사모]하는	Helpful	도움이 되는
Adoring	흠모하는	Included	함유된, 포함된
Affectionate	다정한, 애정 어린	Including	…을 포함하여
Appreciated	진가를 알아보는[인정하는]	Intimate	친(밀)한
Aroused	흥분한	Light-hearted	편한 마음으로 즐기게 하기 위한
Blessed	신성한	Liked	즐겨찾기
Blissful	더없이 행복한	Lovable	(흔히 결점들에도 불구하고) 사랑스러운[매력적인]
Caredfor	~를 보살피는[돌보는]	Loved	사랑하는
Caressed	어루만지는	Lovely	사랑스러운, 아름다운, 어여쁜, 매력적인
Caring	배려하는, 보살피는	Loving	애정 어린, 다정한
Cherished	소중히 여기는, 아끼는	Needed	(…을) 필요로 하다; (필수적이거나 아주 중요하므로) …해야 하다
Cherishing	소중히 여기다, 아끼다	Nurtured	(잘 자라도록) 양육받는[보살펴지는]
Comforted	안락한, 편안한	Nurturing	육아, 양육하는
Compassionate	연민 어린, 동정하는	Obsessed	(어떤 생각이 사람의 마음을) 사로잡히는
Connected	관련이 있는	Respected	훌륭한, 소문난, 높이 평가되는, 존중받는
Consoled	위로하다, 위안을 주다	Savoured	음미하는, 만끽하는

Consoling	위안이 되는	Smitten	(…에게) 홀딱 반한
Doting	맹목적으로 사랑하는, 애지중지하는	Sociable	사람들과 어울리기 좋아하는, 사교적인, 붙임성 있는
Embraced	(껴)안다, 포옹하다	Tender	상냥한, 다정한, 애정 어린
Enchanted	마법에 걸린	Warm	따뜻한, 따스한, 훈훈한
Esteemed	(대단히) 존경하는	Welcoming	따뜻한, 따뜻이[반갑게] 맞이하는

7. 성욕(Lust)

Ardent	열렬한, 열정적인	Miserly	아주 적은
Carnal	육욕적인, 성욕의	Obsessed	(귀신, 망상 따위가)붙다, 들리다, (늘)괴로워하다
Compulsive	강박적인, 조절이 힘든	Overindulgent	너무 방임하는, 너무 제멋대로 (하게) 하는
Craving	갈망, 열망	Passionate	욕정[열정]을 느끼는[보이는]; 격정적인
Demanding	부담이 큰, 힘든	Possessive	소유(독점)욕이 강한
Desiring	욕구, 갈망; 바람	Predatory	포식 동물 같은, 약한 사람들을 이용해 먹는
Driven	투지[의욕]가 넘치는	Pushy	지나치게 밀어붙이는[강요하려 드는]
Envious	부러워하는, 선망하는	Randy	(성적(性的)으로) 흥분한
Fixated	집착하는	Raunchy	선정적인
Frustrated	좌절감을 느끼는, 불만스러워 하는	Reckless	무모한, 신중하지 못한; 난폭한
Gluttonous	탐욕스러운, 욕심많은	Scheming	책략[모사]을 꾸미는, 획책하는
Greedy	탐욕스러운, 욕심 많은	Selfish	이기적인
Hungry	굶주리는, 갈구하는	Sensual	(특히 육체적인 쾌락과 관련하여) 감각적인
Impatient	짜증난[안달하는]	Sexy	섹시한(성적 매력이 있는)
Lascivious	음탕한	Voracious	열렬히 탐하는
Lecherous	색을 밝히는, 호색의	Wanton	(보통 여자가) (이 남자 저 남자와) 마구 놀아나는, 음탕한
Libidinous	호색의, 육욕적인	Wicked	(속어)아주 좋은, 죽여주는
Licentious	음탕한, 음란한		
Lustful	욕정에 가득 찬		
Manipulative	조종하는		

8. 평화, 평온함(Peace)

Abundant	풍부한	Intuitive	직감하는, 직관력이 있는
Accepted	일반적으로 인정된, 용인된	Light	밝은, 환한
Amicable	우호적인, 원만한	Mellow	부드럽고 풍부한, 그윽한
Appreciative	감탄하는, 감상을 즐기는	Peaceful	평화적인, 비폭력적인
At ease	걱정 없이	Placid	(쉽게 동요하거나 짜증내지 않고) 차분한 [얌전한]
At peace	평화롭게	Quiet	조용한, 한산한
Balanced	균형 잡힌, 안정된	Relaxed	느긋한, 여유 있는
Beautiful	아름다운	Restful	(마음이) 편안한, 평화로운
Benevolent	자애로운	Serene	고요한, 평화로운, 조용한
Benign	상냥한, 유순한	Still	조용한, 고요한
Blissful	더없이 행복한	Tranquil	고요한, 평온한
Blithe	태평스러운, 쾌활한, 행복한	Undisturbed	그 누구도 건드리지[손대지] 않은
Calm	침착한, 차분한	Unruffled	냉정을 잃지 않는, 침착한
Carefree	근심 걱정 없는, 속 편한	Untroubled	마음이 어지러워지지 않은, 괴로워하지 않는
Easy	수월한, 용이한, 편안한, 안락한		
Easy-going	(성격이) 느긋한, 태평스러운		
Harmonious	사이가 좋은, 조화로운		

9. 자만심, 우월감(Pride)

Aloof	냉담한	Patronising	잘난[윗사람인] 체하는
Arrogant	오만한	Pious	경건한, 독실한
Bigoted	편견이 아주 심한	Prejudiced	편견이 있는
Boastful	뽐내는, 자랑하는	Proud	오만한, 거만한
Clever	영리한, 똑똑한	Righteous	당연한
Closed	폐쇄적인	Rigid	엄격한, 융통성 없는
Complacent	현실에 안주하는, 자기만족적인	Self-important	젠체하는, 자만심이 강한
Conceited	자만하는	Self-respecting	자존심이 있는

Contemptuous	경멸하는, 업신여기는	Self-satisfied	자기만족에 빠진, (지나치게) 자기만족적인
Critical	비판적인, 비난하는	Selfish	이기적인
Egotistical	자기 중심[본위]의, 독선적인, 이기적인	Snooty	오만한
Gloating	(자신의 성공에) 흡족해 하는, (남의 실패를) 고소해 하는	special	특별한
Haughty	거만한, 오만한	Stoical	극기의, 금욕의, 냉정한
Hypocritical	위선의, 위선(자)적인	Stubborn	완고한, 고집스러운, 완강한
Icy	얼음같이 찬	Stuckup	거드름 피우는, 거만한
Imperious	고압적인	Supercilious	거만한, 남을 얕보는
Inflexible	융통성[신축성] 없는, 완강한	Superior	거만한
Isolated	고립된	Uncompromising	타협하지 않는, 단호한
Judgemental	(남에 대해) 비판[재단]을 잘하는	Unfeeling	무정한, 냉정한
Narrow-minded	속이 좁은, 편협한	Unforgiving	용서를 잘 안 하는

10. 슬픔(Sadness)

Abandoned	버려진, 유기된	Downcast	풀이 죽은, 풀기 없는
Abject	극도로 비참한, 절망적인	Downhearted	낙담한
Abused	학대받는	Forlorn	쓸쓸해 보이는
Anguished	번민의, 고뇌에 찬	Gloomy	우울한, 침울한
Upset	(예기치 않은) 혼란 상황[	Glum	침울한
Apologetic	미안해하는, 사과하는	Grey	우울한
Bad	안 좋은, 불쾌한, 나쁜	Grief-stricken	(특히 누구의 죽음으로 인해) 비탄에 빠진
Bereaved	사별을 당한	Grieving	(특히 누구의 죽음으로 인해) 비통해 하다
Betrayed	배신당한	Grim	암울한
Bleak	암울한, 절망적인	Guilty	죄책감이 드는, 가책을 느끼는비통해 하는
Blue	새파래진, 질린	Heartbroken	비통해 하는
Brokenhearted	비탄에 잠긴, 단장(斷腸)의, 상심한, 실연한	Heavy	힘든
Burdened	부담되는	Heavy-hearted	마음이 무거운, 침울한, 우울한
Cheated	속은, 사기당한	Hurt	기분이 상한, (마음에) 상처를 입은

Dark	암울한, 음울한	Indespair	(…에) 절망[자포자기]하여
Defeated	패배한	Inthedumps	의기 소침하여
Dejected	실의에 빠진, 낙담한	Inadequate	불충분한, 부적당한
Desolate	너무나 외로운, 고적한	Inconsolable	슬픔을 가눌 수 없는
Despairing	절망한, 자포자기한	Inept	솜씨 없는, 서투른
Desperate	자포자기한, 발악하는, 될 대로 되라는 식의	Insignificant	대수롭지 않은, 사소한, 하찮은
Despondent	낙담한, 실의에 빠진	Introverted	내성[내향]적인
Disappointed	실망한, 낙담한	Joyless	기쁘지 않은; 기쁨이 없는
Disconsolate	암담한	Left out	버려지다
Discontented	불만족한, 불만스러워 하는	Lonely	외로운, 쓸쓸한
Discounted	무시 받은	Longing	갈망[열망]하는
Discouraged	낙담한, 낙심한	Martyred	죽는 소리를 하는, 다 죽어 가는 것처럼 구는
Disgruntled	불만스러워 하는, 언짢은	Regretful	유감스러워[애석해] 하는 (듯한), 후회하는 (듯한)
Disheartened	낙심한, 기운 없는	Melancholic	(특히 병적으로) 우울한
Distraught	(흥분해서) 완전히 제정신이 아닌	Miserable	비참한
Dismal	음울한, 울적하게 하는	Morose	시무룩한, 뚱한
Dispirited	의기소침한	Mournful	애절한
Displeased	화난	Needy	어려운, 궁핍한
Dissatisfied	불만스러워 하는	Oppressed	억압당하는, 탄압받는
Doleful	애절한	Pathetic	불쌍한, 애처로운, 한심한, 무기력한
Down	우울한	Pensive	깊은 생각[수심]에 잠긴, 수심 어린
Pessimistic	비관적인; 비관주의적인	Tortured	극심한 고통에 시달리는, 지독히 고통스러운
Pitiable	측은한, 가련한	Undeserving	～을 가질[받을] 자격이 없는
Pitiful	측은한, 가련한	Unfortunate	운이 없는[나쁜], 불운한, 불행한
Regret	후회	Unhappy	불행한, 슬픈
Rejected	거절된	Unloved	사랑받지 못하는
Remorseful	후회하는, 양심의 가책을 받는, 후회의, 후회에 의한	Unpleasant	불쾌한, 불편한
Sad	슬픈(사람이 슬퍼하는)	Unsmiling	웃지 않는, 쌀쌀맞아 보이는
Sombre	침울한	Unwanted	원치 않는, 반갑지 않은

Sorrowful	(아주) 슬픈	Upset	속상한, 마음이 상한
Sorry	안된, 안쓰러운, 애석한	Vulnerable	취약한, 연약한(신체적·정서적으로 상처받기 쉬움을 나타냄)
Stuck	(…에 빠져) 움직일 수 없는[꼼짝 못하는]	Wistful	(지난 일을) 애석해[아쉬워]하는
Suicidal	자살을 하고 싶어 하는, 자살 충동을 느끼는	Woebegone	비통해 하는, 비탄에 잠긴
Tearful	눈물을 자아내는, 눈물 어린	Wounded	(마음을) 상한[다친]
Tormented	(특히 정신적인) 고통, 고뇌, 고통을 안겨 주는 사람[것], 고민거리	Wretched	몸[기분]이 안 좋은, 비참한

부록2

형상체질 분석 설문지

Part I. 체질유형 평가

'나'를 가장 잘 표현한 순서대로 5점 / 4점 / 3점 / 2점 / 1점을 기입해 주세요.

1. 나의 얼굴 모양은?

구분	문항	점수
얼굴 모양	1. 갸름하다.(가수 이문세)	
	2. 이마가 넓은 역삼각형이다.(가수 빅뱅 승리)	
	3. 둥글둥글하다.(핑클 옥주현)	
	4. 정사각형이다.(가수 김건모)	
	5. 이마가 좁고 턱이 넓은 삼각형이다.(방송인 송해)	

2. 나의 성격은?

구분	문항	점수
성격	1. 느긋하며 인자하다.	
	2. 사교적이며 감정 표현을 잘 한다.	
	3. 중립적이며 보수적이다.	
	4. 명령적이며 직설적이다.	
	5. 진지하고 섬세하다	

3. 나는 이런 환경을 좋아한다.

구분	문항	점수
환경	1. 편안하고 안락한 환경을 좋아한다.	
	2. 자유로운 환경을 좋아한다.	
	3. 복잡하지 않고 단순한 환경을 좋아한다.	
	4. 목표달성, 성취와 보상이 가능한 환경을 좋아한다.	
	5. 나만의 시간을 갖는 환경을 좋아한다.	

4. 나의 스타일은?

구분	문항	점수
스타일	1. 과정을 중시한다.	
	2. 사람 관계성을 중시한다.	
	3. 경제성(수익성)을 중시한다.	
	4. 결과를 중시한다.	
	5. 세부 사항을 중시한다.	

5. 타인이 보는 나는?

구분	문항	점수
성격	1. 성실하고 부드럽다.	
	2. 친절하고 예의 바르다.	
	3. 확실하고 신뢰적이다.	
	4. 분명한 기준이 있다.	
	5. 조용하고 내향적이다.	

6. 대화시 나는

구분	문항	점수
타인	1. 문제를 함께 해결하려고 한다.	
	2. 밝고 활발하다.	
	3. 덤덤히 들어준다.	
	4. 가르치고 훈계하는 편이다.	
	5. 잘 들어주며 길어지면 불편하다.	

7. 이런 대화가 좋다.

구분	문항	점수
스타일	1. 과정을 중시한다.	
	2. 사람 관계성을 중시한다.	
	3. 경제성(수익성)을 중시한다.	
	4. 결과를 중시한다.	
	5. 세부 사항을 중시한다.	

8. 나는 상대방에게 이런 경향이 있다.

구분	문항	점수
스타일	1. 배려한다.	
	2. 기분 좋게 하며 분위기를 띄운다.	
	3. 나의 고지식함으로 답답하게 한다.	
	4. 지시하며 카리스마가 있다.	
	5. 나의 속을 비추지 않는다.	

9. 나의 주변의 친구들의 성격은?

구분	문항	점수
스타일	1. 양심적이다.	
	2. 운동을 좋아하거나 활동적이다.	
	3. 미식가이며 대식가 있다.	
	4. 정치, 사회 분야에 관심이 많다.	
	5. 차분하여 책을 보거나 조용한 문화 생활을 한다.	

10. 나에게 있어서 시간은?

구분	문항	점수
성격	1. 미루다가 허둥대는 대상이다.	
	2. 재미있게 즐기는 것이다.	
	3. 시간 약속은 잘 지켜야 한다고 생각한다.	
	4. 항상 부족하고 바쁘다.	
	5. 시간의 중요성을 알고 시간 활용을 잘 한다.	

11. 핸드폰, 전자제품 구입 시 고려사항?

구분	문항	점수
성격	1. 충분한 기능과 합리성을 고려한다.	
	2. 최신형인가와 디자인(얼리어덥터)을 고려한다.	
	3. 구입 비용과 사용 편리성을 고려한다.	
	4. 다른 사람과의 차별성을 고려한다.	
	5. 통신요금과 유지비용을 고려한다.	

12. 평소 내 목소리는

구분	문항	점수
성격	1. 부드럽고 편안하며 중간톤이다.	
	2. 밝고 명랑하며 열정적이며 매우 높은 톤이다.	
	3. 무뚝뚝하며 용건만 간단히 하며 낮은 톤이다.	
	4. 지시적이고 힘차고 짧고 높은 톤이다.	
	5. 차갑고 힘이 약하며 가늘고 낮은 톤이다.	

13. 나의 행동은?

구분	문항	점수
성격	1. 상대를 배려하고 생각한다.	
	2. 개방적이고 수용적이다.	
	3. 배타적이며 느리다.	
	4. 강하고 민첩하다.	
	5. 신중하며 섬세하며 계산적이다.	

14. 나의 패션 스타일은?

구분	문항	점수
성격	1. 실용적이며 편리한 스타일이다.	
	2. 멋을 내는 특별한 나만의 스타일이다.	
	3. 풍성하며 넉넉한 스타일이다.	
	4. 깔끔한 정장 스타일이다.	
	5. 검소하며 소탈한 스타일이다.	

15. 나를 묘사한다면?

구분	문항	점수
성격	1. 희망적이며 이상적이다.	
	2. 매력적이며 사교적, 외향적이다.	
	3. 믿음직하고 간결하다.	
	4. 권위적이다.	
	5. 분석, 평가적이며 내성적이다.	

16. 나의 삶의 방식은?

구분	문항	점수
성격	1. 안정적이다.	
	2. 열광적이다.	
	3. 중립적이다.	
	4. 빠르고 민첩하다.	
	5. 관망하며 한 템포 늦다.	

체질 유형 설문지 점수표

체질 설문 16문항에 응답하신 점수(5점/4점/3점/2점/1점)를 기록하고 합산해 주세요.

문항	1번	2번	3번	4번	5번
1					
2					
3					
4					
5					
6					
7					
8					
9					
10					
11					
12					
13					
14					
15					
16					
점수 합산					

* 합산 점수가 가장 많은 문항이 본인의 형상체질일 가능성이 크며, 보다 정확한 것은 밸류스케일과 관형법을 통해 전문가와 상담하는 것이 더욱 정확하다.

1번: 목체질(간, 담)   2번: 화체질(심, 소장)   3번: 토체질(비, 위장)
4번: 금체질(폐, 대장)   5번: 수체질(신장, 방광)

Five Senses Multi-Therapy

부록3

현재 건강분석 설문지

나를 가장 잘 표현한 순서대로 5점 / 4점 / 3점 / 2점 / 1점을 기입해 주세요. 체질 건강과 현재의 건강이 다른 경우를 위한 건강분석 설문지를 체질학, 장상학, 귀경론, 경락학 이론을 바탕으로 감정, 음식, 건강 등을 면밀히 검토해 정확한 건강분석을 구분하기 위하여 구성했다.

Part Ⅱ. 현재 건강분석

해당 되는 설문 문항에 모두 체크하세요.

1. 음식 기호도

구분	문항	점수
음식 기호	1. 새콤한 음식(신맛) – 과일(포도, 딸기), 신김치, 채소, 견과류	
	2. 씁쓸한 음식(쓴맛) – 나물(씀바귀, 고들빼기), 커피, 자몽	
	3. 달콤한 음식(단맛) – 꿀, 잼, 조청, 식혜, 망고	
	4. 얼큰한 음식(매운맛) – 매운탕, 카레, 생강차, 겨자	
	5. 짭짤한 음식(짠맛) – 콩, 수박, 밤, 젓갈류, 해조류	

2. 오관 건강(눈, 혀, 입, 코, 귀)

구분	문항	점수
오관 건강	1. 눈 시력이 약해지고 눈물이 흐른다.	
	2. 말을 많이 하면 발음이 어눌해진다.	
	3. 입병이 자주 나고 구취를 느낀다.	
	4. 코 막힘, 축농증이 있다.	
	5. 이명, 중이염, 청력이 약하다	

3. 눈 건강

구분	문항	점수
눈 건강	1. 눈물이 나고 시리다.	
	2. 눈이 충혈 된다.	
	3. 눈이 잘 붓거나 경련이 있다.	
	4. 눈이 누렇다.	
	5. 안압이 높아 눈이 뻑뻑하다.	

4. 입 건강

구분	문항	점수
입 건강	1. 침이 적고 혀에 백태가 낀다.	
	2. 구강건조가 있다. 열감이 있다.	
	3. 입술이 건조하다.	
	4. 윗 잇몸이 약하고 치아가 시리고 욱신거린다.	
	5. 되직한 침(타액)이 있어 불편하다.	

5. 소화 건강

구분	문항	점수
소화 건강	1. 산이 부족하여 소화력이 떨어지고 입맛이 없다.	
	2. 신경이 쓰이거나 심기가 불편하면 소화가 안 된다.	
	3. 산 과다로 속 쓰림이 잦고 배고픈 것이 참기 어렵다.	
	4. 음식 섭취 시 가스가 차거나 설사 증상이 잦다.	
	5. 입맛이 없고 음식이 입안에서 겉돌고 와글거린다.	

6. 배변 건강

구분	문항	점수
배변 건강	1. 가늘고 긴 변이고 긴장 시 심하다.	
	2. 염소 배변처럼 동글동글하다.(변비증상)	
	3. 흩어진 변으로 가라 앉는다.	
	4. 설사변으로 물 위에 뜬다.	
	5. 배변 시 굵고 검으며 냄새가 심하다.	

7. 소변 건강

구분	문항	점수
소변 건강	1. 소변참기가 어렵고 요실금이 있다.	
	2. 소변 시 뜨거운 소변이 나온다고 생각된다.	
	3. 변시 당배출로 거품이 생긴다.	
	4. 소변이 잦으면서 양이 감소된다.	
	5. 소변을 자주보고 특히 자다가 소변을 본다.	

8. 오액 건강

구분	문항	점수
오액 건강	1. 건강이 안 좋으면 눈물이 건조하거나 눈물이 흐른다.	
	2. 건강이 안 좋으면 얼굴과 상체에 땀이 많아진다.	
	3. 건강이 안 좋으면 위산이 과다해져 역류한다.	
	4. 건강이 안 좋으면 콧물이 난다.	
	5. 건강이 안 좋으면 소변이 잦고 침이 탁해진다.	

9. 관절 건강

구분	문항	점수
관절 건강	1. 고관절이 약하다.	
	2. 팔꿈치 관절이 약하다.	
	3. 무릎 관절이 약하다.	
	4. 손목 관절이 약하다.	
	5. 발목 관절이 약하다.	

10. 두통 건강

구분	문항	점수
두통 건강	1. 귀 상위의 머리에 두통이 있다.(편두통)	
	2. 목의 측면 뒷부분(견외유)이 뻐근하다.(목디스크초기)	
	3. 앞이마가 아프다.(전두통)	
	4. 전두동, 부비동의 코 막힘으로 인해 머리가 띵하다.	
	5. 후두골이 무겁고 땡기며 속골이 흔들린다.	

11. 수면 건강

구분	문항	점수
수면 건강	1. 근육 경직으로 근육을 떨거나 이갈이가 있다.	
	2. 수면 시 꿈을 많이 꾸고 자주 깨서 숙면이 어렵다.	
	3. 배고프면 잠을 못자서 먹고 자지만 속이 불편하다.	
	4. 코 막힘으로 코를 골거나 입을 벌리고 잔다.	
	5. 수면 도중에 소변 보러 일어나고 종아리 근육이 경직된다.	

12. 감기 건강

구분	문항	점수
감기 건강	1. 목감기에 자주 걸리고 편도가 잘 붓는다.	
	2. 감기 시 얼굴에 땀이 많이 난다.	
	3. 감기에 걸리면 입술포진이 생기고 무릎이 시리다.	
	4. 코감기로 코가 막히고 냄새를 맡기가 어렵다.	
	5. 몸살 감기로 뼈 속이 쑤신다.	

13. 자연환경

구분	문항	점수
자연 환경	1. 바람을 싫어한다.	
	2. 열기를 싫어한다.	
	3. 습기를 싫어한다.	
	4. 건조함을 싫어한다.	
	5. 추위를 싫어한다.	

14. 색 선호도(악세사리, 의류 등)

구분	문항	점수
색 선호	1. 푸른 계열을 선호한다.	
	2. 붉은색 계열을 선호한다.	
	3. 노란색 계열을 선호한다.	
	4. 흰색 계열을 선호한다.	
	5. 검정색 계열을 선호한다.	

15. 경락의 장부 건강

구분	문항	점수
경락 장부 병증	1. 입이 쓰고 한숨을 잘 쉰다.	
	2. 가슴 두근거림, 가슴답답함, 명치통이 있다.	
	3. 복부팽만, 식욕부진이 있고 트림을 자주 한다.	
	4. 숨이 차고 재채기를 자주 한다.	
	5. 등, 허리 통증과 발바닥에 열이 나고 통증이 있다.	

16. 경락의 장부 건강

구분	문항	점수
경락 장부 병증	1. 옆구리와 상복부 통증, 첫째, 넷째 발가락 통증이 있다.	
	2. 새끼 손가락 통증이 있다.	
	3. 첫째, 둘째, 셋째 발가락 통증 및 정강이에 경련이 있다.	
	4. 어깨부위, 팔, 검지손가락 통증이 있다.	
	5. 새끼 발가락과 뒤꿈치 통증이 있다.	

17. 경락의 장부 건강

구분	문항	점수
경락 장부 병증	1. 손톱, 발톱이 얇아지거나 줄이 있다.	
	2. 혓바늘이 돋거나 혀에 염증이 있다.	
	3. 얼굴이 삐뚤어지고 뻣뻣하다.	
	4. 말하기가 싫어지고 누워 있기를 좋아한다.	
	5. 모발이 건조하고 잘 빠지고 가늘다.	

18. 경락의 장부 건강(간, 심, 비, 폐, 신)

구분	문항	점수
경락 음의 장부 병증	1. 간경변, 간염 등 간 질환이 있다.	
	2. 부정맥, 심근경색, 빈혈 등 심장 질환이 있다.	
	3. 대변 설사, 췌장성 당뇨 등 비장 질환이 있다.	
	4. 폐렴, 천식 등 폐 질환이 있다.	
	5. 신우신염, 신장결석, 통풍 등 신장 질환이 있다.	

19. 경락의 장부 건강(담, 소장, 위장, 대장, 방광)

구분	문항	점수
경락 양의 장부 병증	1. 담낭염, 담석증 등 담 질환이 있다.	
	2. 영양소의 흡수불량 등 소장 질환이 있다.	
	3. 위장병, 당뇨 등 위장 질환이 있다.	
	4. 대장, 직장암, 장염 등 대장 질환이 있다.	
	5. 방광염, 단백뇨 등 방광 질환이 있다.	

20. 경락의 장부의 감정

구분	문항	점수
장부 건강	1. 분노 감정이 조절이 안 된다. 화를 자주 낸다.	
	2. 화나고 서럽고 실 없이 웃음이 나오기도 한다.	
	3. 생각이 많고 미래에 대한 걱정이 많다.	
	4. 슬프고 우울하다.	
	5. 공포, 무서움을 잘 타고 부정적이다. 인내심이 없다.	

건강분석 설문지 구성은 (1번~14번 문항: 체질과 푸드테라피 장석종), (15~20번 문항: 알기 쉬운 침구학, 노윤혁 , 임상 경락학, 김용현)를 참고하였다.

건강 분석 설문지 점수표

건강 분석 설문에 응답하신 문항 점수를 기록하시고, 점수를 합산해 주세요.

문항	1번	2번	3번	4번	5번
1					
2					
3					
4					
5					
6					
7					
8					
9					
10					
11					
12					
13					
14					
15					
16					
17					
18					
19					
20					
점수 합산					

결과) 체크한 점수가 가장 높은 번호가 현재 건강이 약한 장부이다.

1번 간, 담   2번 심장, 소장   3번 비장, 위장   4번 폐, 대장   5번 신장, 방광

푸드힐링상담사 자격증 소개
(민간자격등록 제 2017-001338호)

1. 직무내용

우리가 평생 섭취하는 다양한 식재료를 통해 효율적이고 합리적으로 음식을 섭취하며 불안하고 힘든 상황을 내담자가 직접 식재료를 선택하고 섭취하여 음식을 통해 힐링할 수 있도록 푸드심리상담 업무를 수행한다.

2. 등급별 직무 내용

자격종목	등급	검정기준
푸드힐링 상담사	강사	푸드힐링상담사로서 음식을 효율적, 합리적으로 섭취해 영양의 균형을 유지하며 건강한 신체와 정신을 갖도록 지도할 수 있는 능력을 평가함. 푸드힐링상담사 양성교육업무를 담당한다.
	1급	푸드힐링상담사로서 음식을 효율적, 합리적으로 섭취해 영양의 균형을 유지하며 건강한 신체와 정신을 갖도록 지도할 수 있는 고급수준
	2급	푸드힐링상담사로서 음식을 효율적, 합리적으로 섭취하여 영양의 균형을 유지하며 건강한 신체와 정신을 갖도록 지도할 수 있는 기본수준

3. 검정수수료 – 강사, 1급 – 100,000원 , 2급 – 80,000을 납부한다.

4. 응시자격

등급	응시자격
강사	1. 푸드힐링상담사 1급 자격취득 후 3년 이상 활동한 자로 한다. 2. 푸드힐링상담사 강사과정 정규반과 자격증반을 수료한 자로 한다. 　– 학력 : 박사 이상
1급	1. 푸드힐링상담사 2급 자격취득 후 3년 이상 활동한 자로 한다. 2. 푸드힐링상담사 1급 과정 정규반과 자격증반을 수료한 자로 한다. 　– 학력 : 석사 이상
2급	푸드힐링상담사 2급 과정 정규반과 자격증반을 수료한 자로 한다.

푸드힐링상담사 2급 자격과정 안내

교육 과정 안내

1. 자격 증명 : 푸드힐링상담사 2급자격증 (한국직업능력개발원 등록)

2. 과정 주관 : 한국푸드테라피교육원

3. 강사 안내 : 장석종 (한약자원학 박사 Ph.D)

           - 자연치유교육자

           - 체질푸드테라피 창안자

           - 한국푸드테라피교육원 원장

           - 한국자연치유교육학회 학회장

           - 서울장신대학교 자연치유선교대학원장 / 교수

교육 일정 안내

1. 강의 개강 : 추후 공지

2. 강의 기간 : 주 1회 3시간 10회(총 30시간)

3. 수 강 료 : 개별문의 (자격검정료 80,000원 별도, 자격과정 교재 제공)

4. 모집 인원 : 00명

5. 수업 방법 : 이론 + 실습 병행

6. 교육 과정 특성 :

   20년 자연치유 현장에서 상담과 치유를 담당한 자연치유교육자 장석종 박사가 직접 강의를 진행한다. 강의를 통해 사람을 이해하고 전인적 치유가 가능하도록 이론과 실습을 병행한다. 자격과정에서 푸드힐링상담사 교육과정 교육과 실습 그리고 과제와 리포트를 충실히 수행한다면 한 단계 향상된 전문가로 성장하게 될 것이다. 체계적, 실용적으로 차별화된 강의를 여러분들과 함께 하고자 한다.

교육 내용 안내

1. 오리엔테이션 – 푸드힐링상담사 자격증 안내 및 업무 소개, 수강자 개인 소개.

2. 자연치유학

3. 형상체질학 이론과 실습

4. 건강분석 이론과 실습

5. 장상학(藏像學) 이론과 실습

6. 경락학 이론과 실습

7. 컬러 펑처 이론 및 실습

8. 푸드테라피 이론과 실습

9. 푸드힐링상담 사례 연구 – 사례 연구(50 Case제출)

신청서 및 수강료 안내

1. 수강신청서, 자격검정신청서 제출

2. 자격증 발급 구비 서류 : 사진 2매

3. 수강료(개별문의) + 자격검정료(80,000원)

4. 계좌안내 / 우리은행 373-315765-02-002 /

　예금주) 장석종 자연치유연구소

문의 : 한국푸드테라피교육연구원 원장

　　장석종 박사(010-3333-5226) / foodtherapy@nate.com

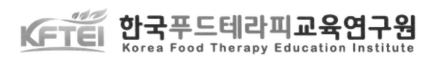